KB186535

암은 병이 아니다

Cancer Is Not a Disease-It's a Healing Mechanism

Copyright © 2005-2016 by Andreas Moritz
All Rights Reserved.

Published by agreement with Ener-Chi Wellness Center,
LLC through The Yao Enterprises, LLC

No part of this book may be used or reproduced in any manner
whatever without written permission except in the case of brief quotations
embodied in critical articles or reviews.

Korean Translation Copyright © 2021 by the Editor Publishing Co.
Korean edition is published by arrangement with The Yao Enterprises,
LLC through BC Agency, Seoul Korea.

이 책의 한국어판 저작권은 BC 에이전시를 통해
저작권자와 독점 계약을 맺은 에디터출판사에 있습니다. 저작권법에 의해
한국 내에서 보호를 받는 저작물이므로 무단전재와 복제를 금합니다.

개정
증보판

암은 병이 아니다

내 몸의
마지막
치유 전략

Cancer Is Not
a Disease

안드레아스 모리츠
지음
/
정진근 옮김

에디터
editor

스스로 치유하는 몸의 지혜를 믿는 사람들

몸이 하는 일을 방해하는 것이 아니라 돕고 싶은 사람들

자신의 질병이나 불행을
누구의 탓으로도 돌리지 않는 사람들

아무리 위협적이고 고통스러워 보여도 주변에서 일어나는 모든 일이
자신에게 도움이 된다고 여기는 사람들

그리고 특별히 이 모든 것을 받아들일 준비가 되어 있는
열린 마음을 가진 사람들에게
이 책을 바칩니다.

암에서 벗어나고 싶은 당신에게

안드레아스 모리츠의 책 《암은 병이 아니다》는 제목부터 듣는 이에 따라서 불쾌하고 도발적으로 느껴질 수도 있다. 하지만 책 판매량을 올리기 위해 억지로 갖다 붙인 자극성 제목은 아니다. 책의 제목은 '암은 병이 아니다'에 그치지만, 그 내용을 들여다보면, 암을 병이 아닌 정도가 아니라 우리의 '친구'라고 묘사하고 있다.

이 무슨 억측이란 말인가? 현대 의학의 가장 큰 난제이자 환자들에게 가장 두려운 질병인 암이 병이 아닌 친구라니……. 암과의 사투를 벌이는 환자나 가족들이 들으면 분노할 수도 있는 과격한 발언이나 헛소리(?)쯤으로 치부될 수도 있다.

하지만 암이라는 병에 대해 다시 한번 생각해보고 그 깊숙한 면면을 들여다보면 전혀 무리한 주장이 아니라는 것을 단번에 알 수 있다. 우리가 암에 대해서 그렇게까지 관심을 갖고 들여다본 적이 없기 때문에 이상하게 들리는 것뿐이다. 암을 적으로 삼고 맞서 싸운 결과가 무엇인가? 여전히 암은 죽음을 대변하는 공포의 대상이고, 환자와 가족들의 재산을 탕진하는 (암 보험이 따로 필요할 정도로) 재앙으로 남아 있다. 그것이 암과 맞서 싸운 결과다.

우리 몸을 바라보는 두 가지 시각이 있다.

하나는 언제 고장 날지 모르는 생화학적 기계로 바라보는 시각이다. 환원주의적 대증요법으로 대표되는 현대 의학이 우리 몸을 바라보는 시각이다. 자꾸 고장 나는 실수투성이의 육체로 의학적 개입 없이는 생존이나 치유가 불가능하다고 바라보는 시각이다.

또 다른 시각은 스스로 치유하는 우리 몸의 능력을 인정하는 시각이다. 세포 하나에서 분열하여 각기 다른 조직으로 발전한 기관들이 화합을 이루며 생명을 유지해나가는 힘! 이를 존중하는 시각이다. 생명을 만들어낸 힘 속에 치유하는 힘도 있다고 바라보는 것이다.

책의 저자 안드레아스 모리츠의 시각은 후자에 가깝다. 이는 기능의학적 관점이기도 하다.

우리 몸이 하는 일들은 항상 옳고 지혜롭다. 그리고 그 목적은 오로지 '생존'에 있다. '죽음'에 있지 않다. 당뇨나 고혈압, 고지혈증, 암과 같은 질병들 역시 실수투성이인 육체가 멍청해서 일으키는 실수가 아닌, 생존을 위해 우리 몸이 환경에 '적응'한 결과다. 세포를 보호해야 하기 때문에 인슐린에 저항해서 혈당이 올라가는 것이다. 고장 난 혈관을 가지고도 어떻게 해서든 산소와 영양소를 운반해야 하니 혈압이 올라갈 수밖에 없는 것이다. 혈관 곳곳에 염증이 많으니 염증을 낮추기 위해 콜레스테롤 수치가 올라가는 것이다. 감염이 되면 바이러스를 공격하고 백혈구를 응원하기 위해 체온이 올라가는 것이다. 그 어느 것 하나 몸이 스스로를 파괴하거나 자살하고 싶어서 그러는 것이 아니다. 오히려 그 반대로 우리가 질병이라고 인식하는 대부분의 증상들은 생존을 위한 육체의 적응이다.

암도 이와 다르지 않다. 오로지 환자를 죽이기 위해서, 또는 운이 없어서 우발적으로 암에 걸린 것이 아니라 몸 전체가 살기 위해 암이 생긴 것이다. 공해, 오염, 독소, 화학 물질로 대변되는 급변하는 환경과 좌절, 두려움, 분노, 억눌림 등의 부정적인 감정이 암이 자라게 된 원인이다. 마땅히 몸 밖으로 내보내야 하는 독소들을 배출하는 능력이 망가졌을 때, 그 독소들을 암세포에 가두는 것이다. 당장 죽었어도 전혀 이상하지 않을 독소의 공격들로부터 살아남기 위해 세포들은 암이 될 수밖에 없었던 것이다.

저자는 말한다. 암은 다시 살기 위한 치유의 과정이라고. 생명을 지속시키길 원하는 몸이 만들어낸 하나의 장치라고.

암을 바라보는 시각이 어떻든 상관없다. 암을 어떻게 치료하든 상관없다. 항암, 수술, 방사선요법을 통해 암을 잘라내거나 태운다고 하더라도, 암이 생겨난 원인에 대해 생각해보고 그 원인을 바꿔보려는(없애려는) 노력을 기울이지 않는다면 이는 반쪽짜리 치료에 불과하다. 힘들면서도 승률이 낮은 싸움을 하는 것에 불과하다.

 기능의학 진료를 하면서 많은 암 환자들을 만나봤다. 그들에게 공통적으로 부족한 것은 정보였고, 넘치는 것은 공포였다. 거꾸로 되어야 한다. 유감스럽게도, '암은 병이 아니'고 '친구'라는 말이 전혀 어색하지 않을 정도로 암에 대해서 깊이 알아본 환자가 드물다. 그런 의사는 더더욱 드물다.

 '암은 병이 아니다'라는 제목은 헛된 희망을 심어주려는 목적의 제목이 아니다. 육체뿐만 아니라 정신적인 부분까지 돌아보면서 자기 자신과 화해하고 몸을 사랑함으로써 자존감을 회복하는 책이다. 암 '치료'가 아닌 진정한 '치유'를 원한다면 꼭 읽어봐야 할 책이다.

조한경 (《환자 혁명》 저자)

암은 우리의 적이 아니라 친구다

지금부터 여러분이 읽게 될 내용들이 자신의 몸과 건강 혹은 치유에 대한 기존의 믿음에 혼란을 주고 그 기초부터 뒤흔들어놓을지도 모르겠다. '암은 병이 아니다'라는 제목을 보고 어떤 사람들은 불안을 느끼고, 또 어떤 이들은 자극적으로 들린다고 할 수도 있겠지만, 이 책은 모든 사람들에게 희망적인 내용을 담고 있다. 암은 질병이 아니라는 사실을 그대로 받아들인다면, 이 책은 당신이 인생을 바꿀 만한 진실에 접근하는 데 도움을 줄 수 있다. 그리고 진실을 알게 된다면, 당신은 암이 사실은 상황이 허락하는 한 생명을 지속시키고 스스로 치유되고자 하는 신체의 정교한 최후의 시도임에 틀림없다는 결론에 도달할지도 모른다.

여러분은 암을 일으킬 수 있는 원인(진짜 질병)들 때문에 고통받고 있는 사람이 암세포를 키우지 않으면 오히려 더 빨리 죽을 수도 있다는 사실에 놀라움을 금치 못할 것이다. 나는 이 책에서 암은 억압하거나 싸워야 하는 대상이 아니라 우리가 지원해야 할 치유 과정이라는 논리와 이해를 제공하고자 한다. 또한 암을 치료하는 비정통적인 접근법이 암을 파괴하는 방법보다 훨씬 효과적이라는 증거를 추가로 제시할 것이다.

불행히도 사람들은 종양이 자라게 만드는 숨은 원인에 대한 기본적인 이해가 부족하고 완벽하게 무지하기 때문에, 종양을 그저 자신의 죄나 몸을 학대한 데 대한 앙갚음으로, 혹은 우리를 죽음으로 몰아가려는 목적밖에 없는 잔인한 괴물로 오해하고 있다. 그러나 여러분도 곧 알게 되겠지만, 암은 우리의 적이 아니라 친구다. 또 암은 무의미하고 우발적인 사건이 아니다.

암이 정말 무엇인지에 대한 우리의 인식을 바꾸지 않는다면, 암 스스로 치료에 저항할 것이고, 특히나 일반적으로 사용되는 가장 진보적인 치료법의 경우 더더욱 그러할 것이다. 만약 여러분이 암에 걸려 있고, 내가 주장하는 것처럼 암이 질병이 아니라 우리 몸의 복잡한 생존 반응의 일부라고 생각한다면, 여러분은 다음의 질문들에 대한 답을 찾아야만 할 것이다.

- 우리의 몸이 스스로 암세포를 만들어내도록 강요하는 요인은 무엇인가?
- 당신이 그 이유를 알게 되었다면, 그것들은 당신의 몸을 치유하기 위해 어떻게 도움을 줄 것인가?

- 여러분에게 고통을 주는 암의 종류와 정도를 결정하는 것은 무엇인가?
- 만약 암이 정말로 치유 메커니즘이라면, 현재와 미래에 신체가 이러한 극단적인 자기 보호 메커니즘을 채택하지 않도록 하기 위해 무엇을 해야 할 것인가?
- 우리 몸의 근본적인 유전적 설계는 항상 생명의 지속성과 온갖 역경으로부터 보호받는 것을 선호하는데, 우리 몸이 스스로의 죽음을 초래하는 유전적 변화가 일어나도록 허용하는 이유는 무엇인가?
- 의학적인 치료 없이도 대부분의 암이 저절로 사라지는 이유는 무엇인가?
- 암 생존자들은 방사선 치료나 항암 화학요법 혹은 외과적 수술로 치료되는 것인가, 아니면 이러한 급진적인 치료에도 불구하고 스스로 치유되는 것인가?
- 암이 자라는 데 있어 두려움, 좌절, 낮은 자아 존중감, 억눌린 분노 등이 하는 역할은 무엇인가?
- 지금 왜 그렇게 많은 어린이들이 뇌종양이나 백혈병에 걸리는가?
- 암의 이면에 숨어 있는 정신적 교훈은 무엇인가?

암의 근본 원인을 치유하기 위해서는 위의 질문에 대한 만족스럽고 실질적인 답을 찾아야 한다. 이 책을 계속해서 읽는다면 해답을 알 수 있다. 그리고 답을 찾을 때마다 안도감, 행복감과 함께 본질적인 진실을 알고 있다는 자신감을 얻게 될 것이다.

인생을 변화시키는 이 사건(암)을 이해하고 싶은 내면의 충동을 느낀다면, 이 책이 큰 도움이 될 것이다. 암은 삶의 모든 면에서 균형을 되찾는 데 도움을 주는 가장 좋은 기회가 될 수도 있지만, 자신의 삶을 위협하는 존재로 인식한다면 심각한 트라우마나 고통의 전조가 될 수도 있다. 어느 쪽이든, 당신은 당신이 항상 통제하고 있다는 것을 발견하게 될 것이다. 당신은 암 진단과 같은 특정한 상황을 바꿀 순 없지만, 그에 대한 당신의 반응은 통제할 수 있다. 암에 대한 당신의 반응은 당신이 다시 온전해질지, 아니면 끔찍한 질병의 희생자가 되었다는 생각으로 분열된 상태로 남아 있을지를 결정하는 궁극적인 요인이다.

인간의 몸으로 살아가기 위해서는 생명 유지에 필요한 최소한의 에너지가 있어야 한다. 당신은 이 내재된 에너지를 신체에 영양을 공급하고 치유하는 데 사용할 수도 있고, (의학 이론이 당신을 죽이려 한다고 믿는) 질병과의 싸움에 사용하느라 낭비할 수도 있다. 선택은 결국 당신의 몫이다.

당신이 의식적으로든 무의식적으로든 자신의 몸에 사랑스러운 보살핌과 자존감을 주는 대신에 방치하거나 혹은 질병과 싸우기를 선택한다면, 몸은 결국 목숨을 걸고 싸울 수밖에 없다. 궁극적으로 문제가 되는 주요 쟁점은 당신이 암에 걸렸느냐가 아니라 암을 어떻게 인지하고 대처하느냐 하는 것이다.

암은 신체가 당신으로 하여금 신체를 포함하여 자신을 인식하고 대우하는 방법을 바꾸도록 강요하는 많은 방법들 중 하나일 뿐이다. 당신은 암을 자신을 희생자로 만들고 무력하게 하는 무서운 존재로 만들 수도 있고, 반대로 자기 자신, 가치관, 자존심을 지지할 수 있도록 하는 기회로 만들 수도 있다. 이것은 필연적으로 정신적 건강의 주제를 끄집어내게 되는데, 나는 정신 건강이 육체적·정서적 이유만큼이나 암에서 중요한 역할을 한다고 믿는다.

암은 혼란스럽고 예측할 수 없는 장애처럼 보인다. 또한 암은 행복한 사람과 불행한 사람, 부자와 빈자, 흡연자와 비흡연자, 건강한 사람과 건강하지 않은 사람을 가리지 않고 공격하는 것 같다. 그리고 예전에는 어린이에게 암이 발생하는 일이 드물었지만, 이제는 그렇지 않다.

한마디로 모든 배경과 직업을 가진 사람들이 암에 걸릴 수 있다. 그러나 암 종양의 종류, 생김새, 행태 등 그 물리적 증상의 이면을 들춰보면, 암이 겉으로 보이는 것처럼 우연의 일치이거나 예측이 불가능하지 않음을 알게 될 것이다.

나머지 절반의 사람들은 전혀 위험이 없는데, 미국 인구의 50%를 그처럼 암에 걸리기 쉽게 만드는 요인은 무엇일까? 유전적 요인을 탓하는 것은 진짜 원인에 대한 무지를 감추기 위한 구실에 불과하거나 암으로 고통받는 사람들을 값비싼 치료와 예방 프로그램으로 유인하기 위한 술책에 지나지 않는다.

나는 이 책 후반부에서 유방암, 폐암 그리고 신체의 다른 많은 부위에서 발생하는 암과 관련하여 유전적 요인에 대한 가장 최근의 연구를 가지고 논의할 생각이다. 같은 가족의 몇 세대 구성원들에게 똑같은 종류의 암이 발병했을 때 유전자가 한 일이 거의 없다는 것을 알면 여러분은 깜짝 놀랄 것이다. 사실, 최고의 유전자 전문가들은 우리가 먹고, 생각하고, 감정을 드러내고, 살아가는 방식에 따라 유전자 행동이 결정된다고 단언한다. 유전자는 어느 날 갑자기 우연히 우리 몸 안에서 오작동을 하거나, 우리를 아프게 하고, 우리의 아이들과 자손들에게 동일한 질병을 일으키는 것이 아니다. 오히려 새로운 연구 결과는 유전자 돌연변이가 암을 유발하거나 확산시킬 수 있다는 오랜 믿음을 깨뜨리고 있다.

암은 지난 50~60년간 산업화된 국가를 제외하고는 드문 질병이었다. 인간의 유전자는 수천 년 동안 크게 변하지 않았다. 그토록 오랜 세월 변화가 없던 유전자가 지금 갑자기 변해 인구의 절반에 가까운 사람들을 공격하고 파괴하기로 결심한 이유가 무엇일까? 이 질문에 대한 답은 놀랍게도 간단하다. 비록 유전자가 이 책에서 앞으로 논의될 이유로 돌연변이를 겪고 있을지도 모르지만, 설사 손상되거나 결함이 생겼다 해도, 유전자는 여전히 아무도 죽일 수 없을 것이다.

암으로 고통받는 많은 사람들이 죽는다는 것을 부인할 수는 없지만, 암이 누군가를 죽게 하는 경우는 거의 없다는 점을 아는 것이 중요하다. 그럼에도 불구하고 어떤 종양이 주요 장기에 중대한 기능적 장애를 일으키거나 종양으로 가는 혈액의 흐름이나 림프의 흐름을 심각하게 방해하지 않는 한, 암 환자는 암 그 자체보다 세포 돌연변이와 종양의 성장을 초래했던 바로 그 원인으로 인해 사망할 가능성이 훨씬 높다.

모든 암 치료는 암의 근본 원인에 초점을 맞추어야 하지만, 대부분의 종양학자들은 그런 것들을 무시한다. 예를 들어 정크푸드로 구성된 식단은 영양 가치와 에너지가 전혀 없기 때문에 굶주림을 경험할 때와 동일한 혼란스럽고 충격적인 신체 상태를 야기한다. 나는 이 책에서 그러한 자멸의 과정이 어떻게 이런 중대한 치유 반응을 요구할 수밖에 없는가에 대해 자세히 설명하겠다.

암이 발생하기 전에는 이혼, 사랑하는 사람의 죽음, 사고, 직업이나 소유물의 상실, 상사나 친척과의 계속되는 갈등, 심각한 국가적 재난, 강력한 독소 노출과 같은 충격적인 사건들이 선행된다는 것이 점점 더 명백해지고 있다. 신체는 그러한 스트레스 요인에 대해 예측 가능한 생물학적 생존 메커니즘이나 비정상 세포의 일시적인 성장을 수반할 수 있는 대응 메커니즘으로 반응하는 것 외에 다른 선택의 여지가 없다. 비록 대부분의 의사들은 여전히 종양이 치유 메커니즘이 아니라 질병이라는 이론에 동의하지만, 그렇다고 해서 그것이 사실이라는 것을 의미하지는 않는다.

암 종양은 처음에는 분명하지 않을 수도 있는 다른 것에 의해 촉발된 어떤 질병이 겉으로 나타난 증상일 뿐이다. 하지만 암이 아무 이유 없이 불쑥 나타나는 것이 아니라는 점은 분명하다. 그중에서도 끊임없는 감정 충돌, 원망, 불안, 죄책감, 수치심은 신체의 면역 체계, 소화 기능, 기본적인 대사 과정을 억제하여 암 종양의 생장(生長)을 위한 조건을 만들어낼 수 있다.

다행스럽게도 심리적인 스트레스와 암의 연관성은 더 이상 허구와 불확실성의 영역에 남아 있지 않다. 미국 질병통제예방센터(CDC)는 그들의 웹사이트에 충분한 과학적 증거로 입증된 다음과 같은 중요한 성명을 발표했다.

"집중적이고 장기적인 스트레스는 다양한 장단기적 건강 악화를 초래할 수 있다. 그것은 초기 뇌 발달에 지장을 주고 신경과 면역 체계의 기능을 손상시킬 수 있다. 게다가 어린 시절의 스트레스는 성인이 된 이후에 알코올 중독, 우울증, 섭식 장애, 심장병, 암 그리고 다른 만성 질환들을 포함한 건강 문제를 불러올 수 있다."

미국 질병통제예방센터의 주장을 뒷받침하는 부인할 수 없는 증거에도 불구하고, 대부분의 의사들은 이러한 질병의 근본 원인을 인정하거나 치료하려고 시도하지 않는다. 아니, 오히려 질병의 증상을 근절하는 데만 초점을 맞추고 있다. 아마 전체 의학 분야에 침투해 있을 이 중요하고 잠재적으로 치명적인 부정확성은 스트레스와 질병의 관련성에 대한 인식 부족에 뿌리를 두고 있을 것이다. 의과대학에서 정신과 육체의 상호 관계를 가르치지 않는 것은 확실하다.

　나는 지난 30여 년간 수많은 암 환자들을 겪어오면서, 그들에게는 공통적인 유형의 어떤 생각이나 믿음 혹은 감정들이 있다는 사실을 알게 되었다. 좀 더 구체적으로 말하면, 나는 이제껏 자신에 대한 나쁜 이미지, 해결되지 않은 갈등이나 걱정거리, 여전히 자신의 잠재의식이나 세포의 기억 속에 머물고 있는 과거의 정신적인 충격 혹은 트라우마 같은 것들로 정신적인 부담을 느끼고 있지 않은 암 환자를 한 번도 본 적이 없다. 암은 육체적인 질병이지만, 마음속 깊은 곳에 흐르는 강한 정서적 불안감과 뿌리 깊은 좌절감 없이는 결코 발병하지 않는다.

　일반적으로 성인 암 환자들은 자존감이나 자긍심이 부족하고, 인생에서 아직 '해결하지 못한 과제'들을 갖고 있다. 암은 실질적으로 그런 해결되지 못한 과제나 내적 갈등이라는 원인을 겉으로 드러내는 방편이 되는 셈이다. 더 나아가 암은 그러한 갈등을 받아들이는 법을 배우게 하고, 심지어 그것을 함께 치료할 수 있도록 해주는 조력자가 될 수 있다. 잡초를 제거하려면 그 뿌리까지 함께 뽑아버려야 한다. 암을 대할 때도 바로 그런 마음가짐이어야 한다. 그렇게 하지 않는다면 암은 결국 재발할 것이다.

　정서적 스트레스와 암의 연관성이 성인에게는 적용될 수 있지만, 특히 백혈병이나 뇌암에 걸린 어린아이들에게는 적용될 수 없다는 주장을 자주 듣는다. 하지만 나는 이 의견에 동의하지 않는다.

아이가 경험할 수 있는 가장 강력한 영향의 일부는 엄마의 자궁에 있는 동안 일어난다는 것은 과학적인 사실이다. 엄마가 겪는 감정적·신체적 고통이 아이의 정서적 건강에도 큰 영향을 미친다는 것은 이미 입증된 바 있다. 이를테면 필자의 책《건강과 치유의 비밀》에 인용된 연구는 산부인과 초음파 검사에 대한 태아의 심각한 반응을 상세히 설명하는데, 이는 나중에 아이의 발달 장애를 초래할 수도 있다.

자연분만 대신 제왕절개로 태어나는 것이 아기들에게 심각한 정신적 충격을 줄 수 있다는 추가 증거도 있다. 또한 아기에게 모유를 먹이지 않거나 산모와 분리된 방에서 머물게 하면 영아 돌연사까지 초래할 수 있는 정신적 트라우마가 발생할 수도 있다. 엄마의 심장 박동을 느끼지 못하는 상황은 아기에게 불안감을 줄 수 있다. 조산아들 역시 분리불안으로 정신적 충격을 받을 수 있다.

게다가 백신 주사는 아기들을 수많은 발암성 독소에 노출시키는 것 외에도, 가벼운 뇌졸중과 유사한 생물학적 충격 반응을 유발한다. 점점 더 많은 어린이들이 백신 성분에 강한 알레르기 반응을 보이는데, 이것이 아이들에게 정신적 충격을 주고 심지어 사망에 이르게 할 수도 있다. 민감한 아기의 경우 주사의 고통과 그에 따른 치유 반응도 트라우마를 유발할 수 있다.

모유 수유를 하지 않으면 어린아이에게 심리적·정서적·발달적 문제를 일으키는 것으로 알려져 있다. 엄마의 배 속에 있는 동안과 그 이후에 휴대전화가 방출하는 방사선에 직접 노출되는 것은 어린이들의 건강에 심각한 영향을 미칠 수 있다.(제2장 참조)

설탕, 저온 살균된 우유, 동물성 단백질, 튀긴 음식 그리고 패스트푸드나 정크푸드들을 포함하는 부적절한 식단 역시 어린이들에게 큰 영향을 미친다. 또한 임신부가 술을 마시거나, 담배를 피우거나, 정크푸드를 먹거나, 약을 복용하거나, 예방접종을 한 경우, 이는 태아의 건강과 발육에 해로운 영향을 끼친다.

이 책 제1장은 육체적인 관점에서 보이는 암이란 것이 실제로 무엇인지, 그리고 그러한 암이 의미하는 것이 무엇인지를 깊이 이해할 수 있도록 도와줄 것이다. 이것은 여러분이 지금까지 암에 대해 한 번도 생각해보지 못한 것들이다. 생소하지만 시간이 흘러도 변치 않을 암에 대한 이해는, 단순히 겉으로 보이는 증상을 치료하는 것이 아니라 실제로 암의 원인을 치료하는 것을 목표로 하는 접근법을 가능하게 해준다.

이 장에서는 암이 세포 돌연변이로만 발생하는 것이 아니라 유기체 전체의 지원과 참여가 필요하다는 것을 증명하는 선도적인 암 연구자들의 놀라운 발견에 대해서도 배우게 될 것이다. 더 나아가, 진단에 의해 드러나는 많은 암 종양이 왜 그렇게 실제로 무해하고 스스로 사라지는지를 보여주는 새로운 발견들을 확인할 수 있다.

제2장과 제3장은 신체적 원인과 감정적·정신적 원인들을 차

례로 다룬다. 그러한 구분이 다분히 임의적이고 실제로 존재하지 않는다는 사실을 나도 잘 알고 있지만, 좀 더 명확히 하기 위해 따로 나누었다. 내가 이 작업을 한 이유는 단 하나, 암의 원인을 치료하는 데는 암 환자의 신체적 건강과 감정적·정신적 건강의 회복이 반드시 포함되어야 한다는 점을 강조하기 위해서다. 이 요인들 중 하나라도 빠진다면 완벽한 회복의 기회를 망가뜨리고, 결국에는 암이 재발할 것이다(의학적으로 치료가 끝난 대부분의 암이 재발한다). 이러한 요인들이 빠진 의학적 치료의 문제점은 최소한 환자의 정신적 건강과 신체적 건강 그리고 무엇보다 중요한 환자의 행복과 자기 가치에 심각한 영향을 미칠 수 있다는 점이다.

이 책 전체를 통틀어 가장 중요한 다음 문장은 암에 대한 깊은 통찰을 보여준다. "암이 나를 아프게 하는 것이 아니라, 아프기 때문에 암이 생기는 것이다." 나는 여기에 다음과 같이 덧붙이고 싶다. "만약 암이 발생했다면, 그 주된 목적은 환자의 정신과 신체 그리고 영혼을 균형 잡힌 상태로 되돌리는 것이다."

이는 전통적인 의학이나 언론이 당신이 믿기를 원하는 것과 상반되는 내용이어서 여러분에게 터무니없이 들릴 수도 있다. 하지만 암이 여러분을 치유하는지 혹은 죽음에 이르게 하는지는 암 그 자체, 즉 암이 얼마나 공격적인지 혹은 얼마나 일찍 발견되는지보다는 여러분의 개인적인 생활에서 일어나고 있는 일들과 더 관련이 있다.

데이브라는 사람을 예로 들어보자. 그는 58세의 나이에 정기 건강 검진에서 폐암 진단을 받았다. 진단 전에는 건강이 괜찮다고 느꼈지만, 진단 이후 2주 만에 급격히 악화됐다. 그는 식욕을 잃었고, 잠을 잘 자지 못했으며, 호흡이 매우 얕아졌고 심한 공황 발작과 가슴 통증을 겪었다. 데이브는 진단받은 지 20일 만에 숨을 거뒀다. 그의 사망진단서에는 폐암으로 사망했다고 적혀 있었지만, 만약 암 진단이 없었다면 이런 극심한 스트레스를 유발하는 일은 일어나지 않았을 것이다.

의심할 여지 없이 정서적 스트레스는 여러분의 면역 체계를 정지시키고, 몸이 치유되는 것을 방해할 뿐만 아니라, 실제로 여러분을 몹시 아프게 할 수도 있다. 심한 스트레스를 받는 동안에는, 기존에 심장 질환이나 동맥경화가 없더라도 심근경색으로 죽을 수 있다는 것을 보여주는 의학적인 증거도 있다.

건강을 회복하는 능력은 몸과 정신, 영혼의 모든 수준에서 다시 온전해졌다고 느낄 것을 요구한다. 온전함을 느끼는 것을 방해하는 장애와 암의 근본 원인을 제대로 확인할 수 있다면, 완전한 회복을 위해 무엇을 해야 하는지가 명백해질 것이다. 이것은 이 책의 후반부에서 다룰 주제이기도 하다.

모든 사람이 평생 수백만 개의 암세포를 몸에 지니고 산다. 하지만 그렇다고 해서 우리에게 뭔가 문제가 있다는 징후는 아니다. 반대로, 이것은 신체의 건강한 평형을 유지하는 필수적인 부분을 형성한다.

이 수백만 개의 암세포는 일반적인 검사로는 검출되지도 않을 정도로 존재한다. 그러나 그것이 몇십억 개로 늘어났을 때 종양의 모습으로 나타난다. 의사들이 암 환자들에게 처방한 치료법이 모든 암세포를 성공적으로 제거했다고 발표할 때, 사실은 검사에서 감지 가능한 크기의 암 종양만 제거했음을 언급한 것이다.

표준 암 치료법은 암세포의 수를 감지할 수 없는 수준으로 낮출 순 있지만, 완전히 근절할 수는 없다. 종양 성장의 원인이 그대로 남아 있는 한 암은 언제든, 어느 부위든, 어떤 속도로든 재발할 수 있다.

감지할 수 있는 정도의 암세포를 제거하는 것과, 실제로 암을 치료하는 것과는 아무 관련이 없다. 항암 화학요법과 방사선 치료는 많은 수의 암세포를 없애는 효과가 있지만, 골수와 위장 기관, 간, 신장, 심장, 폐 등에 있는 건강한 세포들까지 함께 파괴하여 모든 장기와 신체 조직에 영원히 회복될 수 없는 손상을 남긴다.

항암 화학요법의 첫 번째 부작용이 암 발생이라는 것이 이상하지 않은가? 사실, 화학요법은 암으로부터 사람들을 구하기보다는 새로운 암을 유발함으로써 훨씬 더 많은 사람들을 죽인다. 화학요법 약물은 종양을 감소시킴으로써 더 강한 암세포가 자라고 분열되고 증식하며 화학적 내성을 갖게 한다. 이것이 재발하는 2차 암을 더 위험하게 만드는 것이다. 또한 항암 화학요법의 잘 알려져 있고 파괴적인 부작용의 높은 발생률에 더하여, 이러한 세포 독성 약물을 주입한 환자들은 스트레스 단백질인 HSF-1(Heat Shock

Factor-1)의 급증을 경험한다. HSF-1은 이러한 약물에 의해 손상된 암세포가 스스로 회복하고 암 활동을 재개할 수 있도록 한다.

방사선 치료도 마찬가지다. 100mSv(밀리시버트, 방사선량을 측정하는 단위—옮긴이)의 방사선 피폭은 평생 발암 위험 증가가 분명한 연간 방사선량이다. 연구에 따르면, 10,000mSv는 치명적인 용량이다. 방사선요법에서는 암의 종류에 따라 20,000~80,000mSv로 신체를 피폭시킨다. 따라서 방사선 치료만큼 치명적인 것은 없다. 2011년 동일본 대지진으로 인한 방사능 유출이 더 무해할 정도다.

화학요법 약물에 함유된 독성 화학 물질은 모낭이 더 이상 머리카락을 고정할 수 없을 정도로 신체의 모든 세포에 심한 염증을 일으킬 수 있다. 암의 진정한 치유는 신체의 다른 중요한 부분을 파괴하는 희생을 바탕으로 일어나지 않는다. 진정한 치유는 암세포가 과도하게 성장한 원인을 해결하고 자연치유 과정을 통해 신체가 제대로 지원받을 때에야 비로소 이루어진다. 암은 인체가 항상성을 다시 확립하기 위해 선택할 수 있는 치유 과정이다. 암을 치유 메커니즘으로 인식하지 않으면 치명적인 것으로 판명될 수 있으며, 실제로 종종 그렇다.

이 책은 암의 원인을 밝히는 데 전념하고 있으며, 암의 증상보다는 이러한 원인들에 대해 다룰 것을 제안한다. 암을 질병처럼 대하는 것은 수백만 명의 사람들이 빠져든 함정이며, 그 근본 원인을 다루지 않은 것에 대해 사람들은 비싼 대가를 치러왔다.

나는 암이 질병이 아닌 최종 치유 단계라고 굳게 믿고 있다. 또한 대부분의 사람들이 암을 무서운 질병으로 여기고 있다는 것도 알고 있다. 나는 암에 대한 나의 이해만이 옳다고 주장하지는 않지만, 그것이 많은 올바른 것 중 하나라고 강조하고 싶다.

"지식은 의식의 상태에 따라 다르다"는 오래된 격언은 진리가 정신과 의식, 무의식의 주관적인 투영이라는 점을 드러낸다. 즉 암이 목숨을 앗아갈지도 모르는 끔찍한 병이라고 주장한다면, 당신의 이 섬뜩한 믿음이 당신의 무서운 기대를 충족시킬 가능성이 높다. 정서적 트라우마는 면역 체계를 억제하고 치유를 막는다는 점을 기억하라. 마찬가지로 여러분이 암을 근본적인 불균형을 다루는 치유 과정으로 인식한다면, 당신의 믿음은 당신의 기대와 일치하는 긍정적인 결과를 얻는 데 도움을 줄 것이다. 최근의 뇌 연구도 긍정적인 기대의 힘이 신체에서 치유를 일으키는 유일하고 실제적인 유도체라는 것을 밝혀냈다.

의료업계가 자신들의 치료를 받아들이거나 영향을 미칠 만큼 낙담하고 있는 환자들이 많다는 것은 불행한 일이다. 환자들은 좀처럼 치유 과정의 혜택을 누리지 못한다. 대신에 의학적 치료는 오늘날 질병에 대한 유일한 치료법인 것처럼 전파된다. 사실 치유되거나 혹은 치유되지 못하거나 하는 것은 그 사람의 신체, 정신, 영혼의 상태에 따라 좌우된다. 이를 사실로 받아들이는 것은 내가 치유가 일어나고 효과를 발휘하는 데 필수적이라고 생각하는 엄청난 자기 강화적 효과를 거둘 수 있다.

이 책에서 내가 암이 치명적인 질병이라고 말하거나, 암으로 사망하는 사람들에 대해 말하거나, 혹은 암을 공격적이거나 말기적인 질병이라고 언급하는 것을 발견한다면, 나는 의학 연구와 이론의 공식적인 해석을 제시하기 위해서만 그렇게 한다는 것을 알아두기 바란다. 그리고 암 현상에 대한 나의 이해와 해석은 현재의 의료 모델과 맞지 않는다는 점을 분명히 하고 싶다. 나는 누군가를 죽이는 것이 암이라는 생각에 동의하지 않으며, 이 책을 통해 나의 입장을 더 자세히 피력하겠다.

암 종양이 생명을 위협하는 물리적 장애나 부기, 장기의 후속적 질식 등으로 이어지지 않는 한 암은 신체에 해를 끼치거나 사망에 이르게 하는 것으로 볼 수 없다. 오히려 암은 이 책에서 논의될 여러 이유로 사람의 생명이 위협받을 때 일어나는 치유 메커니즘이자 생존 메커니즘이다. 암은 신체가 심하게 균형을 잃고 있으며, 그로 인해 죽을 수도 있다는 것을 나타내는 지표다. 내가 이온화 방사선이나 아스피린 알약이 가장 심각하거나 공격적인 암을 유발한다는 말을 할 때, 그것들을 사용한 결과로 생기는 암은 질병이 아니라 생존과 치유를 위한 몸의 시도임을 알아두기 바란다.

이 책은 암의 원인과 그 증상을 뚜렷이 구분하고 있다. 암 종양의 성장과 같은 증상은 신체가 이미 암의 근본적인 원인과 씨름하려 하고 있다는 것을 나타낼 뿐이다. 우리가 이러한 치유 과정에서 신체를 지원하지 않고 해로운 치료법으로 공격하는 한, (치유의 과정인) 암은 불완전한 상태로 남아 계속 성장하며 불치의 병으로 고착될 수 있다.

이 책의 목적은 신체의 무한한 지혜와 지성에 대한 지식과 자신감을 당신에게 제공하는 것이다. 이 지식은 치유를 완성에 도달하게 하여, 신체가 균형과 생명력을 이룬 자연 상태로 돌아가도록 도울 것이다.

안드레아스 모리츠

차례

제2장 • 암의 신체적 원인들

제3장 • 암의 정신적 원인들

제4장 • 몸의 현명한 행동

제5장 • 다른 주요 위험 요소들

제6장 • 스스로를 치유하기 위해 알아야 할 것들

말의 힘

암은 미국인의 사망 원인 중 두 번째로 높은 순위를 차지하고 있다. 미국 암학회(American Cancer Society, ACS)에 따르면 2010년 미국에서 발생한 신규 암 환자 수는 총 152만 9560명, 암으로 인한 사망자 수는 56만 9490명으로 추산된다. 남성에게 가장 흔한 3대 암은 전립선암, 폐암, 대장암이고, 여성은 유방암, 폐암, 대장암이 대표적이다. 미국 국립암연구소(National Cancer Institute, NCI)는 2003년에서 2007년 사이에 사망의 주요 원인인 10대 암을 다음과 같이 나열했다.

1. 폐암 및 기관지암: 79만 2495명 사망
2. 대장암 및 직장암: 26만 8783명 사망
3. 유방암: 20만 6983명 사망
4. 췌장암: 16만 2878명 사망
5. 전립선암: 14만 4926명 사망
6. 백혈병: 10만 8740명 사망

7. 비호지킨림프종: 10만 4407명 사망

8. 간암 및 간내 담관암: 7만 9773명 사망

9. 난소암: 7만 3638명 사망

10. 식도암: 6만 6659명 사망

당신의 의학적 지식 수준이 어떻든 간에, 암이 기록적으로 우리를 죽이고 있다고 말해도 무방할 것 같다. 수백만 명이 목숨을 잃고 수십억 달러를 연구에 썼음에도 암 발병률은 좀처럼 감소하지 않고 있다.

그리고 진짜 문제는 단순히 암의 근본 원인을 이해하지 못하거나 어떻게 치료하는 것이 최선인지를 알지 못하는 것보다 훨씬 더 심각하다. 새뮤얼 S. 엡스타인(Samuel S. Epstein) 박사는 미국 국립암연구소와 미국 암학회에 발표한 그의 저서 《암 예방에 대한 범죄적 무관심과 이해 상충(Criminal Indifference to Cancer Prevention and Conflicts of Interest)》을 통해 우리 사회에서 암 발병이 증가하는 것에 대한 책임의 상당 부분이 미국 정부(즉 미국 납세자들)의 지원을 받고 있는 국립암연구소와 미국 암학회에 있다는 것을 분명히 보여주고 있다. 암과의 전쟁에 맞서 싸운 혐의를 받고 있는 바로 그 협회들 중 일부는 서로 간의 이해 상충으로 인해 분열되고 있으며, 미국인들의 암 예방과 치료에 도움이 될 수 있는 많은 정보들을 팽개쳐두고 있다. 실제로 미국 암학회 이사회의 절반가량은 국립암연구소와 밀접한 관련이 있는 의사와 과학자로 구성되어 있다. 그리고 이들 중 상당수가 양쪽 단체로부터 이중으로 자금을 지원받는다.

암 연구에 쓰이는 연방기금과 자선기금은 1971년 2억 2000만 달러에서 2000년 46억 달러로 20배 정도 증가했다. 그러나 2003년 앤드루 폰 에센바흐(Andrew von Eschenbach) 국립암연구소 회장의 2015년까지 암으로 인한 고통과 죽음을 없애겠다는 거창한 약속에도 불구하고 해당 기간 동안 암 발병률은 18%나 증가했으며 감소할 기미조차 보이지 않고 있다.

그 결과 암은 남성 2명 중 1명, 여성 3명 중 1명 이상에게 영향을 미치고 있지만, 암 연구에 전념하는 수십억 달러의 세금과 자선기금은 압도적으로 치료에만 치중하고 있으며 예방에는 전혀 쓰이지 않고 있다. "최선의 방어가 최선의 공격"이라는 오랜 격언과 달리, 암을 둘러싼 통념은 우리에게 정반대의 말을 하고 있다.

이것은 개인의 생활 방식 선택의 이면에 숨어 있는 암의 원인을 다루는 것을 꺼리는 태도뿐만 아니라, 암을 예방하는 것보다 치료 행위를 유지할 때 제약 및 의료 회사가 취하는 엄청난 이익에 기인한다. 즉 흡연과 나쁜 식습관 같은 요소들은 이슈로서 인정될 수 있다 할지라도, 환경 오염, 소비자용 제품의 오염 물질, 독성 치료와 같이 특정 산업에 부정적인 영향을 미칠 수 있는 원인들은 무시되고 있다. 제약 회사의 약이 질병 치료에 유일하고 적절한 선택 사항으로 여겨질 때, 환자들이 계속 질병을 않고 그들에게 과잉 투여를 유도하는 것은 갈수록 수익성이 높은 사업이 된다. 이를 고려할 때 의료업계와 암 치료 기득권층이 대체의학 혹은 승인되지 않은 치료법을 조직적으로 비난하는 것은 그리 놀라운 일도 아니다. 자연치료법을 옹호하고 전체론적 암 예방의 이점을 주목하는 의사들이 지나치게 편향된 국립암연구소와 미국 암학회의 가이드라인에 동조하는 것을 거부할 때마다 괴롭힘을 당하고 돌팔이라고 비난을 받는 경우가 더욱 많아지고 있다. 미국 식품의약국(FDA)은 암 치료를 위한 40개 정도의 약제를 승인했지만, 대체 치료법은 단 한 개도 승인한 적이 없다.

이런 사실로 보아, 현재의 암 문화에서 진정으로 혜택을 받는 사람들은 환자가 아니라 권력의 위치에 있는 의료 전문가와 로비스트다. 전 국립암연구소 소장인 새뮤얼 브로더(Samuel Broder) 박사는 1998년 《워싱턴 포스트》와의 인터뷰에서 "국립암연구소는 정부의 제약 회사와 같은 수준이 되었다"고 시인한 바 있다. 실제로, 계속해서 값비싼 임상 시험에 자금을 대는 것은 부풀린 가격으로 그들에게 팔리는 의약품을 사는 미국 납세자들이다. 잘못된 자금 지원 우선순위, 새로운 연구나 대체 치료법의 의도적 누락 혹은 그 성과의 전면 부인으로 인해 암 환자들은 보호받아야 할 기관들로부터 보호받지 못하고 있다.

지난 몇십 년 동안, 역사상 그 어떤 기간보다도 암에 대한 과도한 공포를 우리 사회에 심어주었기 때문에, 암 환자들은 의사들이 시키는 대로, 그들의 무서운 질병에 더 많은 약물과 독성 치료제를 쏟아부었다. 그러나 저렴하고 최소한의 독성 예방에 초점을 맞추기보다 값비싸고 독성이 강한 치료를 선호함으로써, 국립 암연구소와 같은 표면상 객관적인 기관들은 그들이 해결해야 할 바로 그 문제를 오히려 악화시켰다. 그 결과, 암 진단율은 놀라운 수준으로 계속 상승하고 있다. 그리고 정상적으로 암 진단을 받은 환자 외에도 암에 걸린 소외 계층이 수만 명에 이르지만, 그들은 의료보험이나 의사의 진료를 받을 형편이 되지 않아 진단을 받지 못하기도 한다.

말 자체가 엄청난 힘을 가지고 있다는 것은 두말할 나위도 없다. 암 역시 예외는 아니다. 많은 경우에 암은 단순한 말이 아니라 몸의 세포가 정상이 아니거나 비정상적인 행동을 하는 것을 가리킬 때 쓰는 말이다. 암이라는 단어만 들어도 당장 고통과 통증의 이미지가 떠오른다. 어떤 개인에게라도 그 단어를 씌우는 것은 즉시 그들의 정신에 엄청난 공포와 스트레스를 불러일으킬 수 있다.

그러나 문맥에 따라서는 암(cancer)이라는 단어가 별자리를 일컫기도 하는데, 이는 (점성술에서 말하는) 황도십이궁의 한 구성원에 속한다. 누군가가 당신의 생년월일을 묻고 당신의 별자리가 게자리(Cancer)라고 말한다면, 당신은 임박한 죽음의 공포에 떨 것인가? 아마도 질병으로서의 암을 가졌다는 의미로 해석하지 않을 터이므로 그런 반응을 보이지는 않을 것이다. 하지만 의사로부터 암(cancer)에 걸렸다는 말을 듣는다면, 당신은 충격과 마비 혹은 무감각, 공포, 절망에 휩싸일 것이다. 암이라는 단어는 당신의 삶에서 불안하고 위태로운 역할을 할 수 있는 잠재력을 가지고 있다. 암은 당신에게 사형 선고를 내릴 수도 있고, 앞으로 이 책에서 발견하는 것처럼 실제로 그런 사형 선고를 내리기도 한다. 이는 '암'이라는 한 글자로 된 단어가 겁에 질린 우리 사회에서 맡는 역할 때문이다.

암 환자가 되는 것은 암 진단이 내려지고 나서부터인 것처럼 보이지만, 암의 원인은 환자가 아프다고 느끼기 전에 여러 해 동안 존재했을지도 모른다. 암이라는 단어는 짧은 순간에 누군가의 전부를 뒤집어놓을 수 있다. 이 세상의 누가, 혹은 무엇이 이 한 글자에 한 사람의 삶과 죽음을 통째로 관장할 만큼 위대한 힘을 부여했을까? 아니, 정말로 암이 그런 힘을 갖고 있기는 한 것일까? 암 진단 이후에 따르는 엄청난 치료 과정과 함께 암이 죽음의 질병이라는 우리 공동체와 사회의 믿음이 서구 사회에서 현재와 같이 급격하게 암을 확산시킨 책임이 있는 것은 아닐까? 여러분은 나의 이런 생각이 억지스럽다고 할 수도 있을 것이다! 그러나 이 책에서 나는 암에 대한 믿음, 인식, 태도, 생각, 감정이 그것을 허락하지 않는 한, 암 자체로는 당신을 지배할 힘이 없다는 사실을 납득하도록 설득할 것이다.

무엇이 암 발생의 원인인지 알고 있거나, 최소한 암 발생의 진짜 의도가 무엇인지 알고 있다면 그렇게 무작정 암을 두려워해야 하는 것일까? 절대 그렇지 않다! 진실을 알게 된다면 여러분은 암의 원인을 제거함으로써 우리 몸이 스스로 치유될 조건을 만들기 위해 할 수 있는 일이라면 무엇이든 하려고 할 것이다.

무지하다고 표현할 수도 있는 변변찮은 지식은 사실 매우 위험한 것이다. 선진 서구 사회의 거의 모든 사람들이 더러운 연못이나 오염된 호수의 물을 마시면 생명을 위협할 수도 있는 설사병에 걸린다는 사실을 잘 알고 있다. 하지만 분노, 화, 두려움 등에 사로잡히거나, 햇빛을 잘 쬐지 못해 비타민 D 결핍이 되거나, 규칙적으로 충분한 잠을 못 자거나, 날마다 휴대전화를 들고 있거나, 혹은 엑스레이, 유방 조영 촬영 또는 CT 촬영에 정기적으로 노출되거나, 정크푸드, 화학 첨가물, 인공 감미료 같은 것들을 먹는 것이 오염된 물을 마시는 것만큼 위험하다는 사실을 아는 사람은 상대적으로 매우 극소수다. 우리가 흔히 행하는 이러한 습관들은 더러운 물속의 세균들처럼 우리를 죽음에 빠뜨리는 데 시간이 약간 더 오래 걸릴 뿐이다. 하지만 그런 습관들이 우리를 죽음으로 몰아간다는 사실에는 의심의 여지가 없다.

잘못된 판단

기초가 튼튼한 건물은 아무리 거센 폭풍우가 몰아쳐도 끄떡없이 견딘다. 암도 그저 우리 몸과 우리 인생에 무언가가 결핍되어 있다는 것을 드러내는 하나의 표지판일 뿐이다. 암은 우리 삶의 신체적·정신적 건강이 불안정하고 깨지기 쉬운 상태에 있다는 것을 조금도 과장하지 않고 보여준다.

나뭇잎이 시들어간다고 해서 나뭇잎에 물을 뿌려대는 바보 같은 정원사는 없을 것이다. 정원사는 진짜 문제가 시들어가는 잎사귀에 있는 게 아니라는 사실을 잘 알기 때문이다. 나뭇잎이 마르는 것은 눈에 보이지 않는 식물의 기관, 즉 뿌리에 물이 부족하다는 사실을 알려주는 증상에 지나지 않는다. 정원사는 나무의 뿌리에 물을 공급함으로써 자연스럽게 문제의 근본 원인을 해결하는 것이고, 결과적으로 나무의 모든 기관은 활력을 되찾아 정상적인 생장을 지속하게 된다. 경험 많은 정원사의 눈으로 보았을 때, 나뭇잎이 마르는 증상은 치명적인 질병이 아니다. 그는 나뭇잎들이 마르는 상태가 나뭇잎과 식물 전체가 살아가는 데 필요한 영양분의 부족 때문에 오는 직접적인 결과에 지나지 않는다는 사실을 잘 알고 있다.

자연에서 접할 수 있는 이러한 예는 지나치게 단순화시킨 비유처럼 보일 수도 있겠지만, 인간의 몸에서 일어나는 복잡한 질병의 진행을 잘 이해할 수 있게 해준다. 즉 지구상의 모든 생명체의 삶을 지배하는 가장 강력하고 근본적인 원칙을 아주 정확하게 설명해준다. 하지만 우리는 대증요법(어떤 질환의 환자를 치료하는 데 원인이 아니라 증세에 대해서만 실시하는 치료법—옮긴이)이라는 도구를 통해 신체의 기능을 조절하는 데 너무나 익숙한 까닭에, 치료 과정의 부작용으로 인한 고통과 육체적·정신적·감정적 아픔이라는 엄청난 비용을 지불하지 않고서는 이러한 자연의 기본적인 법칙을 제대로 알아보기가 쉽지 않다.

나는 암이 '죽음의 질병'이라는 말에 강력하게 반대한다. 더 나아가 나는 암이 질병이 아니라는 사실을 증명할 것이다. 자신이 암에 걸렸다는 '최종 진단'을 받았던 많은 사람들이 예상을 뒤엎고 증세가 완벽하게 완화되는 경험을 했다. 나의 첫 번째 신장암 환자였던 조지(George)가 바로 그런 사람 중 한 명이다. 이름 있는 대학병원에서 의사들이 그에게 길어야 3주라는 '선고'를 내리자 그는 나에게 도움을 청하러 찾아왔다. 병원 의사들은 그에게 항암 화학요법이나 방사선 치료를 고려하기에는 암이 너무 많이 진행되었다고 말했었다. 알고 보니, 더 이상의 치료를 받지 못한 것이 조지에게는 큰 축복이었다.

치유할 것인가, 맞서 싸울 것인가?

조지는 1년 전에 암으로 두 개의 신장 중 하나를 잃은 상태였다. 수술을 마친 의사들은 그에게 '완전 건강증명서'를 발급했다. 수술실에서 나온 의사들이 흔히 그러듯 그의 담당 의사들도 "수술이 아주 잘됐다"는 말을 했고, 조지는 그 말을 자신의 신장에 퍼져 있는 모든 종양이 완벽하게 제거되었다는 의미로 받아들였다. 하지만 그로부터 몇 개월 뒤에 남아 있던 신장에도 암세포가 차기 시작했고, 의사들이 조지에게 해줄 수 있는 위로라곤 남은 인생을 잘 정리하라는 말뿐이었다.

그러나 다행스럽게도 조지는 죽지 않았다. 그는 의사들이 내렸던 사망 선고를 무시하고, 최소한 몇 개월이라도 삶을 연장하기 위해 자신이 할 수 있는 무언가가 반드시 있을 거라고 생각했다. 겨우 3주 동안 그의 병의 원인이었던 것들을 제거하자 암세포는 아주 작은 크기로 줄어들었다. 6개월 뒤 국립암센터에서 정기 검진을 받을 때는 암세포가 하나도 발견되지 않았다. 그로부터 15년이 흐른 지금, 조지는 신장 기능에 아무 이상이 없는 상태로 완벽한 건강을 누리고 있다.

나는 조지에게 어떤 진단도 해주지 않았고, 어떤 예후도 말해주지 않았다. 그것은 내가 할 일이 아니었다. 그의 상태가 얼마나 나쁘고 절망적인지를 말해준다고 해서 무슨 소용이 있었겠는가? 더구나 자신의 환자에게 암이 말기에 이르렀다고(즉 얼마 남지 않았다고) 말하는 의사들의 '객관적'인 진단조차, 실제로는 예측할 수 없는 상황을 너무나도 '주관적'인 시각으로 보는 것일 뿐이다. 의사들의 확신에 찬 최종 선고는 과거에 비슷한 증상을 보였던 환자들을 관찰한 결과에 의존한다. 하지만 그러한 모든 판단은 의사들이 모르는 새로운 치료법을 시행하여 환자가 회복될 가능성을 완전히 배제한 채 내려지는 것이다. 비교적 역사가 짧은 서양 의학 체계가 환자를 크게 다치게 하지 않고 암을 성공적으로 치료하거나 암의 재발 위험을 낮추는 방법을 모른다고 해서 고대 의학도 마찬가지로 쓸모없다고 말할 수는 없다. 아무리 오래된 고대 의학이라 할지라도 전체론적 동양 의학이 사라지지 않은 데는 그럴 만한 이유가 있다. 이 의학들은 수천 년 동안 효과적이라는 것을 스스로 증명해왔다. 그런데 왜 그런 의학의 잠재력을 쉽게 받아들이지 못하는 것일까?

현대 의학 분야에서 환자들은 암이 자연적으로 완화되기를 기대하지 않는다. 현실주의자인 의사들은 환자들에게 거짓 희망을 주는 것을 피하고 싶어 한다. 그러나 나는 과연 거짓된 희망 같은 것이 있을까 하는 의문이 든다. 희망이 있든 없든 간에, 진정으로 느끼는 희망은 틀리거나 거짓일 수 없다.

희망은 암 치료제보다 더 강력한 플라세보 효과를 발휘할 수 있다. 게다가 희망은 위험한 화학요법 약물을 플라세보 위약으로 만들 수도 있고, 이것은 결과적으로 약의 부작용을 줄일 수도 있다. 이에 대한 연구 결과는 환자에게 희망과 격려를 보내는 의사들이 그렇지 않은 의사들보다 암과 다른 질병의 치료 성공률이 더 높다는 것을 분명히 보여준다. 완벽하게 자연스러운 치료와 결합된 희망, 격려, 그리고 즐거운 기쁨이 어떤 성과를 거둘지 한 번 상상해보라!

더군다나 미래는 고정된 것이 아니며, 의사들이 반드시 환자들의 미래가 어떻게 될지 알 수 있는 초능력자도 아니다. 이 세상의 어떤 사람도 가깝거나 먼 미래에 무슨 일이 일어날지 절대적으로 확신하며 예측할 수 없다. 의사는 질병의 가능성이 가장 높은 결과가 무엇인지를 잘 추측할 수 있지만, 그러한 추측을 과학적이라고 부르거나 절대적인 확실성을 지니고 있다고 말할 수는 없다. 모든 의사들은 환자에게 희망을 북돋아주어야 하며, 상황이 아무리 절망적으로 보여도 환자가 결코 낙담하도록 만들어서는 안 된다.

요점을 말하자면, 2007년 미국의 TV 황금시간대에 생방송으로 방영된, 수술 불가능한 큰 뇌종양을 가진 젊은이는 짧은 생의 예후를 무시하고 몇 년째 꽤 활기찬 삶을 계속 살고 있다. 심지어 그는 결혼까지 했다. 이 청년의 예는 희망이 없다는 말을 들은 환자들이 결국 모든 의사들의 실제적인 기대를 거역하고 건강을 회복하고 가장 낙관적인 예상치를 훌쩍 넘겨서 잘 살게 된 많은 유사한 사례들 중 하나일 뿐이다. 의학의 역사는 설명할 수 없는 기적으로 가득하다. 우리는 그러한 기적을 설명하려고 노력하고, 그런 것들이 다시 나타나도록 만들어야 한다.

다시 나의 첫 번째 신장암 환자인 조지 이야기로 돌아가보자. 자신이 아무 희망도 없는 희생자라고 믿게 만드는 것과 같은, 질병의 진단에서 생길 수 있는 복잡한 문제를 피하기 위해, 나는 그저 애초에 암을 일으키고 암세포가 증식한 원인이 되었던 여러 요인들에 대해 조지가 관심을 갖도록 격려하고 동기를 부여했을 뿐이다. 나는 그가 있는 데서는 암이라는 단어조차 입에 올리지 않았다. 똑똑하고 성공한 사업가였던 조지는 암이 어떻게든 자신을 죽음으로 끌고 갈 것이라는 생각에 사로잡혀 있는 것이 자신에게 아무 소용이 없다는 것을 금방 깨달았다. 그는 이런 사고방식이 자신을 더 빨리 죽게 할 뿐이라는 것을 잘 알고 있었다. 조지는 이미 스스로 강해지는 것과 긍정적인 사고의 가치를 알고 있었다. 내가 집중한 것은 육체를 보다 건강하고 활력 있고 탄력 있게 만드는 가장 기본적이고 실용적인 방법을 그와 공유하는 것이었다. 내 생각에, 조지는 아픈 사람도 아니었다. 그는 그저 건강하게 사는 법을 잊고 있었을 뿐이었다. 조지는 문득 자신이 더 이상 불운한 환경의 희생자가 아니라 자신의 몸과 정신을 책임지고 있는 사람이라는 사실을 깨닫게 되었다. 이러한 자기 강화에 대한 관념은 그를 황홀하게 만들었고, 그는 곧 이전에 그에게 슬프고 미안한 감정을 느꼈던 가족과 친구들을 새로 발견된 그의 삶에 대한 열정에 참여하게 했다.

이후 그의 몸은 자연스럽게 세부적인 부분들을 돌보기 시작했는데, 여기에는 암의 증상을 제거하는 것이 포함되어 있었다. 일단 암의 원인이 존재하지 않게 되자 그런 것들은 아주 사소한 일이었다.

조지의 암이 완치된 것은 자기 증식을 하는 무서운 질병인 암세포를 제거한 결과도 아니고, 기적이 일어난 것도 아니었다. 그것은 가장 자연스럽고 정상적인 균형 상태로 돌아가기 위해 필요한 것을 신체에 돌려주는 간단한 과정이었다. 조지는 단지 자신의 몸이 살아남기 위해 싸워야 했던 원인들을 제거했을 뿐이다. 너무 단순하게 들리겠지만, 그는 자신의 몸과 생활 방식 등 삶의 모든 측면에서 스스로 책임을 짐으로써 자기 자신을 치유하게 되었다. 조지의 경험으로부터 배울 수 있는 교훈은 바로 이것이다. 진정한 치유는 싸움을 멈추고 신체의 자연적이고 오래된 치유 메커니즘을 신뢰하고 포용하는 것이다. 우리가 앞으로 알게 될 것처럼, 병과 맞서 싸우는 것이 실제로는 지속적인 진짜 치유를 방해하는 것이다.

해답은 어디에 있는가?

어떤 종류의 암이든 아무리 많이 진행되었어도 그 암을 이겨내고 생존한 사람이 아무도 없는 암은 없다. 비록 그 암을 치유하는 데 성공한 이가 단 한 사람뿐이라 할지라도, 암이 발생하는 메커니즘이 존재하는 것처럼 암의 치유에 관여하는 메커니즘 역시 존재한다. 이 세상 사람들은 그 두 가지 가능성을 모두 갖고 있다.

만약 당신이 암에 걸렸다는 진단을 받았다면, 그 진단 결과를 바꾸지는 못하겠지만, 여러분에게는 조지가 그랬던 것처럼 무시무시한 암 선고를 내린 원인들을 제거하고 통제할 능력이 있다. 암에 걸렸다는 진단을 받은 이후 그 암을 어떻게 받아들이는지, 그리고 어떤 행동을 선택할 것인가의 여부는 여러분의 미래가 건강할 것인지 그렇지 않을 것인지를 결정하는 매우 중요한 요인이다(이에 대해서는 제3장 '암의 정신적 원인들'에서 다시 설명할 것이다).

전문가든 비전문가든 똑같이 '암'이 죽음의 병이라고 말하는 무분별한 정보들이 오늘날 대부분의 암 환자들과 그 가족들에게 비극적인 결과를 가져오도록 모든 것을 엉망진창으로 만들어놓았다. 이제 암은 엄청난 고통과 통증 그리고 죽음과 동의어처럼 되어버렸다. 모든 암의 90~95%가량이 발병했다가 저절로 없어진다는 사실에도 불구하고 이러한 인식은 거의 변하지 않고 있다.

우리의 몸은 하루도 거르지 않고 날마다 수백만 개의 암세포를 만들어낸다. 일시적으로 심각한 스트레스를 받고 있는 사람은 일반인보다 훨씬 많은 수의 암세포와 암세포 덩어리들을 만들지만 스트레스가 사라지고 기분이 좋아지면 암세포들 역시 스스로 사라진다.

의학자들의 연구에 따르면, 육체적·정신적으로 압박을 받고 있을 때는 우리 몸의 DNA에서 분비되는 인터류킨(interleukin 2. 몸 안에 들어온 세균이나 해로운 물질을 면역 체계가 맞서 싸우도록 자극하는 단백질−옮긴이)이라는 강력한 항암 물질이 감소하지만 몸과 마음이 편안해지고 기분이 좋아지면 다시 원래대로 증가한다고 한다. 인터류킨의 분비량이 적으면 우리 몸 안에서 암세포의 발생이 증가한다.

그러나 모든 사람들이 항상 극심한 스트레스를 받으며 살아가는 것은 아니다. 따라서 대부분의 암은 의학적인 치료 없이도 우리 몸에 피해를 주지 않고 자연적으로 사라진다. 지금 이 순간에도 수백만 명의 사람들이 스스로 알아채지도 못한 상태에서 몸 안에 암세포를 지닌 채 살아가고 있다. 마찬가지로 수백만 명의 사람들이 자신은 알지 못하겠지만 몸 안에 있는 암을 스스로 치유하며 살아가고 있다. 다시 말해 병원에서 암 진단을 받고 치료하는 것보다 훨씬 많은 수의 자발적인 치료가 이뤄지고 있는 것이다.

《뉴욕 타임스》는 2009년 10월에 암 기득권층과 그 옹호자들이 불편을 느낄 만한 몇 가지 의문을 제기하는 기사를 실었다. 지나 콜라타(Gina Kolata)가 쓴 이 기사의 제목은 '암은 치료 없이 사라질 수 있지만, 어떻게?'이다.

기사에서 콜라타는 암의 진행 방향이 시간의 화살처럼 오직 한 방향, 즉 성장과 악화만을 향하는 것으로 가정했다고 지적한다. 그러나 2009년 10월, 《미국 의학협회 저널(JAMA)》에 게재된 논문은 "유방암과 전립선암에 대한 20년 이상의 검진에서 나온 데이터는 그러한 견해에 의문을 품고 있다"고 언급했다.

보다 정교한 검사에서는 발견되지 않은 채 내버려두더라도 큰 문제가 되지 않는 많은 작은 종양을 발견한다. 이 종양들은 피부에 난 작은 상처처럼 활동을 멈추고 있으면서 무해하다. 논문이 인정했듯, 이러한 종양들은 스스로 성장을 멈추거나 위축되거나 혹은 적어도 일부 유방암의 경우에는 사라지게 될 운명이었다.

미국 국립보건원(NIH) 암예방부 부책임자인 바넷 크레이머(Barnett Kramer) 박사는 "오래된 견해는 암이 선형적인 과정이라는 것"이라고 말했다. "세포는 돌연변이를 일으키고, 조금씩 점점 더 많은 돌연변이를 일으킨다. 돌연변이가 자발적으로 원래 상태로 돌아가는 것으로 여겨지지는 않는다."

최근까지 암 연구자들과 의사들은 암이 세포 돌연변이(세포의 유전적 구성의 변화)에서 비롯되며, 그 돌연변이가 생명을 빼앗아간다고 똑같이 잘못 추정(그리고 그들의 가정을 과학적 사실로 예상)해왔다. 그러나 선도적인 암 연구 결과에선 통제되지 않고 무의미한 암세포 분열이 전혀 발견되지 않는다는 사실을 지적한다.

크레이머 박사가 지적했듯 암이 진행되기 위해서는 돌연변이 이상의 것을 필요로 한다는 것이 점점 더 분명해지고 있다. 암세포들은 주변 세포들의 협력을 필요로 하며 심지어 "전체 유기체, 즉 사람"의 협력을 필요로 하기도 한다. 예를 들어 면역 체계나 호르몬 수치가 종양을 억제하거나 활성화시킬 수 있다.

크레이머 박사는 이것이 암을 '역동적인 과정'으로 만든다고 말했다. 그의 주장은 확실히 매우 중요한 문제를 제기한다. 암의 유일한 기능이 궁극적으로 치명적인 세포 돌연변이의 연속이라면 왜 뇌, 신경계, 면역계, 내분비계뿐만 아니라 암을 둘러싸고 있는 모든 세포들을 포함한 전신이 암의 성장을 지지하는가? 이처럼 지극히 중요한 질문에 대한 대답은 대단히 흥미로우면서도 희망적이다.

이 책의 제목이 주장하는 것처럼 암은 질병이 아닌 치유의 메커니즘이다. 우리 몸 전체가 그것이 가장 이익이 되는 한, 암의 성장을 최대한 뒷받침한다. 근본 원인에 대한 치유가 완료되고 몸과 정신이 적절하고 균형 잡힌 상태로 돌아오면, 치유의 목적에 더 이상 도움이 되지 않는 암은 양성 혹은 휴면 상태로 전환되거나, 아예 사라지기도 한다.

암이 돌연변이에서 질병으로 가는, 예측 가능한 일차원적 경로를 택하지 않는다는 새로운 견해는 일부 암 전문 의사와 연구자들에게는 받아들이기 어려운 의견일 것이다. 그러나 점점 더 많은 회의론자들이 현재 견해를 바꾸고 있으며 이전에 생각했던 모든 것들과 달리 암은 사실 스스로 사라질 수 있다는 것을 인정하고 있다.

이렇게 생각을 바꾼 사람 중 한 명이 캘리포니아 대학교 로스앤젤레스 캠퍼스 공중보건대학의 보건서비스학과장인 로버트 M. 캐플런(Robert M. Kaplan) 박사다. 그는 "내가 이 문제에 대해 얼마나 확신하는지 잘 모르겠지만, 나는 그것을 믿는다"면서 "증거의 무게는 믿을 만한 근거가 있음을 시사한다"고 덧붙였다.

또 다른 암 전문가인 존스홉킨스 대학교의 조너선 엡스타인(Jonathan Epstein) 박사는 종양이 사라지는 것은 고환암의 경우 잘 알려진 사실이라고 말한다. 엡스타인 박사에 따르면, 남성의 고환 수술 중에 외과 의사가 큰 종양이라고 진단한 것 대신 흉터 조직만 발견하게 될 수도 있다는 사실이 인정되었다.

암이 진행을 멈추거나 심지어 방향을 바꿀 수 있다는 많은 증거는 이제 더 이상 부인할 수 없는 사실이며, 연구자들은 암이 진짜 무엇이고 어떻게 발전하는지에 대한 그들의 생각을 재고하는 것 외에는 다른 선택의 여지가 없다. 그래도 내가 보기에, 암이 근본적인 불균형을 바로잡기 위해 전체 유기체에 의해 조정되는 치유 메커니즘이라는 것을 인식하지 않는 한, 그들은 몸의 치유 과정을 뒷받침하는 대신에 암과 싸우는 방법을 계속 모색할 것이다. 치유에는 신체의 지혜와 자연치유 능력에 대한 신뢰가 필요한 것이지, 육체가 선천적으로 결함이 있거나 망가졌다는 의심이 필요한 것이 아니다.

세포 돌연변이만으로는 암이 유발될 수 없고 주변 세포와 전체 유기체의 지원이 있어야 한다는 이 발견은 더 이상의 설명을 필요로 하지 않는다. 나는 항상 암이 격동의 시기에 신체에 도움이 되는 신체의 친구라고 생각해왔다. 확실히 몸은 암을 적이 아닌 친구로 대하는 것 같다. 나는 우리도 그와 똑같이 해야 한다고 믿는다.

콜라타는 그녀의 기사에서 캘리포니아 대학교 샌프란시스코 캠퍼스의 병리학 교수이자 세계에서 가장 뛰어난 암 연구자 중 한 명인 테아 틀스티(Thea Tlsty)가 작성한 매혹적인 진술에 대해 쓰고 있다. 틀스티 박사는 암세포와 암으로 발전할 세포가 너무 흔해 중년이나 노년기에 이르면 거의 모든 사람이 암세포로 가득해진다고 말한다. 이것은 암세포나 암으로 발전할 세포가 있다는 것을 알지 못한 채 다른 원인으로 사망한 사람들의 부검 연구에서 발견된 사실이다. 사망자들은 큰 종양이나 암의 증상을 가지고 있지 않았다. 틀스티 박사는 "정말 흥미로운 의문은 왜 우리가 암에 걸리는가 하는 것이 아니라 왜 우리는 암에 걸리지 않는 것인가?"라고 말했다.

나도 다음과 같은 흥미로운 질문을 던지고 싶다. 왜 어떤 사람들은 암에 걸렸을 때 아프다고 느끼는 반면, 왜 똑같이 암에 걸린 다른 사람들은 정상적이고 건강한 삶을 사는 것일까? 나는 이 중요한 주제를 이 책에서 자세히 설명할 것이다.

콜라타는 또 다른 의문을 제기한다. "연구자들은 세포가 공격성 암으로 향하는 초기 단계에 있을수록 항로를 되돌릴 가능성이 높다고 말한다. 가령 자궁경부암 초기의 전구 세포는 원상태로 되돌아가기 쉽다. 한 연구 결과에 따르면, 자궁경부암으로 발전할 세포의 60%는 1년 안에 정상으로 돌아가고 90%는 3년 안에 정상으로 돌아온다." 이것은 이전에 암 이론가들이 제안했던 것과 다른 경향을 보여주지 않는가?

물론 이것은 휴면 상태로 들어가 무해하게 되거나 아니면 스스로 사라질 수 있도록 많은 암들을 치료하지 않고 내버려두는 것이 실제로 더 나은 것인지에 대한 의문을 불러일으킨다. 수십 년 동안 의사들과 보건 기관들은 암을 조기에 발견하고 치료하는 것이 중요하다는 주장과 함께 일반인들에게 암 조기 발견의 의제를 밀어붙여왔다. 그들은 이것이 우리에게 더 이롭고 더 성공적인 치료를 가능하게 해준다고 주장한다. 하지만 그들의 가정은 틀렸을지도 모른다.

콜라타는 이어 "유방암이나 전립선암 검진을 통해 방대한 수의 초기 암을 조기에 발견해왔지만, 이후에 그에 상응하는 암의 감소가 없는 이유가 암 발병의 역동적인 과정 때문인 것으로 보인다"고 설명한다. 다시 말해 새롭고 더 나은 검사 방법으로 그렇게 많은 추가적인 암을 발견한다고 해서 진행 중인 암의 발생률이 줄어들지는 않았다는 것이다. 이는 일반적으로 초기 치료로 이어지는 조기 발견이 전반적인 예방적 또는 장기적 암 발병률 감소의 이점을 가지고 있다고 주장하는 가정과 명백히 모순된다. 그것은 많은 암들을 그대로 남겨두는 것이 더 낫다는 것을 암시한다. 또한 이것은 많은 초기 암들이 다음 단계로 진행하지 않는다는 가설을 뒷받침한다. 유방암과 관련해서는 실제로 초기 암의 일부가 저절로 사라졌다는 간접적인 증거가 있다. 유방암과 전립선암 조기 검진은 암 발병을 줄이는 데 분명히 실패했다.

존스홉킨스 대학교 연구진은 작은 전립선 종양을 가진 남성들에게 전립선을 제거하거나 파괴하는 대신 적극적인 관찰을 하도록 유도했는데, 여기에는 그럴 만한 이유가 있다. 드물게 암이 더 커지는 경우가 있더라도, 그들이 암을 제거할 수 있기 때문이다. 그러나 전립선암에 걸렸다는 무서운 진단은 대부분의 남성들이 이와 같은 기다림과 경과를 지켜보도록 하는 것을 단념시킨다. 존스홉킨스의 엡스타인 박사는 "대부분의 남성들이 이런 과정을 원하지 않는다"고 말했다. 나는 의료 전문가들이 수십 년 동안 무의미한 공포를 불러일으키는 바람에 이런 불행한 상황에 대한 환자들의 강박관념이 있다고 믿는다.

의학계의 암 이론의 주요 결함은 암 환자의 생명을 구하기 위해서는 암을 진압해야 한다고 가정하는 데 있다. 최근까지 거의 모든 과학자들은 암을 치료하고 진압하지 않는 한, 암은 성장하고 확산하여 필연적으로 환자를 죽일 수밖에 없다는 의견을 공유했다. 그러나 이것은 사실이 아니다. 틀스티 박사와 수많은 최고 과학자들의 연구에 따르면, 수백만 명의 사람들이 아무런 문제 없이, 심지어 그것을 인지하지도 못한 채 온갖 종류의 암을 지니고 살아가고 있다.

사실은 적은 수의 암이 실제로 최종적인 질병으로 나타난다. 엄청난 수의 암은 명확하게 진단되지 않은 채로 남아 있고 부검을 할 때까지 발견되지 않는다. 이 사람들은 암으로 죽는 것이 아니라 다른 원인으로 인해 죽는다. 심지어 그들은 의사가 표준적인 암 검진을 시행할 동기를 부여할 만한 어떤 증상도 가지고 있지 않을 수도 있다. 갑상선암, 췌장암, 전립선암이 의사에게 발견되는 것보다 부검에서 30~40배나 더 많이 발견된다는 사실이 놀랍지 않은가? 그렇다면 암은 정말로 우리가 알고 있는 것처럼 위험한 질병일까?

영국 의학 전문지 《랜싯》은 1993년, 조기 암 검진이 불필요한 치료로 이어지는 경우가 많다는 연구 결과를 발표했다. 이 결과는 제약 회사들에는 좋은 일일지 모르지만, 암 환자들에게는 도움이 되지 않는 내용이다.

한 예로 남성 사망자 부검의 33%에서 전립선암이 발견되지만, 그중 전립선암으로 사망한 경우는 1% 정도뿐이다. 75세 이후 남성의 절반이 전립선암에 걸릴 수 있지만 사망률은 0.1~2.4%에 불과하다. 좀 더 구체적으로 살펴보면, 1995년에서 2002년 사이에 전립선암 환자의 5년 상대 생존율(암 환자가 5년 이상 생존할 확률로, 암 환자의 5년 생존율을 일반 인구 5년 기대 생존율로 나눠 계산함—옮긴이)은 99%였다. 인종별 전립선암 5년 상대 생존율은 백인이 99.9%, 흑인이 97.6%로 전립선암의 징후나 증상의 유무, 질병의 유무, 혹은 치료를 받은 적이 있는 것 등과 무관했다.

이러한 낮은 사망률이 특히 암 진단을 받지 않았거나 암에 대한 어떤 치료도 받지 않은 사람들에게 적용된다는 점에 유의해야 한다. 정부 스스로 인정한 바와 같이 암 치료를 받을 때 오히려 사망률이 증가하는 것은 실제로 어떤 것이 살인을 저지르는지를 암시한다.

일단 암으로 진단받고 치료가 시작되면, 대부분의 암은 스스로 사라질 기회를 박탈당한다. 그들은 즉시 화학요법 약물, 방사선, 수술용 칼과 같은 치명적인 무기들의 공격 대상이 된다. 항생제 약물의 공격을 받으면 위험한 슈퍼박테리아로 변하는 무해한 박테리아처럼 신체에 해를 끼치지 않는 휴면성 종양이 강력한 방어 반응을 나타내고 공격적이 될 수 있다. 신체의 치유 체계(면역 체계)를 강화해야 할 시기에 면역 체계를 약화시키거나 파괴하는 급진적인 치료법을 받게 된다는 것은 이치에 맞지 않는 일이다.

오늘날 암 환자들의 문제점은 암 진단에 겁을 먹은 나머지 자르고 태우고 독소를 사용하는 치료법, 즉 더 이상 선택의 여지가 없을 때까지 그들을 더 빨리 죽음으로 내몰 가능성이 높은 치료법에 자신의 몸을 맡긴다는 것이다.

암 환자가 물어야 할 가장 중요한 질문은 '내 암이 얼마나 진행됐거나 위험한가?'가 아니라 '내 몸이 목숨을 걸고 싸워야 하는 상황에 처하게 할 만큼 내가 무엇을 하고 있는가, 혹은 하지 않고 있는가?'이다. 왜 어떤 사람들은 독감을 앓고 낫듯이 암을 앓고 낫는 것일까? 그들은 운이 좋은 것인가, 아니면 그들을 치유하고 건강을 회복시키는 메커니즘이 있는 것인가? 이와는 반대로, 신체가 암을 자연적으로 치유하는 것을 막고 암이 그토록 위험한 것처럼 보이게 만드는 숨겨진 요소는 무엇인가?

이 모든 질문에 대한 답은 암에 걸린 사람에게 있지, 특정 암의 악성의 정도나 암의 진행 단계에 달려 있지 않다. 당신은 암이 질병이라고 믿는가? 의료 산업과 언론이 수십 년 동안 대중에게 숟가락으로 떠먹여온 정보를 볼 때 여러분은 "그렇다"고 대답할 것이다.

더 중요하지만 좀처럼 묻지 않는 질문이 남아 있다. "당신은 왜 암이 병이라고 생각하는가?" 여러분은 아마 "나는 매일같이 암이 사람들을 죽인다는 것을 알기 때문이다"라고 대답할 수도 있다. 그러면 나는 이런 질문을 덧붙일 것이다. "사람을 죽이는 것이 암이라는 것을 어떻게 아는가?" 당신은 암에 걸린 많은 사람들이 죽는 것을 볼 때, 그들을 죽이는 것은 암이 틀림없다고 주장할 것이다. 모든 의학 전문가들도 그렇게 말한다.

조금 이상한 질문을 하나 더 해보겠다. 당신이 다른 남자의 딸이나 아들이 아니라 바로 당신 아버지의 아들이라는 것을 어떻게 확실히 아는가? 어머니가 그렇게 말했기 때문일까? 당신의 어머니가 진실을 말했다고 어떻게 확신하는가? 아마도 당신은 어머니를 믿지 않을 특별한 이유가 없기 때문에 그녀를 믿을 가능성이 높다. 그러나 아버지와 함께 친자 확인 유전자 검사를 받지 않는 한, 당신이 아버지라고 믿는 사람이 진짜 아버지라는 것을 확실하게 알 수는 없을 것이다. 그 대신 주관적인 믿음을 반박할 수 없는 진리로 둔갑시킨 것은 바로 당신의 감정적 애착과 더욱 정밀한 조사의 결여다. 이런 비유가 이상하게 보일지 모르지만, 암에 대한 우리의 태도에는 믿을 수 없을 정도로 이와 유사한 가정이 포함되어 있다. 암이 신체의 치유 과정이 아니라 질병이라는 것을 보여주는 과학적 증거는 존재하지 않지만, 대부분의 사람들은 그렇게 믿도록 들어왔기 때문에 그것이 질병이라고 주장하는 것이다.

그러나 이런 믿음은 다른 사람들의 의견에 근거한, 전해 들은 말일 뿐이다. 마지막으로 암이 질병이라는 절대적 교리는 일부 의사들이 관찰한 것에 대하여 주관적 감정이나 신념을 표현하고, 이를 리뷰 기사나 의학 보고서에 게재한 것으로 그 근거를 추적할 수 있다. 그리고 다른 의사들이 그들의 의견에 동의하면서 암이 사람들을 죽이기 위해 어떻게든 사람들을 사로잡는 위험한 질병이라는 것이 확고한 사실이 되었다. 하지만 문제의 진실은 그것과는 상당히 다르며, 좀 더 합리적이고 과학적인 것일지도 모른다.

유전자와 암의 연관성에 대한 믿음

지난 10여 년 동안 세포생물학 분야에서 진행된 광범위한 과학적 연구 결과를 통해 유전자는 질병의 원인이 되지 않을 뿐 아니라, 실제로는 어머니의 자궁 안에서 생명체로 존재할 때부터 삶의 마지막 순간까지 환경의 변화에 의해 영향을 받고 변한다는 것이 이미 증명되었다. 우리는 바넷 크레이머 박사와 같은 선도적인 암 연구자들의 연구 결과를 통해 유기체 전체의 협조 없이 유전적 돌연변이만으로는 암이 발생하거나 진행되지 않는다는 것을 알 수 있었다.

세포생물학자들 또한 외부 환경과 내부의 생리적 조건, 그리고 더 중요한 것은 자신과 주변 세계에 대한 우리의 인식이 유전자 행동에 직접적인 영향을 미친다는 것을 알고 있다. 이것은 우리가 가진 모든 생각, 느낌, 감정, 믿음, 경험, 우리가 섭취하는 모든 음식, 우리가 숨 쉬는 공기, 다른 사람들과 상호 작용하는 방법, 그리고 자기 스스로를 어떻게 대하는지가 우리의 유전자에 즉각 영향을 줄 수 있다는 것을 의미한다. 크레이머 박사가 말했 듯이 암은 본질적으로 고립된 현상이나 고정된 현실이 아닌, 당 신과 주변 환경에 의해 끊임없이 변화하는 역동적인 과정이다.

유전자가 정상으로 존재하는 것에 싫증을 느끼거나 악성이 되 는 것을 원하기 때문에 변이를 일으키는 게 아니라는 것을 이해 하는 것이 중요하다. 오히려 세포는 비유전적 요인으로 생겨난 적대적이고 독성이 있는 종양 환경 속에서 살아남기 위해 돌연변 이를 일으킬 수밖에 없다. 산소가 부족하고 산성이 높은 세포 환 경인 종양 환경은 암 종양에서 발견되는 암세포와 미생물의 성장 을 위한 이상적인 환경이다. 그리고 이 책에서 명확히 밝혀지겠 지만, 이것은 신체가 스스로를 치유할 필요를 느끼는 정확한 조 건이다. 이번 장의 뒷부분에서 나는 암세포가 완화되는 과정에서 미생물이 하는 중요한 역할을 설명할 것이다.

받아들이기 어렵겠지만, 연구 결과는 유전자 돌연변이나 결함 이 암의 원인이 될 수 없다는 것을 분명히 증명했다. 유전자 돌연 변이가 암 발병의 한 요인이 될 수도 있지만, 유전자 결함을 가진 수백만 명의 사람들에게 그와 관련된 질병이 결코 발병하지 않을 것이라는 것도 사실이다.

《뉴욕 타임스》의 베스트셀러 작가이자 세계적인 세포생물학자 인 브루스 립턴(Bruce Lipton) 박사의 실험실 연구에서 증명된 것 처럼 암세포에서 유전 핵을 제거하는 것이 가능하다. 하지만 암 세포는 그렇게 하고도 몇 주 혹은 몇 달 동안 이전과 같은 비정상적인 방법으로 계속 살고 행동할 것이다. 유전자에 기인하고 있는 힘이라고 하기에는 너무 과하다.

생물학자들은 환경과 행동이 유전자 발현을 조절하고 암을 활성화시키는 과정을 설명하기 위해 '침묵'이라는 단어를 사용한다. 유전자는 외부 변화에 지속적으로 적응하는 복잡한 청사진으로 구성되며, 이러한 변화와 함께 진화하거나 퇴화될 수 있다. 유전자 설계도가 악화되면 유전적 돌연변이를 경험하게 된다.

그러나 유전자 설계도는 질병을 유발하거나 영속시킬 수 없다. 만약 그렇다면, 세포핵을 제거하자마자 세포가 오작동하거나 죽을 것이다. 건강한 세포는 핵이 제거되었더라도 몇 주 동안 완벽하게 살아간다. 마찬가지로, 건강하지 못한 세포는 유전자가 있든 없든 계속해서 건강하지 못한 행동을 보일 것이다.

DNA의 주된 역할은 유전자 청사진의 복사본(RNA)을 만드는 것인데, 이를 이용하여 신체의 다양한 기능에 필요한 여러 가지의 다른 단백질을 생산하는 것이다. 암이 진짜 무엇인지 이해하기 위해서는 세포의 외부 환경에서 세포로 전달된 정보가 세포 내에서 지속적인 스트레스 반응을 불러일으킬 때에만 세포의 유전자 청사진이 변이된다는 중요한 사실을 이해해야 한다.

그렇다면 이것은 실제적인 측면에서 무엇을 의미하는가? 몸 안의 각 세포는 아드레날린과 다른 스트레스 호르몬을 생산하며, 위협을 감지했을 때 외부적으로 혹은 내부적으로 투쟁-도피 반응(긴박한 위협 앞에서 자동적으로 나타나는 생리적 각성 상태-옮긴이)을 활성화시킨다. 두려움을 느끼는 사람들은 종종 온몸에 짜릿한 느낌이 든다고 묘사한다. 그들은 몸의 모든 세포가 말 그대로 그 공포 반응으로 진동하는 것을 느낀다.

외부 위협은 아스파탐과 MSG 같은 인공 식품 첨가물, 항생제나 스테로이드제, 복잡한 고속도로를 가로지르는 것, 성난 배우자나 권위 있는 인물과 마주할 때의 두려움, 실직 또는 엄청난 불안감과 같이 신체 외부로부터 오는 수많은 영향들로 구성될 수 있다.

분비된 스트레스 호르몬의 영향으로 정상적인 세포 기능이 억제된다. 사실 유전자 설계도(DNA)는 세포의 유전자 행동을 변화시키는 비정형적인 정보를 받는다. 결과적으로, DNA가 천연 항암제인 인터류킨2와 항바이러스제인 인터페론 같은 천연 화학물질을 생산하는 효율이 즉각 현저하게 떨어지기 시작한다. 세포의 건강과 방어 능력은 위협이나 스트레스가 단 몇 분 또는 몇 시간 이상 지속되면 심각하게 손상받는다. 이런 종류의 스트레스는 오늘날 세계의 수많은 사람들에게 일상적인 현실이다. 세포는 며칠, 몇 달, 심지어 몇 년 동안 포위 공격을 당하면 정상적인 책임을 다할 수 없게 된다. 대증요법 의학은 장기간의 스트레스를 받은 세포에 의한 지극히 정상적인 반응을 만성 질환이라고 부른다.

신체가 인공 약물(모든 약물이 신체의 자연스러운 과정을 억제하거나 다른 방법으로 조작하기 위한 독성 화학 물질을 포함한다)을 섭취하면 신체를 구성하는 세포에 해롭다. 마찬가지로 부정적인 생각, 두려움, 분노, 공격적인 행동, 불충분한 영양 공급, 부족한 수면, 햇빛 노출의 부족, 탈수증, 독소와 같은 스트레스 요인에 대한 장기적 혹은 정기적인 노출은 모두 신체의 60조~100조 개에 이르는 세포의 행동을 변화시킬 수 있다.

암은 세포의 균형이 위협받을 때 발생하며, 세포는 자신을 방어하거나 보호하는 극단적인 조치에 의지해야 한다. 가장 약한 세포가 먼저 영향을 받는 경우가 많다.

정상 세포가 암세포로 돌연변이를 일으키는 것은 신체의 유전자 설계도에 따라 세포가 제 역할을 하지 못하게 하는 위협에 대한, 생물학적으로 이미 프로그램된 일시적인 생존 반응에 불과하다. 위협에 적절히 대처하기 위해서는 신체가 유전자 청사진을 변경해야 한다. 그러나 이처럼 꼭 필요한 유전적 변이를 질병 과정으로 해석하는 것은 억지스럽고 오해의 소지가 있다.

암이 치유와 생존의 메커니즘일 가능성은 과거에는 전혀 고려되지 않았고, 오늘날에도 암과 관련한 논의의 일부로 다뤄지지 않고 있다. 이는 치명적인 결과를 가져왔고 지금도 계속되고 있다.

얼마 전까지만 해도 전문가들은 지구가 평평하고 정지되어 있다고 믿었다. 어쨌든 그들은 매일 저녁 태양이 시평선에서 떨어지고 매일 아침 지구 반대편에서 다시 솟아오르는 것을 눈으로 직접 보아왔다. 이 반론의 여지가 없는 진실은 대중들이 매일 목격하는 현상이었기 때문에 반론을 제기하기가 어려웠다. 그들은 자연계 전체가 낮과 밤의 순환인 일출과 일몰에 의존한다는 것을 잘 알고 있었다. 하지만 그들이 눈으로 보고 있다고 생각하는 것이 실제로 일어나고 있는 것의 전부가 아니라는 것을 그들은 거의 깨닫지 못했다.

오늘날 우리는 그런 무지한 개념에 미소만 지을 뿐이다. 진실을 깨닫기 위해서는 1492년 아메리카를 향한 콜럼버스의 항해와, 지구의 둥근 모양에 대한 최종적이고 실질적인 증거를 제공하기 위한 1519년에서 1521년 사이의 페르디난드 마젤란의 성공적인 지구 일주 여행이 필요했다. 마찬가지로 현대의 질병, 특히 암과 관련해서 우리는 대대로 전해 내려오는 똑같은 옛 신화를 믿으며 살아가고 있다. 우리 또한 다른 사람들이 주관적이고 개인적인 진실로 받아들인 것을 맹목적으로 믿는 함정에 빠져 있는 것은 아닐까?

당신은, 오늘날에는 무엇이 진짜이고 무엇이 가짜인지를 증명하기 위한 객관적이고 검증 가능한 과학적 연구가 있기 때문에, 이전과는 많이 다르다고 주장할 것이다. 하지만 여기서 여러분을 실망시켜야 할지도 모르겠다.

첫째, 거의 모든 과학 연구는 실험을 수행하는 과학자의 주관적인 아이디어, 감정, 생각 및 기대에 기초하고 있으며, 바로 그러한 것이 가설의 본질이다.

둘째, 연구는 무한히 많은 가능성과 종종 매우 가변적인 영향뿐만 아니라, 단순한 인간의 실수에도 노출되는데, 이것은 몇 가지 예측할 수 없는 방법으로 실험의 결과를 바꿀 수 있다.

셋째, 특정한 견해나 편향을 가진 기관들이 자금을 지원하거나 통제하기 때문에, 현대의 과학 연구는 자신들의 발견을 조작하기 위해 고안된 기만적인 관행으로 가득 차 있다. 예를 들어 의학 저널《애널스 오브 메디신(Annals of Medicine)》2010년 10월호에 발표된 캘리포니아 대학교 연구진의 발견은 2008년부터 2009년 사이에 시행된 약 145건의 임상 시험 중 92%가 사용했던 플라세보 위약의 종류를 공개하지 않았기 때문에 무효로 판명되었다. 어떤 경우에는 실제로 대조군 통제 그룹에서 콜레스테롤을 증가시키는 플라세보를 선택함으로써, 연구원들은 리피토와 같은 스타틴 계열 약물이 플라세보보다 더 효과적이라는 것을 쉽게 증명할 수 있었다. 그러나 미국 식품의약국(FDA)은 이처럼 비과학적인 연구 결과를 객관적이고 과학적인 연구 결과로 승인했다.

이처럼 편향되고 잘못된 연구 결과가 그 자체로 끝나면 더는 문제 될 것이 없다. 하지만 이러한 의심스러운 연구 결과들이 새로운 연구를 뒷받침하기 위해 사용되기도 하는데, 그것은 결함의 연속일 뿐이다. 더 나쁜 것은 이와 같은 과학적 허위의 연속이 환자 치료에 부정적인 영향을 미친다는 점이다. 한 예로, 메이오 클리닉(Mayo Clinic, 미국 미네소타주 로체스터에 있는 사립 병원―옮긴이)은 2009년의 중요한 연구가 조작되었을 뿐만 아니라, 이 발견으로 10년 동안의 다른 연구도 무효가 될 수 있으며, 이미 의사들이 암 환자들에게 제공해온 치료에 영향을 미쳤다고 밝혀 암 연구소들을 놀라게 했다.

사기가 적발되고 연구 결과 조작이나 알려진 심각한 부작용을 공개하지 않아 제약 회사들이 벌금을 물어도 그들의 사업은 평소와 다름없이 계속된다. 대규모 의료 사기를 선동한 혐의가 인정되더라도 머크(Merck)나 화이자(Pfizer) 같은 거대 상장 제약 회사들은 그야말로 대마불사(大馬不死)다.

대형 제약 회사에 의해 시행되는 어떤 임상 시험이 그들의 기대에 불리한 결과를 발표하게 될 것이라고 바라는 것은 지나친 기대다. 이해 상충의 여지가 있는 것이 분명해 보이는데도, 제약 회사들은 세계 대부분의 연구에 자금을 대고 있다. 어떤 종류의 연구가 수행하기에 적합한가에 대한 이러한 이익 기반의 독점이 우리의 과학 기반 증거를 결정한다. 너무 극적인 이해 상충이어서 더 많은 사람들이 그에 대해 목소리를 내지 않는 것은 거의 충격적이다.

넷째, 과학 연구의 구체적인 결과에 금전적, 경력 또는 위신과 관련된 이해관계가 없는 이타적인 연구자들이 여전히 존재하지만, 현대 과학의 많은 부분이 이미 발견하거나 검증할 것으로 기대하지 않았던 것을 발견하는 일은 거의 없다.

연구자들은 연구를 수행하기 위해 보조금을 필요로 한다. 보조금을 받을 자격을 얻고, 생계비를 벌기 위해서는 상당한 투자 수익을 기대하는 후원자나 투자자들의 더 많은 금전적 이익을 위해 수많은 양보를 해야 한다.

예를 들어 유전학자들이 유전자가 신체와 행동을 통제할 것이라고 제안했을 때, 그들은 그 가설을 증명하기 위해 수익성이 높은 인간 게놈 프로젝트(HGP)라는 것을 개발했다. 납세자들의 세금과 파이 한 조각을 원하는 제약 회사들의 후원을 받은 이 과학자들은 단 하나의 중요한 목표를 가지고 있었다. 즉 유전자에 대한 새로운 (그리고 비싼) 특허를 얻고 그로부터 엄청난 부를 창출하기를 원하는 제약 대기업들의 기대를 충족시키는 것이었다.

인간 유전자 지도 제작은 새로운 의약품과 건강 관리 분야의 다른 측면을 개발하는 데 중요한 단계로 널리 알려져 있다. 인간 게놈 프로젝트는 현대 과학에서 가장 큰 단일 조사 프로젝트 중 하나로 남아 있다. 거의 제한 없이 인체의 유전적 구조에 접근할 수 있는 유전체학(유전체의 염기 서열을 결정하는 연구-옮긴이)은, 유전적 질환에 걸릴 위험이 높은 사람들을 더 정확하게 예측할 수 있는 완벽한 위치에 의학을 배치한다.

예상할 수 있는 바와 같이 의사, 건강 관련 기관, 환자들은 인간 게놈 프로젝트를 모든 사람들을 위한 진정한 돌파구로 생각한다. 제대로 된 생각을 가진 사람이라면 누가 질병의 유전적 원인의 발견에 반대할 수 있을까? 그렇기 때문에 제약 회사 외에도 질병 관련 단체, 재단, 정부 기관, 연구자, 대학, 생명공학 회사들이 게놈 프로젝트를 수행하고 지원하고 있다.

척추 손상과 같은 급성 부상을 치료하고, 잃어버린 팔다리와 장기를 다시 자라게 하는 재생 의학의 범위와 효과를 향상시키는 수단으로 유전체학을 사용하는 것에 반대하지는 않지만, 나는 여기서 한 가지 중요한 문제를 발견한다. 유전 질환에 대한 일반인들의 집단 검진은 치료를 요하는 환자의 수를 최소한 2~3배 이상 증가시키고, 이는 그들을 합법적으로 환자로 만들 수 있다. 수많은 사람들이 질병의 징후가 발생하기도 전에 병에 걸리지 않기 위해 사전에 유전자 검사를 받게 될 것이다. 그리고 그것은, 그렇지 않았다면 그들에게 어떤 문제도 일으키지 않았을지도 모르는 유전적 발견에 대한 과도한 치료를 통해 그들의 몸을 손상시킬 뿐이다.

불행하게도 산업화된 국가들의 많은 사람들이 이미 병 없이 장수할 수 있는 아주 간단한 방법이라며 유전체학을 위한 레드카펫을 깔고 있다. 의료 산업에 의해 주입된 이런 생각과, 유전자 질병의 가능성에 대한 무력한 두려움에 사로잡힌 그들은 스스로 자신들의 몸을 통제할 수 없다고 믿기 때문에 유전자 검사에 기꺼이 자신의 몸을 내맡긴다. 나는 이것이 의학적 노예화의 궁극적인 형태라고 생각하지만, 이와 관련된 모든 사람들에 의해 외견상 찬사를 받고 있는 것이다.

그러나 거의 모든 실험 대상자에게서 문제가 되는 유전자를 발견하거나(대부분의 사람들은 일부 결함이 있는 유전자를 가지고 있다), 기존 질병의 이름을 유전 질환으로 바꾸면서 새로운 질병을 만들어내는 과정은 이미 잘 정립되어 있다. 예를 들어 유방암 수용성 유전자 BRCA1과 BRCA2의 식별은 이러한 유전자의 돌연변이 위험에 처한 여성들 사이에서 유전자 검사에 대한 광범위한 관심을 불러일으켰다. 이미 이와 같은 돌연변이 유전자에 양성 반응을 보인 여성들 중 절반 이상이 자발적으로 전혀 긴급하지 않은 유방 절제술을 받는다. 그들은 유방암에 확실히 걸리지 않기 위해 가슴을 절제하는 쪽을 택한다.

물론 가슴 절제가 모든 잠재적 문제를 끝낸다고 보장할 수는 없다. 2001년 7월《뉴잉글랜드 의학 저널(New England Journal of Medicine)》에 발표된 네덜란드의 한 연구에서 연구자들은 "예방적 유방 절제술의 보호 효과를 가능한 한 수술적 합병증 및 심리적 문제와 비교해보아야 한다"고 경고하고 있다. 이 연구에 따르면, 수술을 받는 여성의 최대 30%는 수술 종류와 사후 관리 기간에 따라 수술 합병증을 갖게 된다. 예방적 유방 절제술에 대한 장기간의 연구는 49%의 여성들이 예상치 못한 반복적인 수술을 했다고 보고하고 있다. 이 연구는 또한 이 수술이 유방암의 위험을 약 50%만 감소시킨다는 것을 발견했다. 가장 충격적인 것은, 2010년 후반의 한 연구는 예방적 유방 절제술이 95%의 여성에게 아무 도움이 되지 않는다는 것을 증명했다.

비록 이것이 피해를 입은 여성들에게는 불행한 일이지만, 성형외과를 포함한 의료 산업에는 큰 재정적인 부양책이 된다. 그러나 여성들에게 유방암의 진짜 원인을 밝히도록 장려하는 대신에 이러한 과격하고 침습적이며 비효율적인 수술을 하도록 권하는 것은, 내가 보기에 잠재적인 경제적 이익과는 상관없이, 정당화되기에는 너무 위험하기 짝이 없는 의학적 러시안룰렛 게임을 하는 것이다.

골절의 가능성을 막기 위해 팔이나 다리를 절단하는 것은 우리들 대부분에게는 정신 나간 소리로 들린다. 암으로 고통받는 것을 막으려고 건강한 가슴을 자발적으로 절제하는 것은 정말 비논리적이다. 유방 전체를 제거하면 유방암 발병 가능성이 낮아질 수 있다. 왜냐하면 유방 조직이 거의 남아 있지 않기 때문이다. 하지만 이것은 앞에서 말한 수용성 유전자가 실제로 유방암을 유발하는 것과 관련이 있다는 증거로 간주될 수 없다. 이런 유전자를 유방에 나타나게 하는 가능한 상관관계를 제안할 수는 있지만, 인과 관계가 있다고 가정하는 것은 그야말로 논리의 비약이다. 유전자 돌연변이는 몸이 근본적인 질병의 원인, 즉 애초에 유전자가 돌연변이를 일으키도록 만든 물리적 환경에 적응하거나 이를 치유하는 데 결정적인 역할을 할 수 있다.

돌연변이 유전자만으로는 암을 유발할 수 없고, 암을 발생시키기 위해서는 세포의 외부 환경, 전체 유기체(즉 그 사람)의 관여가 필요하기 때문에, 유전자 돌연변이는 암의 직접적인 원인이라기보다 세포 환경의 비정상적인 변화의 결과일 가능성이 훨씬 높다. 돌연변이 유전자가 암이 발생하기 위해 필요한 공동 요인이 될 수는 있지만, 만약 우리 몸에 암이 나타난다면, 그것은 단지 여러분의(또는 부모의) 환경, 식습관, 생활 습관, 심리 상태 그리고 특히 해로운 의료용 방사선에 노출되는 것이 여러분의 전반적인 건강과 활력을 이미 손상시켰다는 것을 나타낼 뿐이다. 유전적 돌연변이는 암의 원인이 아니라 이런 것들의 결과물인 셈이다.

미국 의학협회(AMA)가 발표한 놀라운 연구 결과는 질병의 유전적 기반이 완전히 가짜라는 것을 보여준다. 질병은 오로지 당신의 유전자에 의해 발생한다고 말하는 의사들을 믿지 마라. 그런 의사는 다 돌팔이 의사다!

스탠퍼드 의과대학의 이오아니디스(Ioannidis) 박사의 연구에 따르면, 갑작스러운 유전 질환을 예방할 수 있는 유일한 방법이 과도한 사전 진단뿐이라는 대중적인 믿음은 극도로 과장돼 있는 것이라고 한다. 그는 현대 의학 연구가 "인간의 본성 및 과학 출판계의 경쟁적 성격과 결합된 통계적 오류"의 결과로서 실수투성이라고 주장한다. 고의적으로 부정행위를 한 것은 아닐지라도, 많은 연구들이 특정 가설에 맞게 데이터를 해석하거나 의료계가 철저히 검증하지 않은 다른 연구의 데이터를 바탕으로 하기 때문에 의학적 부정확성을 영구화한다.

이오아니디스 박사는 "이것은 사기나 형편없는 연구 설계가 아니라 통계적인 기대일 뿐이다. 어떤 결과는 더 강해질 것이고, 어떤 결과는 더 약해질 것이다. 그러나 과학 저널과 연구자들은 큰 연관성이 있는 것처럼 발표하기를 좋아한다"고 말한다. 잘 설계된 연구에서조차도 연구자의 데이터 분석은 자신과 자신의 일을 뒷받침할 수 있도록 자신의 편견이나 의료 산업이 수용하는 결과를 만들고자 하는 의욕으로 윤색되는 경우가 많다.

죽음의 엑스레이

유방 조영술과 컴퓨터 단층 촬영(CT) 등 의료용 엑스레이 장치가 생성하는 이온화 방사선은 신체의 DNA를 쉽게 손상시키고 세포 생식 능력을 해칠 수 있는 활성 산소를 만들어냄으로써 신체의 세포에 심각한 타격을 줄 수 있다.

컬럼비아 대학교 메디컬센터의 방사선 연구센터에 따르면, 이온화 방사선은 DNA 분자를 이온화하거나 파괴하여 DNA를 직접 손상시킬 수 있으며, 이로 인해 돌연변이, 염색체 변환, 유전자 융합에 관여할 수 있다고 한다.

이온화 방사선은 세포에 손상을 입힘으로써, 결과적으로 암을 유발할 수 있다. 그리고 치유 메커니즘인 암이 그 손상을 교정하거나 치료할 수 없다면 사망에 이를 수도 있다. 대부분의 과학자들은 그 결과로 생긴 죽음이 방사선보다는 암의 직접적인 결과라고 믿고 있다. 하지만 앞으로 설명하겠지만, 암은 방사선으로 인한 손상을 치료하고 자신을 구하려는 신체의 시도일 뿐이다.

2007년 11월 《뉴잉글랜드 의학 저널》에 게재된 연구에 따르면, 1970년대에 CT 촬영이 시작된 이래 미국에서 연간 약 6200만 건의 CT 촬영이 이뤄졌으며, 여기에는 어린이를 대상으로 한 최소 500만 건도 포함돼 있다. 이것은 1980년의 300만 건에서 증가한 수치다. 이 연구의 수석 연구원인 컬럼비아 대학교의 데이비드 브레너(David Brenner) 박사는 또한 진단용 CT 촬영의 남용이 향후 20~30년 동안 최대 300만 건의 암을 추가로 유발할 수 있다고 추정했다.

CT는 미국인에게 의료용 방사선 피폭의 가장 큰 원인이다. 이 이온화 방사선은 특히 어린이에게 해롭다. 미국 국립암연구소(NCI)조차 "방사선과 관련된 암에 걸릴 위험은 동일한 CT 촬영에 노출된 성인에 비해 어린아이의 경우 몇 배 더 높을 수 있다"고 언급하고 있다.

어린이는 성인보다 10배 이상 방사선에 민감해 백혈병이나 다른 암에 걸릴 위험이 더 높다. 백혈병의 경우 방사선 피폭과 질병 출현 사이의 최소 기간(잠복기)은 2년이다. 고형 종양(낭종이나 액체를 포함하지 않는 단단한 덩어리를 형성하는 암-옮긴이)은 잠복기가 5년 이상으로 추정된다.

이는 방사선 위험을 평가하는 책임을 맡고 있는 주요 국가 및 국제 기구에 의해 입증된, 부모와 자녀에게는 참으로 골치 아픈 소식이다. 이들 모두는 "암을 유발하는 저선량 방사선 '임계치'가 없다는 데 동의한다"고 국립암연구소는 말한다. 즉 절대적으로 안전한 것으로 간주되어서는 안 된다는 것이다. 온라인 보고서도 "원자폭탄 생존자와 기타 방사선 피폭 집단의 최근 데이터는 소아 CT 촬영과 관련된 낮은 수준의 방사선에서도 작지만 유의미한 수준의 암 위험의 증가를 보여준다"고 전하고 있다.

어떤 이유에서든 CT 촬영을 하려고 자녀를 병원에 데려가는 부모들은 아이의 목숨을 걸고 도박을 하는 것이나 다름없다. 부모들은 사소한 질병의 위험을 백혈병 혹은 다른 암이 발병할 불확실한 위험과 비교하여 따져볼 필요가 있다. 복통이나 가벼운 머리외상 정도는 초음파 검사를 의뢰할 수도 있는데, 초음파 검사는여러 가지 상태를 진단하는 데 CT 촬영만큼이나 효과적이다.

그렇다고 초음파도 100% 안전하다는 뜻은 아니다. 태아기 초음파 검사가 아이의 생화학계, 면역 체계, 신경계를 손상시킬 수있다고 많은 연구에서 입증되었다. 유명한 의학 연구원 앨리스스튜어트(Alice Stewart)도 '옥스퍼드 아동 암 연구'에서 태아기 초음파에 노출된 어린이들이 소아 백혈병 발병률이 더 높다는 것을 알아냈다.

그러나 1950년대에 백혈병을 유발하는 것으로 입증된 CT 촬영의 강력한 엑스레이에 비하면 초음파의 위험성은 여전히 낮다.컬럼비아 대학교의 데이비드 브레너 교수는 《USA 투데이》와의인터뷰에서 "지금 당장 이루어지는 모든 CT 촬영의 약 3분의 1은 의학적으로 불필요하다. 배가 아프거나 만성 두통이 있는 응급실 내원 환자는 자동으로 CT 촬영을 하게 된다. 그게 정당한가?"라고 말했다.

특히 진단 절차의 영향에 성인보다 더 취약한 어린이를 다룰때는 이러한 위험성을 이해하는 것이 중요하다. 2011년 한 연구에서는 유아가 복부 CT 촬영으로 치명적인 암에 걸릴 위험이50세 성인이 같은 검사를 받을 때보다 8배 높다는 결과가 나왔다. 이 연구 결과는 2011년 1월 3일에 《소아·청소년 의학 기록

(*Archives of Pediatrics and Adolescent Medicine*)》에 온라인으로 발표되었다. 이 연구에서 미시간 대학교의 연구원들은 어린이들에게 엑스레이, CT 촬영 및 기타 의료용 방사선을 사용하는 정도를 조사했고, 보통의 어린이들이 18세가 될 때까지 평균적으로 방사선을 이용하는 검사를 일곱 가지 받는다는 것을 밝혀냈다. (이 연구에서 추가적인 위험을 내포하고 있는 치과용 엑스레이는 조사에 포함하지 않았다.)

이 연구는 아이들이 어른들보다 방사선에 더 민감할 뿐만 아니라 아이들에게 사용되는 CT 촬영 장치는 주로 성인용을 조정하여 사용하기 때문에 실제로 선명한 영상을 만드는 데 필요한 방사선의 2~6배를 쬐는 경향이 있다는 것을 발견했다. 아동의 방사선 피폭량을 줄이기 위한 안전 예방 조치가 마련되어 있어도 널리 시행되지 않는다.

미국 《내과학 기록(*Archives of Internal Medicine*)》에 발표된 또 다른 연구에 따르면, CT 촬영만으로도 연간 약 3만 건의 불필요한 암 환자가 발생해 약 1만 4500명이 사망할 것이라고 한다.

미국 환경보호국은 방사선에 의해 발생되는 암의 목록을 1999년 9월 '연방지침보고서' 제13호에 발표했다. 식도암, 위암, 대장암, 간암, 폐암, 골암, 피부암, 유방암, 난소암, 방광암, 신장암, 갑상선암, 백혈병 등이 그것이다. 즉 이러한 암들이 흔한 진단 절차를 통해 흡수되는 불필요한 방사선 때문에 발병할 수 있다는 것이다.

또 다른 위험은, 방사선 촬영이 간혹 오진 및 잘못된 양성 결과를 만들어 후속 방사선 촬영의 가능성을 증가시키는 바람에 더 많은 방사선에 피폭되는 악순환을 일으킬 수 있다는 점이다.

이온화 방사선은 암의 위험을 높일 뿐만 아니라 동맥의 DNA를 손상해 심혈관 질환을 일으킨다. 흉부 CT 촬영은 전통적인 흉부 엑스레이의 100배에 달하는 방사선을 조사(照射)한다는 점을 기억하라. 이는 염증이 생긴 관상동맥에서 돌이킬 수 없는 DNA 손상과 세포 손상을 일으키기에 충분하다. 실제로 이것은 동맥 협착을 증가시키고 혈관의 탄성을 감소시켜 동맥의 막힘을 재촉할 수 있다.

한 번의 CT 촬영으로 세포가 즉시 죽지는 않더라도, 엑스레이나 다른 이온화 방사선에 추가로 노출되면 치명적일 수 있다. 따라서 나는 특히 암, 심장병, 당뇨병을 앓고 있는 사람에게 이온화 방사선을 사용하는 것은 무척 위험하다고 생각한다. 이온화 방사선은 정말 누구에게나 안전하지 않다.

■ 치과용 엑스레이는 어떤가?

나는 지금까지 30년 동안 환자와 치과 의사 모두에게 치과용 엑스레이로 인한 큰 위험에 대해 경고해왔다. 엑스레이 대신 치아 문제를 진단하는 다른 방법을 사용하라고 권고하기도 했다. 발표된 연구 결과에 따르면, 치과용 엑스레이는 치명적인 뇌종양을 일으킬 수 있다.

의료 진단 — 제1의 사망 원인?

캘리포니아 대학교 버클리 캠퍼스 분자세포생물학과 명예교수였던 존 고프먼(John Gofman, 1918~2007) 의학 연구가에 따르면 암 사망자의 최소 50%, 관상동맥 질환 사망자의 60% 이상이 엑스레이에 의해 유발될 수 있다는 증거가 나왔다. 여기에는 2010년 미국 질병통제예방센터(CDC)가 제공한 사망률 데이터를 바탕으로 추정한 매년 최소 28만 1437명의 암 사망자와 36만 9640명의 심장 질환 사망자가 포함된다. 이에 따라 연간 방사선 상해로 인한 총 사망자 수는 65만 1077명(2010년 기준)에 이를 것으로 보인다.

고프먼 박사는 의학 기술이 이온화 방사선을 통해 수많은 사람들을 죽음으로 이끄는 것 외에도, 새로운 암의 75%를 유발한다는 것을 보여주는 증거를 갖고 있다고 주장했다. 이는 매우 충격적인 발견이므로, 좀 더 설명할 가치가 있다.

고프먼 박사는 핵화학 및 물리화학, 관상동맥 심장병, 암과 염색체의 관계, 방사선의 생물학적 영향 등과 같은 분야에서 여러 권의 책과 100편 이상의 과학 논문을 쓴 저자로, 암과 유전적 상해에 대한 인과 관계를 특별히 언급했다.

2001년 1월 22일 《뉴스매거진 보도(Report Newsmagazine)》에 발표된 '방사선: 치유인가 원인인가?'라는 제목의 기사에서 필자인 마니 고(Marnie Ko)는 고프먼 박사의 연구를 설명하고 우리 모두

가 오래전에 의학계에 물어봤어야 했던 종류의 핵심적인 의문을 제기한다. 고프먼 박사는 이온화 방사선이 암과 관상동맥 심장 질환의 주요 원인이라는 과학적 증거를 가지고 과학계와 맞설 수 있는 배짱을 가진 최초의 저명한 과학자였다.

고프먼 박사의 연구 결과는 암과의 전쟁을 벌이고 있다고 주장하는 사람들에게는 반갑지 않은 소식이었는데, 사실 그들은 그 전투가 벌어진 원인을 제공한 사람들이었다.

암 사업에서 큰 이익을 얻고 있는 사람들이 특히 걱정스러워했다. 그들 중에는 캐나다 방사선전문의연합(Canadian Association of Radiologists)의 회장인 존 라돔스키(John Radomsky) 박사도 있었다. 비록 그가 고프먼 박사의 논문을 읽지 않았음을 인정했고, 암을 유발하는 방사선의 위험에 대한 상당한 양의 연구가 이미 발표되었지만, 그럼에도 불구하고 그는 "방사선의 안전성은 문제 될 것이 없다"고 주장했다.

대부분의 새로운 암이 엑스레이, CT, 유방 조영 촬영, 투시 진단 등 겉으로 보기에 비침습적인 진단 도구에서 나오는 이온화 방사선에 의한 결과라는 고프먼 박사의 경고는 단순한 의심이 아니라 기존의 연구 자료와 증거에 근거한 것이었다. 그가 한 모든 것은 이 연구 영역에서 이용할 수 있는 기존의 과학 데이터의 전체 스펙트럼을 분석하는 것이었는데, 이전에는 누구도 하지 않았던 일이었다. 이것은 끊임없이 악화되는 문제의 거대한 스펙트럼을 밝혀냈다.

고프먼 박사는 심장병과 저준위 방사선 사이의 치명적인 연관성을 발견하여 전체 모집단에 대한 의료용 방사선의 영향을 평가하기 위한 인구통계학적 분석을 수행하게 되었다.

1999년 고프먼 박사는 샌프란시스코에 본부를 둔 핵책임위원회(Committee for Nuclear Responsibility)에 발표된 699쪽 분량의 연구 논문 작성을 마쳤다. 이 연구는 "1896년 도입 이후 대부분의 치명적인 암과 허혈성 심장 질환(IHD)의 경우 의료용 방사선이 공동 요인"이라고 결론지었다. 이 보고서는 특히 나쁜 식습관, 흡연, 낙태, 피임약 사용과 같은 다른 위험 요소와 결합된 엑스레이, CT 촬영 등을 암 사망의 주요 원인으로 지목하고 있다.

고프먼 박사는 모든 가능한 인과적 요소(공동 요인)를 주의 깊게 분석하여 이온화 방사선의 발암 유발 효과를 다른 모든 위험 요인과 분리시켰다. 공동 요인의 개념은 현대 과학에서 새로운 것이 아니다.

폐암의 원인으로 흡연을 지목한 유명한 1964년도의《보건총감 보고서》에서 저자들은 다음과 같이 썼다.

"질병의 발생에는 여러 필수 요인의 공존이 필요하며, 그 요인 중 하나가 지배적인 역할을 할 수 있다는 것이 인정된다. 즉 그런 지배적인 요인이 없다면, 다른 요인(유전적 민감성 등)이 질병의 발생으로 이어지는 경우는 좀처럼 없다."

암 발병 한 건당 한 가지 이상의 원인이 있다는 고프먼 박사의 가정은, 이후에 바넷 크레이머 박사와 다른 주요 암 전문가들에 의해 확인되었다.

비록 유방암 취약 유전자의 돌연변이가 하나(BRCA1 또는 BRCA2)를 유전받은 여성이 그러한 유전자가 없는 여성보다 유방암 발병률이 더 높지만, "유방 세포마다 돌연변이가 포함되어 있음에도 불구하고, 그 유전자가 모든 유방 세포에서 유방암의 발달을 보장하지는 않는다"고 고프먼 박사는 말했다.

그러나 크레이머 박사가 말했듯이 돌연변이만으로는 암을 유발하거나 진행시키기에 충분하지 않다. 고프먼 박사는 그 유방 세포들 중 하나라도 암으로 전환하기 위해서는 하나 이상의 추가적인 원인이 필요하다고 주장했다. 이 책의 제2장, 제3장, 제5장에서 나는 전체 공동 요인 목록을 밝힐 것인데, 암이 발병하고 진행되려면 그중 몇 개는 반드시 있어야 한다. 고프먼 박사의 연구 결과에서 알 수 있듯이, 이온화 방사선은 암이 발병하는 인과 요인의 하나임에 틀림없다.

다시 말해 방사선만으로는 암을 유발할 수 없다는 얘기다. 마찬가지로, 형편없는 식단만으로는 암을 유발할 수 없다. 그리고 앞에서 말한 바와 같이 흡연만으로도 암을 유발할 수 없다. 암은 식단, 생활 방식, 관계, 사회, 환경 등의 모든 요인과 관련이 있다. 이는 우리가 반드시 이해해야 하는 중요한 점이다.

필수 공동 요인 중 하나라도 없으면 암은 발생할 수 없다. 정기적인 햇빛 노출의 부족으로 인한 만성적 비타민 D 결핍, 2년마다 받는 유방 조영술, 수소를 첨가한 식물성 오일이 섞인 정크푸드 섭취, 그리고 오랫동안 겪는 스트레스 등이 복합적으로 작용하면 유방암을 유발하기에 충분할 수 있다. 하지만 이 여성이 건강에 좋은 음식을 먹고 유방 조영술도 받지 않는다면, 그러한 결과는 일어나지 않을 것이다. 그리고 그녀가 햇빛 아래에서 상당한 시간을 보낸다면 암에 걸릴 가능성은 희박할 것이다.

고프먼 박사는 "필수 공동 요인의 부재는 암이라는 결과의 발생을 방지한다"고 말한다. 이것을 알면 기존의 공동 요인의 전부 또는 일부를 제거하는 것만으로도 누구나 암을 예방하고 설령 암에 걸리더라도 나을 수 있다.

어떤 공동 요인은 다른 요인보다 더 큰 영향을 미친다. 고프먼 박사는 특히 의료용 방사선이 암과 허혈성 심장 질환 사망의 매우 중요한 공동 요인임을 알아냈다. 그는 의료용 방사선이 없었다면 대부분의 암이 발생하지 않았을 것이라고 말한다. 그의 연구는 가슴 아프고 놀라운 결론으로 이어졌다. 의료용 방사선이 암의 발생에 기여하는 유일한 요인은 아니지만, 우리는 의료용 방사선이 필수 공동 요인임을 알 수 있다.

고프먼 박사는 자신의 연구에서 미국의 9개 인구 조사 구역에서 나온 1940년부터 1990년까지 암과 허혈성 심장 질환으로 인한 사망률을 인구 10만 명당 평균 의사 수와 비교했다. 그는 의사가 엑스레이를 포함한 대부분의 검사나 치료를 처방하기 때문에 엑스레이 적용의 수는 모집단에 근무하는 의사 수와 비례해야 한다고 가정했다.

그의 연구는 이 놀라운 연관성을 밝혀냈다. 암과 허혈성 심장 질환으로 인한 사망률은 9개 인구 조사 구역의 의사 수와 정비례하여 증가했다. 이와는 대조적으로, 다른 원인에 의한 사망률은 의사 밀도가 증가함에 따라 감소했다. 즉 더 많은 엑스레이가 처방된 곳일수록 이 두 개의 선도적인 죽음의 병으로 더 많은 사람들이 죽는 곳이라는 것이다.

1895년 빌헬름 콘라트 뢴트겐(Wilhelm Conrad Röntgen)이 엑스레이를 발견하여 엑스레이 검사가 유행하기 전까지는 암과 관상동맥 질환이 드물었다. 물론 엑스레이가 많은 생명을 구하는 데 도움을 주었지만, 더 많은 생명을 앗아가기도 했다. 엑스레이는 골절과 같은 특정 진단에는 유용하지만, 초음파 또는 열화상 기술로 대체할 수 있으며, 효과도 엑스레이와 비슷하고 동일한 부작용도 없다.

열화상 기술은 비침습적이고 비파괴적인 검사법으로, 나는 엑스레이나 초음파보다 월등하다고 생각한다. 그것은 다른 진단 방법처럼 방사선과 관련된 부작용 없이 엑스레이보다 몇 년 앞서 종양의 발생을 감지할 수 있다. 예를 들어 유방의 순환계 교란을 나타내는 열화상 영상을 보는 것은, 불균형 상태가 나중에 종양으로 발현되는 것을 막기 위해 그 사람에게 필요한 변화를 선택하는 데 도움을 줄 수 있다.

체열학은 고도로 정확하고 민감한 적외선(열화상) 카메라의 사용을 통한 적외선 영상에서 진단 지표를 도출하는 의학이다. 유방 열화상 기법은 임상 환경에서 유방암의 조기 발견을 위한 진단 기법이나 치료의 모니터로 체열학의 원리를 활용한다. 유방 열화상 기법은 완전히 비접촉식이며 몸에 방사선 에너지를 전달하지 않는다.

또한 열화상 카메라는 CT나 유사한 영상 장비보다 저렴하다. 따라서 이 기술은 의료 산업을 위해 벌어들이는 돈이 훨씬 적다. 이것이야말로 이 기술이 병원과 일반 개원의들에게 거의 사용되지 않는 이유일 것이다.

대부분의 사람들이 암에 관한 한 예방이 최선의 치료법이라는 데 동의한다. 그렇지만 덜 위험한 (그리고 종종 더 효과적인) 진단과 예방 방법이 있음에도 의료 산업은 CT와 초음파만 신뢰할 수 있다고 주장하고 있다. 이러한 태도는 아무리 재정적으로 그들에게 이익이 되더라도 문제를 악화시킬 뿐이다. 대부분의 경우, 이온화 방사선 및 암의 다른 공동 요인을 피하는 것만으로도 암이 없는 상태를 유지하기에 충분하다.

우리는 의료계가 인간의 진단 기술과 의학적 직관이 아니라 현대 기술에 지나치게 의존하는 모습을 종종 목격한다. 사람의 진단 기술과 의학적 직관은 아유르베다나 전통 한의학과 같은 고대 의학에서 중추적인 역할을 했다. 그러나 오늘날에는 질병의 증상을 일으키는 원인이 무엇인지 알아내기 위해 사람의 관찰력과 탐구적인 기술을 사용하는 대신에 기계로 그것을 알아내는 것이 훨씬 쉬워 보인다.

정교한 건강 검진은 의료 진단의 오류를 줄여주고, 이는 의사들을 상대로 한 소송의 발생률이나 가능성을 감소시킬 것이다. 의료 진단은 생명을 구하는 것으로도 여겨진다. 그러나 지금처럼 의료 과실이 빈번하고 심각하게 발생한 적은 없었다. 의료 과실 소송도 지금처럼 많은 적이 없었다.

존스홉킨스 공중보건대학의 바버라 스타필드(Barbara Starfield) 박사가 쓴 논문에 따르면, 발표된 의료 과실이 미국에서 세 번째 사망 원인이 될 수도 있다. 미국에서는 매년 최소 22만 5000명이 의원성(醫院性) 원인(2000년 기준)으로 사망한다(의원성이란 오진이든 치료 행위든 의사로부터 유발된 것을 말한다).

미국 식품의약국(FDA)에 따르면, 의료 과실의 1%에서 10% 정도만 보고되기 때문에, 매년 의사로 인한 사망의 실제 수치는 수백만 명에 달할 수 있으며, 그 결과는 암과 심장병을 합친 사망률을 훨씬 능가한다. 가장 낮은 추정치를 바탕으로 한 보고서조차 고속도로에서의 사고나 유방암, 에이즈보다 의료 사고로 사망하는 사람이 더 많다고 나와 있다.

나는 이런 문제들에 대해 의사들을 비난하고 싶지는 않다. 대부분의 의사들은 진정한 치료사로서 그들이 할 수 있는 한 최선을 다해, 그들이 배운 바대로 혹은 그들이 배우지 못한 바대로 환자를 돕는 데 전념하고 있다. 1993년 1월《뉴잉글랜드 의학 저널》에 발표된 연구에서 연구자들은 환자가 사용하는 비정통 민간요법에 대해 의사들이 완벽하게 무지하다고 지적했다. 그들은 다음과 같은 결론을 내렸다.

"우리는 의과대학에 파격적인 치료법과 임상사회과학에 대한 정보를 교과 과정에 포함시킬 것을 제안한다. 비정통 의료 기술을 연구하기 위해 새로 설립된 미국 국립보건원(NIH)의 연구소가 이런 분야의 학문적 연구와 교육을 촉진하는 데 도움이 되어야 한다."

의과대학에서 가르치는 현대 의학이 우리 주변에서 유일하게 과학적이고, 증명되고, 신뢰할 수 있는 형태의 의학이라는 것이 일반적인 의학의 지배적인 태도다. 동종요법(인체에 질병 증상과 비슷한 증상을 유발시켜 치료하는 방법—옮긴이), 아유르베다 의학, 전통 한의학, 지압, 한약, 침술, 요가, 명상, 운동 그리고 심지어 기도가 어떤 경우에는 종래의 의학보다 더 효과가 있는 것으로 증명되었음에도 불구하고 실제 의학 분야에는 포함되지 않는다.

또한 전통적인 의학은 정통 현대 의학과는 달리 매년 수백만 명의 사람들을 죽이지 않는다. 정말 놀라운 것은 현대 의학이 그 배후에 과학적 근거가 거의 없는 상황에서도, 여전히 우리가 가졌던 가장 진보된 의학 체계로 묘사되고 있다는 것이다.

《영국 의학 저널(The British Medical Journal)》 편집자인 리처드 스미스 박사가 쓴 '지혜는 어디에 있는가? 의학적 증거의 빈곤'이라는 제목의 논평은 우리 의료 시스템의 딜레마를 설명한다. 이 논평은 노스캐롤라이나의 듀크 대학교 보건정책관리학 교수인 데이비드 에디(David Eddy)의 냉정한 발언을 인용하고 있다. 스미스 박사는 "세계에는 아마도 3만 개의 생명의학 학술지가 있을 것이며, 17세기 이후 매년 7%씩 꾸준히 증가해왔다"고 썼고, 에디 박사는 "의학적 개입의 약 15%만이 확실한 과학적 증거에 의해 뒷받침된다"고 말했다.

스미스 박사는 또한 "이는 부분적으로는 의학 저널에 실린 논문의 1%만이 과학적으로 올바르기 때문이며, 또한 많은 치료법이 전혀 검증되지 않았기 때문이기도 하다"고 말한다. 왜 그럴까? 스미스 박사에 따르면, 그 이유 중 하나가 이 책에서 앞서 논의한 바와 같이, 그러한 논문들의 대부분은 올바르지 않고 근거 없는 주장을 하는 다른 논문들을 인용했기 때문이라고 한다.

에디 박사는 여기에 더 충격적인 관점을 덧붙인다. 그는 의무적으로 의료 행위에 사용할 수밖에 없었던 치료법의 논리와 정당성에 수많은 이유로 의문을 갖게 되었다. 에디 박사는 캘리포니아의 스탠퍼드 대학교에서 흉부외과 의사로 의료 생활의 첫발을 내디뎠는데, 곧 그는 그러한 치료법을 뒷받침하는 증거를 상세히 평가하기 위해 표준적인 치료법을 조사하기 시작했다.

그는 증거를 찾기 위해 1906년까지 거슬러 올라가 그 이후 발간된 의학 보고서를 검색했지만, 대부분의 표준 치료법에 대한 무작위 통제 실험 연구 결과를 찾을 수 없었다. 후에 그는 표준 치료법에 대한 교과서나 의학 저널의 전통적인 진술들을 추적했고, 녹내장에서부터 대퇴동맥과 슬와동맥(대퇴동맥의 연속—옮긴이)의 막힘, 그리고 대장암에 이르는 치료법들을 포함하여 그것들이 여러 세대 동안 단순히 전해져 내려왔다는 점을 발견했다. 다른 말로 하자면, 그는 치료법들에서 진정한 과학을 거의 발견하지 못했고, 대신에 구전과 풍문을 통해 전해져 내려오는 전통을 발견했다. 독특한 자연치유법을 실천하고 옹호하는 사람들은 이런 비난이 몹시 친숙하다고 여길지도 모른다.

효과가 없는 것으로 입증된 의료 치료의 예는 수없이 많지만, 그것들은 여전히 수백만 명의 환자에게 일상적으로 시행된다. 데이비드 H. 뉴먼(David H. Newman) 박사는 〈효과 없는 치료법을 믿는 것〉(2009)이라는 글에서 의학적 관념이 증거 기반 의학을 어떻게 밀어내는지를 설명한다.

예를 들어 의학적 관념은 관상동맥이 갑자기 응고된 후 심근경색을 겪은 환자들에게 베타-차단제(교감신경의 베타 수용체를 차단하여 심근 수축력과 심장 박동 수를 감소시키는 약물—옮긴이)를 주도록 지시한다. 그러면 심근경색 후 초기에는 멈췄던 심장이 가끔씩 빠르고 강하게 뛴다. 수십 년 동안 의사들은 긴장된 심장을 진정시키기 위해 베타-차단제를 투여해왔다. 그러나 이러한 논리적 접근법은 그것을 뒷받침하는 과학적 근거가 전혀 없다. 반대로 28개의 연구 중 26개의 연구 결과는 심근경색 환자에게 베타-차단제를 조기에 투여하는 것이 생명을 구하는 게 아니라 오히려 앗아간다는 것을 보여준다.

2005년, 약물에 대한 광범위한 연구는 심근경색 후 취약하고 이른 시간에 베타-차단제를 투여하는 것이 심부전을 확실히 증가시켰다는 것을 알려주었다. 이러한 사실을 밝혀낸 연구진은 "심근경색증(MI) 이후 혈류 역학 상태가 안정화된 경우에만 베타-차단제 치료를 시작하는 것을 고려하는 것이 현명할 수 있다"고 말했다.

의학계 대다수의 관념과는 달리, 나는 심근경색 후 심장의 힘찬 반응이 자신과 신체를 구할 수 있는 가장 좋은 방법이라는 믿음을 늘 간직해왔다. 산소 공급이 제한된 상황에서 심장의 산소 소비량을 줄이기 위해 베타-차단제를 투여하지만, 이 중요한 순간에 심장 기능을 억제하는 것은 의심스러울 뿐만 아니라 위험하기도 하다. 막힘을 풀려면 심장은 억제되기보다는 더 많이 더 강하게 펌프질을 해야 한다. 다시 한번 반복하지만, 인체는 인간의 의학적 개입보다 우위에 있는 그들만의 완벽한 생존 전략을 가지고 있다.

심근경색 직후에 이러한 약의 사용이 치명적인 심장마비 발병률을 증가시킨다고 과학적으로 증명되었음에도 불구하고, 대부분의 의사들은 이것이 과학적인 검증이 뒷받침된 치료법이라고 믿고 있다. 나는 그것을 합법화된 돌팔이라고 부른다.

다음에 나열된 것은 의학적 관념이 과학적 증거와 모순되는 다른 예들의 목록이다.

- 프로작(Prozac)과 같은 항우울제는 부작용들로 가득 차 있지만, 우울증을 치료하는 데 플라세보 위약보다 더 효과적이

지 않다는 것을 증명하는 수많은 연구에도 불구하고 계속해서 수백만 명의 사람들에게 투여되고 있다.

- 현대 암 치료의 성공 기록은 가장 약한 플라세보 위약에도 못 미친다. 평균적으로 암 환자의 약 7%만 완치된다.

- 과학적 증거에 따르면 중이염, 기관지염, 축농증, 인후통 등에 복용하는 항생제가 해당 부위의 치료에 도움이 되기보다는 해를 끼치는 경우가 더 많다고 한다. 그러나 의사들은 매년 7명 중 1명 이상의 미국인에게 이러한 약을 처방하고 있다. 이로 인해 추가적인 치료가 필요한 수많은 부작용이 발생하고, 연간 약 20억 달러의 비용이 들며, 알려진 모든 치료법에 저항하는 슈퍼버그(항생제로 쉽게 제거되지 않는 박테리아-옮긴이)의 발생에 기여하고 있다.

- 의사들은 매년 약 60만 건의 허리 수술을 하는데, 여기에는 약 200억 달러가 넘는 비용이 들어간다. 대부분의 경우 이러한 수술들이 비수술적 치료보다 더 효과적이라는 것이 입증되지 않았는데도 말이다.

- 무릎 골관절염을 교정하는 관절경 수술(관절에 작은 카메라와 수술용 기구를 삽입하여 카메라를 통해 영상을 보면서 하는 수술-옮긴이)은 외과 의사들이 수술을 흉내 내려고 가벼운 마취제를 투여하기도 하지만 엉터리 수술보다 효과가 더 없다는 연구 결과가 나왔다. 또한 관절경 수술은 비침습적인 물리 치료보다 더 효과적이지도 않다. 그럼에도 불구하고, 50만 명 이

상의 미국인들이 매년 약 30억 달러의 비용을 들여 이 수술
을 받는다.

- 기침 시럽은 효능이 입증된 적이 전혀 없고 어린이들에게
해를 끼치고 생명을 앗아가는 것으로 나타났지만, 여전히
의사들로부터 일상적으로 추천을 받고 있다. 어린아이들의
경우 처방전 없이 살 수 있는 감기약(일반의약품)은 심장 박
동 이상, 발작, 호흡 정지, 사망 등 심각한 부작용을 일으킬
수 있다. 미국 질병통제예방센터(CDC) 연구진이 《소아·청
소년 의학 기록》(2010년 11월)에 발표한 바와 같이 소위 안전
하다고 여겨지는 일반의약품으로 인한 합병증과 과다 복용
이 어린이 응급실 방문의 3분의 2를 차지한다. 그중 3분의 2
는 아이들의 손이 닿기 쉬운 곳에 의약품을 방치하는 바람
에 비롯되었으며, 나머지 3분의 1은 정확히 정해진 양을 복
용한 경우였다. 이 모든 것은 2007년 미국 식품의약국(FDA)
이 4세 미만의 어린이들에게 기침약 투여를 금지했음에도
불구하고 일어난 일이다.

치료에 필요한 비용과 암울한 성공률은 무엇보다도 우리가 왜
그것들을 계속 사용해야 하는지에 대한 의문을 불러일으킨다. 모
든 증상마다 거기에 딱 맞는 약이 있다는 생각에 바탕을 둔 현대
의학에 의한 치료의 유혹은 거부하기가 어렵다. 우리는 효과와는
관계없이 신앙처럼 그것들을 신뢰하기 때문에 스스로 임상 시험

의 대상이 된다. 자연치유 메커니즘을 가진 종합적 시스템인 자신의 신체를 이해하고 믿지 못하기 때문에, 우리는 즉효약 같은 것들에서 위안을 찾는다.

하지만 그것은 이처럼 값비싸고, 침습적이며, 효과적이지 못하고 해로운 의료적 개입들이 궁극적으로 우리를 더 아프게 한다는 불편한 진실을 다루지 않는다. 따라서 우리는 스스로에게 어려운 질문을 던져야 한다. 이 항생제가 정말 가벼운 부비동 감염을 치유하는 데 도움이 될까? 이 허리 수술이 꼭 필요한가? 화학요법이 내 암을 없애는 유일한 방법일까? 나는 의학적 관념 대신 실증적 데이터를 볼 준비가 되어 있는가? 나는 증거를 받아들일 준비가 되어 있는가? 진실을 받아들일 준비가 되어 있는가?

의료 산업은 시간이 지남에 따라 여러분이 자연적인 예방과 치유법이 모두 엉터리라고 느끼기를 바라겠지만, 우리의 현대 의학의 관점에 대한 재평가를 요구하는 것은 광야에 있는 의료 이단자들만이 아니다. 끊임없이 늘어나고 있는 증거가 그것을 말해준다. 현대 의학에 대한 우리의 믿음은 점점 더 많은 우리들을 죽이고 있다.

개인의 자유는 어떻게 되었는가?

정부의 감시 기구들조차 항상 환자의 최선의 이익을 염두에 두고 있지는 않는 듯하다. 결국 환자보다는 이익에 더 집착하고, 변조된 과학적 증거와 반쪽짜리 진실이라는 불안한 토대를 바탕으로 만들어진 의료 환경에서 개개인의 개별적인 지식은 우리 자신을 지키는 최선의 방어 수단이다.

오늘날의 의료 환경에서 가장 무서운 것은 현대 의학의 의료 진단이 신성불가침한 것으로 간주되기 때문에, 환자들이 자신의 몸을 어떻게 치료하고 치유할 것인지에 대한 선택의 폭이 좁아지고 있다는 점이다. 정통 현대 의학 치료의 암울한 효과에도 불구하고, 병을 치료하기 위한 대체 치유법을 선택할 수 있는 개인의 자유는 점점 더 공격받고 있다. 특히 자녀에게 무엇이 최선인지 분별할 수 있는 부모의 권리에 관한 한 더욱 그렇다. 사실 아이를 의사에게 데려가면 결국 그 진단으로 당신이 살인죄로 기소될 수도 있다.

의료 산업 집단은 최근 몇 년간 크리스틴 라브리(Kristen LaBrie)의 경우처럼 전례 없는 승리를 거뒀다. 암 진단을 받은 자폐증 아들을 둔 38세의 라브리는 살인 미수, 아이를 무모한 위험에 빠뜨린 혐의, 그리고 여러 가지 다른 혐의로 기소되어 유죄 판결을 받았다. 이 모든 죄목은 독성 화학요법으로부터 아들을 보호하려 했다는 게 그 이유였다. 그녀는 화학요법 치료가 아들을 암보다 더 빨리 죽이는 것 같았다고 솔직한 느낌을 증언했지만 아무 소용이 없었다. 그녀는 화학요법이 가하는 통증과 고통을 아이가 계속 겪게 하기보다 약물 투여 중단을 선택했다. 하지만 아들에 대한 그녀의 진심 어린 걱정은 결국 40년의 징역형을 선고받도록 만들었다!

이는 기존의 치료법이 비효율적이거나 심지어 역효과를 낸다는 데이터와 증거가 증가하는 경우에도 정부와 의료 산업이 어린이들에게 최선이라고 내린 결정을 어느 정도까지 받아들일 것인지에 대한 매우 충격적인 사례다.

많은 비용이 들고, 비효율적이며, 종종 너무나 해로운 기존 의료 행위의 진실에 직면하면서, 사람들이 점점 더 대체의학으로 눈을 돌리고 있는 것은 놀라운 일이 아니다. 이에 대응하듯 의료 산업은 이런 상식적인 치료법에 대해 자신들의 주장을 강화하고 있다. 그러나 지난 30~40년 동안 수백만 명의 삶을 개선하는 데 있어 대체의학의 인기와 성공은 그들의 공격성과 오만을 증가시켰다. 기존 의학의 대표자들은 자신들의 의학이 유일하게 과학에 기반을 두고 있으며, 대체의학의 접근법은 과학적 근거가 없다고 주장한다. 그리고 그들 대부분은 실제로 이런 잘못된 생각을 믿는다. 그들은 현재 확립된 의료 행위가 과학적 증거에 의해 뒷받침되고 있다고 주장하지만, 그러한 증거는 극히 일부에 지나지 않는다.

2003년 게리 널(Gary Null), 캐럴린 딘(Carolyn Dean), 마틴 펠드먼(Martin Feldman), 데버라 라시오(Debora Rasio), 도러시 스미스(Dorothy Smith) 박사들이 쓴 〈의학에 의한 죽음(Death by Medicine)〉이라는 논문은 전혀 다른 그림을 보여준다. 그들이 논문에서 참조한 보고서는 다음을 증명한다.

- 연간 220만 명의 사람들이 처방된 약물에 대한 부작용을 경험한다.
- 바이러스 감염에 매년 2000만 건의 불필요한 항생제가 처방되고 있다.
- 연간 750만 건의 불필요한 의료 행위 및 수술이 시행되고 있다.
- 매년 890만 명이 불필요한 입원을 하고 있다.
- 연간 78만 3936명이 의료 사고 및 치료의 부작용으로 사망한다.

우리가 수천 년 동안 전체 문명을 건강하게 지켜온 고대 의학 체계보다 덜 성숙되고 대부분 증명되지 않은 의학 체계에 더 많은 신빙성을 부여하는 것은 실로 아이러니한 일이다. 오늘날 현대 의학이 사용하는 고도로 발달한 진단 기법과 치료법은 대규모의 암을 유행시키고 세대를 거듭할수록 사람들의 면역 체계를 억압하는 힘을 갖고 있다. 한편 자연적인 질병 진단과 치료 방법은 무시되고 있으며, 심지어 의도적으로 억압되고 있다.

20여 년 전 아유르베다 의학을 공부할 때, 우리는 1분도 채 안 되는 시간에 신체 어느 부위의 어떠한 불균형도 감지할 수 있는, 6000년 동안 고대로부터 전해진 '진맥법'을 배웠다. 노련한 아유르베다 의사는 값비싼 혈액 검사, 심전도 검사 혹은 엑스레이를 사용하지 않고도 질병의 모든 증상을 일으키는 근본 원인을 추적하기도 했다. 우리의 관심과 초점은 질병의 증상보다는 질병의 원인에 맞춰져야 한다.

우리 모두는 현대 의학이 생명의 구세주라고 배워왔다. 박테리아, 바이러스, 독소, 심지어 햇빛에 이르기까지 우리를 아프게 할 수 있는 모든 것을 연구하는 데 매년 수십억 달러가 쓰인다! 고프먼 박사 등의 연구는 약물 부작용, 의학적 오류나 의료 사고 등을 포함한 질병과 사망의 다른 모든 원인에 비해 의료용 방사선의 파괴적 효과가 훨씬 크다는 것을 보여준다. 질병의 진단은 병을 예방하거나 건강을 회복하는 데 도움을 주기 위한 것이지, 우리를 더 아프게 하고 어쩌면 죽을지도 모르는 상태로 만드는 것이 아니다.

의사들이 의술을 윤리적으로 실천하기 위해 선언하는 히포크라테스 선서에는 "나는 내 능력과 판단력에 따라 내 환자들의 이익을 위해 치료법을 처방할 것이며, 누구에게도 해를 끼치지 않을 것"이라고 명시되어 있다. 또 "설령 누군가 요청해도 누구에게도 치명적인 약을 주지 않을 것"이라고도 적혀 있다.

그리스인들은 살인과 치유의 완전한 분리를 도입한 첫 번째 민족이었다. 그때까지 원시 세계의 많은 곳에서 의사와 마법사는 동일인이었다. 그는 사람을 죽일 힘도 있었고 치료할 힘도 있었다. 어떻게 보면 의학 분야의 모든 기술적 진보에도 불구하고, 우리는 역설적으로 치료할 힘을 가진 자들에게 살인도 허용하는 원시적인 세계로 퇴보해왔다.

이제 다시 한번, 의사들은 살인 면허를 가지게 되었다. 그들은 이온화 방사선이 수많은 환자를 죽이거나, 백신이 예방해야 할 치명적인 질병의 발병을 일으킬 수 있다거나, 또는 처방약들이 질병을 치료하는 데 아무런 도움이 되지 않고 단지 증상을 억제하고 그것들이 만들어내는 부작용 때문에 새로운 질병을 만들어낸다는 그 모든 증거를 무시할 수 있다.

미국 의료위원회는 (유족인 크리스틴 라브리에게 그랬던 것처럼) 환자에게 해를 끼치지 않기를 원하고, 위험한 약물이나 진단 검사를 처방하고 싶어 하지 않는 의사들을 처벌한다. 도덕적으로 보았을 때 윤리적인 의사들은 면허가 취소될 것이고, 또한 의료 과실로 고소될 수도 있다.

나는 열일곱 살 때 진단과 심각한 질병 사이의 치명적인 연관성을 경험했다. 나의 아버지는 희귀한 신장 질환을 앓고 있다는 오진(誤診)을 받았다. 아버지에게 투여된 약물은 그의 날씬한 몸을 일주일 만에 정상 크기의 4배나 부풀어 오르게 하는 끔찍한 부작용을 일으켰다. 나는 아버지를 알아보지도 못했다. 결국 의료 진단의 오류는 인정됐지만 가혹한 치료가 이미 아버지의 심장을 상하게 한 상태였다. 추가 치료가 그의 위장에 구멍을 만들었고, 아버지는 소름 끼치는 투병 생활 1년 만에 쉰넷의 나이로 사망했다.

이런 의료 기술들이 병원, 의사, 환자들에게 처음 소개되었을 때 왜 부작용에 대한 테스트를 받지 않았을까? 나는 나중에 이 중요한 질문을 가지고 다시 돌아올 것이다.

일상 속의 방사선

유해한 방사선은 의료 기술 바깥에서도 올 수 있다. 그것은 특히 첨단 기기와 새로운 전자 제품을 통해 우리의 일상생활에 많은 형태로 침범해왔다. 한 예로, 휴대전화를 사용할 때 방출되는 비이온화 방사선조차도 단일 혹은 이중 DNA 가닥이 끊어져 열 충격 단백질(HSP, 온도나 여러 형태의 스트레스가 갑자기 증가했을 때 세포에서 일시적으로 합성되는 단백질—옮긴이)을 생성하게 만든다.

우리의 세포는 해로운 자극에 대항하기 위해 이러한 단백질을 생산한다. 자연의 원리에 어긋나는 형태의 방사선에 정기적으로 노출되면 심각한 스트레스성 손상과 수많은 유전자 변이를 초래할 수 있다. 즉 이온화 방사선과 비이온화 방사선에 반복적으로 또는 정기적으로 노출되면 의학에서 유전자 유발 장애로 분류하는 범주의 실병으로 이어질 수도 있다.

유전자 연구자들은 암과 다른 질병으로 고통받는 사람들에게서 점점 더 많은 수의 돌연변이 유전자를 발견함으로써 우리 몸에 해로운 진짜 원인으로부터 다른 곳으로 우리의 관심을 돌리게 했다. 여기에 인간 게놈 프로젝트의 진정한 위험이 있다. 인간의 DNA를 연구하는 데 엄청난 양의 자원을 쏟아부었지만, 암 치료에 기여하는 어떤 특정 유전자의 DNA 서열에 대한 지식을 얻은 사례는 단 한 건도 없다. "암 치료제를 만들려고 한다"는 의학계의 약속과 마찬가지로, 유전체 의학은 여전히 이렇다 할 차이를 만들지 못했다.

학자와 일반인 모두 유전자 연구가 의학의 미래를 형성할 것이라고 믿지만, 아무도 그것이 무엇을 의미하는지 정확히 정의하지 못한다. 유전자 연구는 몇몇 사람들이 우리와 게놈 프로젝트 투자자들이 믿기를 원하는 만큼 명확하지 않다.

독일의 권위 있는 일간지《남부독일신문(Die Süddeutsche Zeitung)》의 2011년 2월 13일자 '최첨단 의학(State of the Art)'이라는 제목의 기사는 유전자 연구의 상태에 대한 현실적인 개요를 제공했다. 기사에 따르면, 32억 개의 DNA 염기쌍 중 대부분이 해독되었지만, 이는 유전자의 건축 재료만을 다룬 것이라고 한다. DNA, RNA, 단백질, 생명 환경, 외부 환경의 상호 작용 및 관계에 대해서는 거의 아무것도 알려져 있지 않다. 이 기사는 비록 2만 2000개로 추정되기는 하지만, 인체에 얼마나 많은 유전자가 있는지 우리가 아는 것이 전무하다고 말한다.

만약 추정치가 정확하다면, 우리는 우리가 거의 알지 못하는 600억 개 이상의 DNA 염기쌍을 가지고 있다! 게놈 해석을 이처럼 신뢰할 수 없고 잠재적으로 오해를 불러일으킬 수 있는 것은 한 사람의 DNA 염기 서열이 항상 다른 사람의 DNA 염기 서열과 다를 것이라는 사실 때문이다. 서로 다른 두 사람이 동일한 DNA를 가지고 있는 경우는 절대 없다. 이것은 명백한 사실이다. 이 예측 불가능한 요인은 인간 게놈에서 무엇이 정상이고 무엇이 비정상인지 판별하는 것을 불가능하게 만든다. 결국 우리는 똑같은 기계가 아니며, 서로가 닮아 있는 것보다 훨씬 더 많은 면에서 유일무이한 특성을 가진 존재다.

정상 유전자를 이용해 결함이 있는 유전자를 대체하거나 보완하는 유전자 치료는 DNA 과학의 가장 흥미로운 응용으로 꼽힌다. 나는 이러한 접근법이 혈우병처럼 특정한 유전 질환을 가진 사람들의 유전자 결함을 치료하는 데 도움이 될 수 있다는 것에 대해 이의를 제기하지는 않는다. 다만 종양 성장을 억제하는 유전자를 첨가함으로써 면역력을 강화시키는 것에 대해선 의구심을 갖고 있다. 왜냐하면 나는 개개인의 건강의 총체적인 상호 연결을 믿기 때문이다. 예를 들어 토대가 다 썩어 무너지기 일보 직전에 놓인 집의 바닥을 교체하는 것이 무슨 의미가 있겠는가? 전혀 옳지 않다. 먼저 토대부터 해결하는 것이 현명하고 더 생산적이다. 붕괴를 수리하고, 더 이상의 손상을 방지하고, 건물의 나머지를 지탱할 수 있는 능력을 회복하는 것이 우선이다. 마찬가지로, 독소로 가득하고 영양실조까지 걸려 스트레스를 받고 있는 신체에 스마트한 새로운 유전자를 이식하는 것은 질병을 치료하는 현명한 방법이 아니다.

한 사람 전체를 진정으로 치유하기 위해서는 한두 군데의 결함을 고치는 것만이 아니라, 온몸의 항상성을 회복시켜야 한다. 자연의 원리에 어긋나는 방법으로 면역 체계를 강화시키는 것은 그것을 억제하는 것만큼이나 위험하다. 우리는 우리의 유전자를 조작하는 것이 우리와 우리의 자손에게 수반시킬 수 있는 장기적인 영향에 대해 알지 못한다. 그것은 단지 이전에 행해지지 않았을 뿐이다.

대다수의 장애는 다원적 혹은 다원 유전자성 질환으로, 생활습관 및 환경 변화와 결합하여 여러 유전자의 영향이 수반된다는 것을 의미한다. 이러한 질환에는 암, 심장병, 당뇨병, 다발성 경화증, 천식, 고혈압, 비만, 불임 등이 있다. 보통 이런 장애는 집안 내력인 경향이 있지만, 유전적 유산은 진짜 유전병과 같은 단순한 패턴과 일치하지 않는다. 그러나 인간 게놈 프로젝트는 존재하지 않는 곳에서도 그런 연결을 시도한다.

질병 발현 중이나 그 이전에 나타나는 돌연변이 유전자의 발견을 통해 유전체학 프로그램에 더 많은 질병이 포함되고 있다. 하지만 이것은 사람들을 자신의 신체로부터 멀어지게 할 뿐이다. 결국 우리는 유전자를 통제할 수 없다는 것을 믿도록 가르침을 받는다. 그들의 논리대로라면 유전자가 우리를 통제하는 것이다, 그렇지 않은가?

러시아 연구원들은 줄기세포 치료나 다른 값비싼 치료법에 의지할 필요 없이 유전자를 고칠 수 있고 장기를 재생시킬 수 있다는 것을 반복적으로 증명해왔다. 그리고 우리가 이야기를 하거나, 혹은 생각하는 것만으로도 우리의 DNA는 그것을 듣고 반응한다.

인간 게놈 프로젝트에 관한 과학 문헌에는 유전자 단독으로는 아무것도 통제할 수 없다는 입증된 생물 의학적 사실을 언급하는 곳이 없다. 유전자의 주요 기능과 목적은 신체의 장기 및 기관의 건강과 성능을 책임지는 세포를 재생산하는 것이다. 유전자가 얼마나 효과적으로 임무를 수행하는가는 당신 자신과 당신이 무엇에 노출되는가에 달려 있다.

우리는 부모로부터 비정상적인 유전자를 물려받더라도, 그것이 그들의 질병까지 물려받는 것을 의미하지는 않는다는 것을 잘 알고 있다. 유전자 말고도 우리의 건강에 영향을 미치는 다른 무언가가 있다.

신체의 모든 유전자는 세포의 환경과 우리의 개인적인 인식 및 믿음을 포함한 환경의 영향에 의해 통제된다. 바넷 크레이머 박사를 비롯한 주요 암 연구자들이 발견해 입증한 것처럼 결함이 있는 유전자가 체내에 존재하더라도 그것이 암 성장을 유발하거나 발생시킬 능력은 없다.

큰 병을 앓는 모든 사람은 그들의 몸에 있는 유전자가 바뀌었을 가능성이 높다. 이는 돌발적인 발생이 아니라 세포 환경의 변화 때문이다. 그리고 유전자가 변이를 일으켰는지 여부와는 관계없이, 결론은 그것들이 암이나 다른 추정된 질병을 일으킬 수 없다는 것이다. 인체의 균형과 자가치유 시스템이 갑자기 불균형과 질병을 경험하게 하는 다른 요인들에 의해 분명히 작동하고 있을 것이다.

항암 치료의 우울한 승리

플라세보 효과를 예로 들어보자. 플라세보('즐겁게 한다'는 의미의 라틴어)는 약이나 치료 방법이 그에 대한 믿음보다 효과적인지를 알아보기 위해 설탕으로 만든 가짜 약을 투여하거나 가짜 치료를 하는 것을 의미하는 말이다. 플라세보는 오늘날 이루어지는 모든 의학 연구에서 빠져서는 안 될 중요한 요소 중 하나로 여겨지고 있다. 플라세보 효과는 오로지 사람들의 주관적인 느낌을 바탕으로 한다. 약의 효능에 대한 실험 대상이 되는 사람들은 저마다 예측할 수 없는 방식으로 그 약을 믿는다. 어떤 사람들은 희망적이고 잘 믿는 성향을 갖고 있기 때문에 다른 사람들에 비해 플라세보 반응이 더 강력하게 나타난다. 반대로 어떤 사람들은 심한 우울증에 시달릴 수도 있는데, 이런 부류의 사람들은 어떤 종류의 치료에도 효과가 잘 나타나지 않을 가능성이 높다고 알려져 있다.

결과적으로 어떤 연구 결과에서는 특정한 약이 어떤 질병, 말하자면 어떤 종류의 암에 대해 효과가 높은 것으로 '증명'될 수 있다. 반면에 다른 부류의 사람들을 대상으로 반복 실험을 하다 보면 이 약이 플라세보 반응에 비해 오히려 효과가 떨어진다는 결론이 나올 수도 있다. 이런 이유로 인해 제약 회사들은 그들이 비용을 지불한 연구원들에게 여러 가지 실험 결과 중에서 자신들에게 가장 유리한 결과만 발표하도록 지시한다. 약이 아무런 효능이 없거나, 효능이 있더라도 플라세보 효과에 비해 아주 미미한 수준의 효능만 있는 것으로 판명될 만한 연구 결과는 그들의 최종 보고서에서 누락시킨다.

제약 회사들은 실험한 약이 어떤 부류의 사람들에게 약간의 효능이 있었다는 것을 증명하기만 하면 되기 때문에 이러한 조사 결과를 그대로 미국 식품의약국(FDA)에 보고한다. 조사원들이 어떻게 해서든 해당 약물 치료에 대해 훌륭한 플라세보 효과를 나타낼 만한 긍정적인 기질이 있는 실험 참가자들을 모집하기만 하면 그야말로 잭팟을 터뜨리는 것이고, 그들의 연구 결과는 설득력 있는 보고서와 함께 시장에서 약품의 판매량을 확보하게 되는 것이다.

기껏해야 10~20%의 사람들에게서 나온 효능을 기초로 한 것일지라도(예를 들어 아바스틴(Avastin), 얼비툭스(Erbitux), 이레사(Iressa) 등과 같은 항암 치료제들이 그런 것처럼) FDA의 승인은 항암제로서의 효능을 인정받는 것이므로 이것은 생각할 필요조차 없는 쉬운 결정이다. 더구나 대부분의 임상 암 연구에서 '성공'의 기준은 사망률의 감소가 아니라 암세포의 크기가 줄어드는 것이다. 다시 말해 치료 대상이 된 대부분의 환자가 사망했다고 하더라도, 고통스러운 치료 과정을 통해 암세포가 줄어들었다면 그 연구는 엄청난 성공과 획기적인 의학적 발전으로 묘사될 것이다.

하지만 인기 있는 암 치료제의 큰 문제는 그 약이 너무 위험해서 암보다 먼저 환자를 죽일 수 있다는 점이다. 그러한 약물 중 하나인 아바스틴은 화학요법과 결합하면 환자의 사망 위험을 최대 350%까지 높인다. 아바스틴은 혈전, 위장관 천공, 뇌출혈, 실명, 신경 장애, 심지어 죽음에 이르는 치명적인 부작용 사례들과 연관되어 있다. 이것은 방사선 치료와 화학요법의 재앙적인 영향보다 더한 것이다.

또한 침습적 수술은 암이 번성할 수 있었던 근본 원인을 해결하지 못한 채 암의 성장만 막아버리기 때문에 대개 효과가 없다. 그리고 여전히 일부 의사들은 실험용 약의 가능성을 타진하고 있다. 그러나 이 약들은 검증되지 않았고, 화학적 특성 때문에 안전하지도 않다.

사람의 몸을 마치 물리적·화학적 조작에 반응하는 기계 덩어리처럼 다루는 이와 같은 시도들은 심각한 부작용을 일으킬 수밖에 없다. 그런 식의 접근법은 비과학적일 뿐만 아니라 비윤리적이고 잠재적으로는 해롭기까지 하다. 이미 몸 안의 면역 체계가 제대로 발휘되지 못하는 수많은 암 환자들에게는 단 한 번의 항암 화학 치료나 방사선 치료마저도 치명적인 결과를 초래할 수 있기 때문이다.

미국 미네소타주 로체스터에 있는 메이오 클리닉의 저명한 암 전문의인 찰스 모어텔(Charles Moertel) 박사는 다음과 같은 말로 현대 의학의 암 치료가 직면한 딜레마를 적절히 요약했다.

"우리가 사용하는 대부분의 효과적인 치료법들은 수많은 위험과 부작용 그리고 현실적인 문제들로 가득 차 있다. 그리고 우리가 치료한 모든 환자들이 그런 대가들을 치른 뒤에 아주 극소수의 환자들만 일시적으로 상태가 호전되는 보상을 받았는데, 이마저도 완벽하게 치료된 것은 아니었다."

현대 의학에서의 암 치료 성공률은 가장 미약한 플라세보 반응보다 훨씬 낮은 결과를 보일 정도로 우울한 수준이다. 암 환자들 중에서 평균적으로 겨우 7%만 완치되고 있다. 게다가 7%라는 치료 '성공률'조차 병원에서 제공한 치료 행위의 결과라는 증거는 어디에도 없다. 특별한 치료가 없었더라도 그 정도의 성공률이 나왔을 수 있다. 실제로 암 치료를 했을 때보다 아무 치료도 하지 않았을 때 완치율이 높기 때문에 그것이 오히려 더 그럴듯하게 보인다. 일시적으로 암세포가 줄어드는 것을 보장하는 약물 치료는 믿을 만한 치료법이 아니다. 그것은 환자들의 생명을 담보로 삼는 위험한 도박에 가깝다.

암을 포함한 모든 질병을 플라세보 위약으로 먼저 치료하는 것은 가장 낙관적인 치료법보다 훨씬 효과적일 수 있다. 대부분의 사람들은 플라세보가 긍정적인 사고방식의 고전적인 힘이라는 것을 환자가 모르는 경우에만 효과가 있는 것으로 생각한다.

하지만 하버드 의대와 베스 이스라엘 디코니스 메디컬센터(Beth Israel Deaconess Medical Center)의 놀라운 연구 결과는 플라세보 위약이 속임수 없이도 효과가 있을 수 있다는 것을 보여준다. 위약인지 실제 약인지 환자가 알 수 없는 기존 연구와 달리 이번 연구에서는 위약을 받은 환자가 자신이 설탕 알약만을 복용하고 있다는 사실을 알고 있었다. 그런데도 그들은 진짜 약을 복용하는 참가자들에 비해 2배 정도로 증상 개선을 보였다.

의학의 많은 부분이 말 그대로 '희망적인 사고'라는 필자의 평생의 주장은 지금까지 환자의 기대 이면에 있는 과소평가된 치유력을 포함한 획기적인 과학 연구에 의해 이제야 비로소 검증된 셈이다. '치료 기대치가 약의 효능에 미치는 영향: 오피오이드 레미펜타닐의 진통 효과'라는 제목의 이 연구는 지금까지 의학이 구축한 원칙을 완전히 무너뜨릴 수 있다. 이 발견은 또한 새로운 질병 치료법의 문을 열 수도 있다.

옥스퍼드 대학교, 함부르크-에펜도르프 대학교 의학센터, 케임브리지 대학교, 뮌헨 기술대학교의 저명한 연구자들은 약물 치료가 효과적인지 아닌지에 대한 궁극적이고 가장 영향력 있는 결정 요인은 다름 아닌 환자 자신의 정신이라는 사실을 발견했다. 그들의 연구 결과는 약물 치료나 외과적인 시술이 아닌, 바로 플라세보 효과가 치유의 근원이라는 점에 대한 모든 의심을 없애준다.

이 연구 논문의 개요에서 연구자들은 다음과 같이 말하고 있다. "자체 보고된 자료에서 나온 증거는 환자의 믿음과 기대가 주어진 약물의 치료적 효과와 부작용 모두를 형성할 수 있다는 것을 보여준다." 그들은 뇌 영상 촬영을 통해 환자의 다양한 기대치가 어떻게 건강한 지원자들에게서 오피오이드(진통제)의 강력한 진통 효능을 변화시키는지 알아냈다.

이 연구에서 실험 대상자들은 — 실제로 진통제를 복용하고 있는 경우라도 — 자신이 진통제를 복용하고 있지 않다고 들었을 때, 그 약은 완전히 효과가 없는 것으로 판명되었다. 이 연구에서는 피실험자들의 기대를 인위적으로 조작함으로써 진통제의 효능이 촉진되거나 완전히 소멸될 수 있다는 것을 보여주었는데, 이는 기본적으로 치료 효과가 전적으로 환자에게 달려 있다는 것을 의미한다.

분명 이것은 환자 치료와 신약 실험에 중요한 결과를 초래해야 하지만, 나는 그것이 정말 그렇게 될지 의심스럽다. 환자들에게 스스로 치유할 수 있다고 말하는 것으로는 돈을 벌 수 없다. 하지만 대체적이고 보완적인 형태의 의학은 이러한 원리를 그들의 접근법에 통합함으로써 여러분에게 큰 혜택을 줄 수 있다.

이제 이 매혹적인 연구의 몇 가지 세부 사항을 살펴보자. 발에 열을 가함으로써 발생하는 연속적인 고통을 경험한 건강 검진 환자 그룹에 통증 수치를 1에서 100으로 평가하도록 했다. 모든 환자들에게 정맥 주사가 꽂혀 있어서 모르는 사이에 약을 투여할 수 있었다. 환자들은 평균 66의 통증을 경험했다.

실험의 첫 번째 단계에는 환자에게 가장 효과적이고 강력한 약물 중 하나인 레미펜타닐(Remifentanil)을 환자도 모르는 사이에 투여하는 것이 포함되었다. 그들의 통증 수치는 55로 떨어졌다.

2단계에서 환자들은 정맥 주사로 진통제를 맞고 있다는 말을 들었다. 이것이 사실이라는 것에 의심의 여지가 없는 환자들의 통증 수치는 39로 떨어졌다.

그런 다음, 약의 투여량을 변경하지 않고, 환자들에게 진통제가 중단되어 통증이 다시 찾아올 것이라는 말을 해주었다. 그 결과, 통증 수치는 66까지 올라갔다. 환자들은 레미펜타닐을 투여받고 있음에도 불구하고 약물이 투여되지 않았던 실험 초반과 같은 수준의 통증을 경험하게 되었다.

옥스퍼드 대학교의 아이린 트레이시(Irene Tracey) 교수는 BBC와의 인터뷰에서 이렇게 말했다. "놀랍고 멋진 일이다. 레미펜타닐은 우리가 가진 최고의 진통제 중 하나인데, 뇌의 영향력이 그 효과를 엄청나게 증가시키거나 완전히 떨어뜨릴 수도 있다." 그녀는 또한 이번 연구가 단기간만 고통을 받은 건강한 사람들을 대상으로 이루어졌다고 지적했다.

수많은 약을 시도했지만 성공적이지 못했던 만성 질환을 가진 사람들은 그들의 기대가 이전에 너무 많이 위축되었을 가능성이 높기 때문에 그렇게 반응하지 않을 것이다. 결과적으로 그들은 자신의 의심(부정적인 기대)을 회복되지 않을 것이라는 자기 충족적인 예언으로 쉽게 바꿀 수 있다. 즉 회복이나 치유는 치료 방법에 달려 있는 것이 아니라, 오히려 환자가 그 치료법이 자신을 치유시킬 것으로 믿고 있는지 혹은 믿지 않고 있는지에 달려 있는 것이다.

대부분의 약물 연구는 엉터리다

이 연구의 의미는 매우 심오하고 기존의 의학을 뒤흔드는 것이다. 그것은 그동안 수행된 모든 약물 연구의 타당성을 약화시킨다. 왜냐하면 그들은 실제 약을 복용하는 환자나 실험 대상자의 주관적인 기대치라는 요소를 포함하지 않았기 때문이다.

비교를 위해 단순히 위약 그룹을 포함시킨다고 해서 약물 실험을 신뢰할 수 있고 과학적인 것으로 만들 수 없으며, 약의 진정한 효과를 확인할 수도 없다. 실제 약을 복용하는 피실험자들은 위약 그룹 멤버들과 비슷한 주관적이고 예측할 수 없는 기대를 가지고 있다. 제약 회사들은 위약 효과가 실험 대상군이 아닌 위약군에서만 발생할 수 있다는 인상을 주길 좋아한다. 그러나 두 그룹의 멤버 모두 처음부터 진짜 약물을 복용하고 있는지 아니면 위약을 복용하고 있는지 알 수 없기 때문에, 연구 결과는 자신이 배정된 그룹에 관계없이 유익한 결과를 기대하는 각 개인의 기대치에 의해 결정된다.

실험된 약물이 위약보다 더 큰 효능을 보인다 하더라도, 이것은 여전히 그 약이 효과적이라는 것을 증명하지 못한다. 그 반대로, 이것은 실험 대상군에서의 위약 효과가 위약 그룹에서의 위약 효과보다 더 강하다는 것을 보여줄 뿐이며, 그 자체로 커다란 발견이라고 할 수 있다.

약물 실험의 주요 결함

실제 약물을 받는 참가자들에게서 위약 효과가 더 강한 이유는 무엇인가? 모든 실험 참가자들은 플라세보 알약이 아닌 진짜 약을 받기를 바라기 때문에, 그들은 변비, 설사, 두통, 현기증, 메스꺼움, 구강 건조 등과 같이 약물이 야기할 수 있는 부작용을 발견하면, 상당한 긍정적인 기대를 경험하게 될 것이다. 이러한 자기 관찰 때문에 자신이 실제 약물 투여자 중 하나라는 것을 깨닫는 순간, 회복 가능성에 대한 그들의 기대는 그 약의 성공 점수를 높인다. 연구자들은 이것이 실험된 약물의 효과에 대한 증거라고 주장하고 있으며, 참가자들의 기대치가 상승한 것에서 기인한 효과는 전혀 인정하지 않는다.

실험 대상자 중 일부는 신약을 받는 것에 희망적이고 열성적일 수 있지만, 이전에 많은 유사한 약물을 복용했지만 별로 얻은 것이 없는 사람들은 그 약의 효능에 대해 유보적이거나 부정적인 기대를 가질 수도 있다. 이 연구에 따르면 환자의 기대치가 치료 효과와 관련성이 높기 때문에, 환자의 기대치를 설명하지 않았던 이전에 실시된 모든 과학 연구는 오해를 불러일으키므로 반드시 무효로 폐기되어야 마땅하다고 한다. 이는 지금까지 수행된 모든 이중맹검법(환자와 의사 양쪽에 치료용 약물과 위약의 구별을 알리지 않고, 제3자인 판정자만이 그 구별을 알고 있는 약효의 검정법—옮긴이) 통제 연구에 적용된다.

임상 약물 실험이 이처럼 비과학적이고 사기적인 또 다른 이유는 진실로 이중맹검 환경에서 시행되지 않기 때문이다. 진짜 약이든 위약이든 상관없이 모든 참가자들은 그 연구가 특정 질환을 위한 것이라는 말을 듣는다. 예를 들어 임상 시험은 고혈압과 싸우기 위해, 또는 혈당이나 콜레스테롤을 낮추기 위해 새로운 약을 시험할 수 있다. 실험 대상자 모집 중에 광고되는 이 간단한 정보는 참가자들에게 새로운 실험 약물이 그들의 건강 증진에 도움이 될 것이라는 기대를 불러일으킨다. 사실 이러한 희망적인 기대가 그들이 실험에 참가하는 주된 이유가 될 수도 있다.

참가자들이 어떤 약물 치료를 받을 것인지 예상할 수 없는 임상 시험은 한 번도 없었다. 한편 연구원들은 참가자들이 진짜 약을 받았는지 아니면 위약을 받았는지 알 수 없기 때문에 그들의 연구가 누구나 인정할 수 있는 것이라고 주장한다. 반면에 연구원들은 모든 참가자들에게 그들이 겪고 있는 특정 질환을 개선하기 위해 적어도 절반의 참가자들은 진짜 약물을 받을 것이라고 미리 말한다. 따라서 참가자 2명 중 1명은 실험이 시작되기도 전에 위약 효과를 경험할 수 있다.

약이나 치료에 대한 믿음이 치유 반응을 일으킬 수 있다는 것은 모든 임상 과학자가 알고 있다. 이것이 모든 임상 시험에 플라세보 그룹이 있는 이유다. 그렇다면 왜 과학자들과 의사들은 약물만이 질환을 치료할 수 있다고 주장하는가?

의학 연구에는 분명한 이중 잣대가 있다. 오직 약만이 질병을 치유하고 치료할 수 있다는 것이 맞는다면, 왜 그들은 연구에 플라세보 그룹을 포함시킬까?

참가자들에게 절반은 실험용 약물을 받고 나머지 절반은 위약만 받는다고 말하는 것은 대상자들에게 다양하고 예측할 수 없는 기대라는 큰 불확실성 요인을 만들어내는데, 이것은 연구 결과에서 설명되지 않는다. 이것은 그야말로 사이비 과학이고, 명백한 사기다.

객관적인 연구를 할 수 있는 유일한 방법은 모든 참가자들에게 진짜 약을 받을 것이라고 말한 뒤, 실제로는 아무에게도 진짜 약을 주지 않고 위약을 주는 것이다. 그런 다음 다른 시간에 같은 질환으로 2단계를 시작하고, 이제 모든 참가자들에게 진짜 약을 준다고 알리면서 실제로 진짜 약을 준다. 앞에서 언급한 연구 결과가 정확하다면, 피실험자들은 두 단계에서 동일한 결과를 얻을 가능성이 가장 높다. 만약 그 연구 결과가 부정확하다면, 그것은 실험 대상인 약물이 진정한 이점을 가지고 있다는 것을 보여줄 것이다. 이것이 바로 정직하고 과학적인 연구다.

부정직한 관행

제약 회사들은 실험한 약의 낮은 성공률을 막기 위해 연구자들에게 가장 젊고 건강한 대상자를 골라 표적 질병의 임상 시험에 참가시키도록 지시한다. 그러나 이런 관행은 비현실적이면서도 기만적이다. 실제 생활에서, 대부분의 약물은 젊고 강하고 건강한 환자들보다 아프고 약하고 나이 든 환자들에게 처방되고 있다. 당신이 정말로 아플 때, 당신도 역시 훨씬 더 낙담하거나 우울해질 가능성이 있다.

제약 회사들은 이 더러운 작은 비밀을 알고 있기 때문에, 몹시 아프거나 우울한 사람들이 약물 실험에 참여하는 것을 거부한다. 독감이나 다른 종류의 질병으로 고통받았던 때를 생각해보라. 십중팔구, 당신은 자신이 약해졌고 당신을 흥분시키는 모든 것에 흥미를 잃었다고 느꼈을 것이다. 지금 우리가 알고 있는 것처럼, 당신은 약물이 주는 진짜 치료 효과(긍정적 기대치)에 대해, 혹은 치료법이 당신에게 유발할 수 있는 플라세보 반응으로부터 얻을 수 있는 이익에 대해 흥분할 것이 분명하다.

제약 회사들이 신약에 대한 연구 결과를 조작하는 데 성공하더라도, 같은 약물의 무익함을 보여주는 실험들이 많이 있다.

만약 약이 정말 효과적이라면, 모든 실험 대상자에게 효과가 있을 것이다. 그러나 환자의 기대치는 매우 다양하고 예측 불가능한 요소이기 때문에, 이러한 실험들 중 일부는 약물의 효과가 있다는 것을 보여주는 반면, 다른 실험들에서는 효과가 전혀 없다는 것을 보여준다. 제약 회사들은 미국 식품의약국(FDA)에 의해 좋은 실험 결과를 고르고 나쁜 실험 결과를 버리는 것이 합법적으로 허용된다.

이런 연구 결과가 마침내 FDA와 의학 저널에 발표될 때는, 그것이 유효한 과학 연구처럼 보일 것이다. 그리고 그 연구 논문에는 약효를 증명하는 도장까지 찍혀 있다.

하지만 이런 방식으로 시행되는 모든 연구는 조작되었고, 가치가 없으며, 잠재적으로 환자들로 하여금 죽음을 포함한 부작용의 심각한 결과를 초래하게 한다. FDA가 매년 수많은 약품들을 퇴출시키도록 강요받는 것은 당연하다. 왜냐하면 그런 약품들은 너무 독성이 강하고 위험하기 때문이다. 해마다 수십만 명의 미국인들이 프랑켄슈타인 약에 중독되어 죽는다.

결론적으로, 환자가 의약품을 복용하고 있기 때문에 상태가 호전되는 것인지, 아니면 그 치료법이 환자 자신을 낫게 할 것이라고 믿기 때문에 낫는 것인지 직접적으로 증명하는 것은 불가능하다. 그러나 이 새로운 통증 연구는 후자가 사실임을 분명히 보여준다.

자발적 완화의 '기적'

정신 – 신체 – 영혼 삼위(三位)의 연결은 암의 자발적 완화를 경험하는 수천 명의 암 환자들에게서 분명하게 증명된다. 종양의 크기는 환자가 높은 동기 부여를 받을 때 전체론적 치료를 받은 지 몇 시간 안에도 극적으로 감소할 수 있다는 것이 연구 결과에 의해 밝혀졌다. 그들에게 영향을 미치는 질병의 영적인 목적을 인식하는 것 또한 완화를 이루기에 충분할 수 있다.

이것은 보통 질병이 더 이상 위협으로 인식되지 않고 전화위복의 계기로 인식될 때 발생한다. 다시 말해 무의미한 질병의 무기력한 희생자가 되는 대신 다시 온전해지는 과정에서 적극적인 참여자가 되는 것이다. 전에는 무서운 저주로 보였을지도 모를 어떤 것에 의해 축복을 받으리라는 기대는 신체가 마음대로 할 수 있는 가장 강력한 치유 반응을 불러일으킨다.

식염수 위약을 복용하면서 통증 완화를 기대하고 실제로 통증 완화를 경험하는 메커니즘은 큰 종양을 변형시켜 1분도 안 돼 분해하는 메커니즘과 다를 바 없다.

나는 언젠가 중국 기공 고수들이 15초 동안 소리 에너지 치유를 하는 사이 자몽 크기의 방광암 종양이 완전히 분해되어 사라지는 생생한 초음파 영상을 본 적이 있다. 물론 치유가 일어날 것이라는 환자의 희망적이고 수용적인 기대 없이는 아무 일도 일어나지 않는다. 당신이 문을 걸어 잠근 집안으로는 아무도 들어갈 수 없듯이.

의사는 환자에게 죽음의 공포를 심어주는 대신 환자의 몸이 실제로 그리고 완전히 치유되는 데 필요한 뇌와 심장의 생화학적 반응으로 바뀔 수 있을 거라는 희망에 가득 찬 기대를 갖도록 도와야 한다. 반면에 환자에게 말기 질환을 앓고 있다고 말하는 것은 의사의 의도하지 않은 사형 선고가 될 수 있는 부정적인 기대를 만든다.

만약 의사나 CT와 같은 진단 기계가 환자에게 사형 선고를 내린다면, 그를 실제로 죽이는 것은 그 사형 선고가 자연스럽게 만들어내는 부정적인 기대이지 질병 그 자체가 아니다.

환자들은 이런 연약함을 느낄 때 의사를 구세주나 신으로 보는 경우가 많다. 신이 내가 죽어가고 있다고 말한다면, 그것은 틀림없이 사실일 것이다. 무익하고 의존적인 기대가 있을 때, 신을 연기하는 사람에게 권력을 내주는 것은 사람을 노예로 만드는 것이다. 진단을 내리는 것 혹은 부정적인 해석이 한 사람의 삶을 지배하게 하는 것이야말로 오늘날 건강 위기의 핵심이다.

이 책의 초판 제목인 '암은 병이 아니다-내 몸의 마지막 생존 전략이다'라는 제목만으로도 수천 명의 사람들이 자신과 신체에 대한 자신감을 회복하는 데 도움을 주었다. 부정적인 기대를 긍정적인 기대로 바꾸는 것은 의학이 반드시 실천해야 하는 일이다. 앞서 언급한 연구 결과는 모든 의사들이 연구하여 현대 의학의 전 분야에 적용해야 하지만, 이것은 분명 현대 의학의 대부분을 쓸모없게 만들 것이다.

그렇지만 이러한 뛰어난 연구자들 덕분에 우리는 이제 치유가 환자의 기대, 정신 상태, 태도에 크게 달려 있으며, 반드시 의사와 그의 약물 치료에만 달려 있는 것은 아니라는 사실을 과학적으로 설명할 수 있는 모델을 갖게 되었다.

지금까지 대부분의 의학적 교리는 모든 것을 거꾸로 보았다. 나는 인류의 생존을 위해 현대 의학이 다시 올바르게 자리 잡을 혁명을 겪기를 진심으로 바란다. 나는 터널 끝에 약간의 빛이 있는 것을 보고 용기를 얻는다.

기대가 현실을 만든다

부정적인 기대와 긍정적인 기대 모두 특이한 사건으로 이어질 수 있다. 많은 사람들이 심장마비가 월요일, 정확하게는 보통 오전 9시에 자주 일어난다는 연구 결과를 들어봤을 것이다. 이는 주중 업무에서 예상되는 어려움과 스트레스 때문인 것으로 추정된다. 또한 크리스마스 전 며칠 동안 죽는 사람이 더 적은 반면, 크리스마스 직후에는 더 많아진다.

예일 대학교 공중보건대학과 미국 국립노화연구소가 발견한 또 다른 현상은, 노화에 대해 긍정적인 기대를 갖고 있는 젊은이들이 나이가 들면 심상마비나 뇌졸중을 일으킬 가능성이 적다는 것이다. 예일 대학교와 마이애미 대학교에서 실시한 노화에 관한 연구에서는 노화에 대해 긍정적인 태도를 보이던 중장년층이 7년을 더 살았다.

고전적인 연구에서는, 80세 이상 100명의 사람들이 라디오에서 흘러나오는 음악에서부터 의상에 이르기까지 30년을 되돌려 놓는 환경에 있었다. 몇 주 안에 그들의 모든 생리적·생화학적인 노화 지표가 평균 15년 정도씩 떨어졌다. 하지만 그들이 원래의 집과 생활 환경으로 되돌아가자, 노화 지표는 하루 만에 15년씩 앞으로 흘렀다.

CNN 수석 의학 기자 엘리자베스 코언(Elizabeth Cohen)은 CNN 인터넷판에 올린 글에서 영화 〈킹스 스피치〉로 오스카상을 받은 데이비드 세이들러(David Seidler)의 자기 유발적인 암 완화에 대해 언급했다. 73세의 세이들러는 방광암을 앓았는데, 그의 담당 의사는 놀랍게도 간단한 시각화 방법으로 예정된 수술 직전 2주도 안 되는 시간에 큰 종양을 완전히 분해시켰다.

상상력, 기대, 시각화, 지각, 태도 등이 정신에 의해 크게 영향을 받고 있다는 것을 보여주는 수천 개의 예가 있다. 정신과 신체를 함께 보는 의학은 단순한 희망 사항이 아니다. 다음의 연구 결과로 더욱 확인되듯이 그것이야말로 진정한 과학이다.

당신은 파트너의 로맨틱한 사진을 보는 것만으로도 진통제나 코카인 같은 마약이 할 수 있는 것과 같은 방식으로 고통을 무디게 할 수 있다는 것을 믿을 수 있겠는가? 스탠퍼드 대학교의 한 연구는 바로 그 사실을 발견했다.

미국 공공과학 도서관 온라인 국제 학술지(PLoS ONE, 2010년 10월 13일)에 게재된 연구에서, 연구자들은 피부에 다양한 수준의 열통이 가해지는 동안 파트너의 사진에 초점을 맞추도록 요청받은 사랑에 빠진 학생들의 뇌를 MRI로 스캔했다. 신경과학자인 재레드 영거(Jarred Younger)에 따르면, 평균적으로 36~44%의 통증이 감소했다고 한다. 진통제도 그것보다 효과가 좋지는 않다.

2006년 9월의 한 보고서에 따르면, "많은 환자들이 진통제를 복용했을 때 30~50%의 통증 완화만을 경험하게 될 것"이라고 한다. 게다가 약제 진통제는 메스꺼움, 현기증, 졸림, 변비, 구강건조증, 땀의 증가, 간 기능 장애, 사망 등의 부작용을 일으킬 수 있다. 즉 통증 완화를 위해 약에 의존할 필요가 없다는 것이다.

2009년 11월 《심리학 저널》에 발표된 또 다른 연구에서, 캘리포니아 대학교 로스앤젤레스 캠퍼스의 심리학자들은 25명의 여성과 그들의 남자 친구를 6개월 동안 서로 다른 수준의 통증을 겪게 하면서 연구했다.

통증을 경험하는 동안 여자들은 남자 친구의 손을 잡거나 낯선 남자 친구의 손을 잡으라는 지시를 들었고, 남성들은 커튼 뒤에 숨어 있었다. 여자들은 남자 친구 혹은 낯선 사람의 손을 잡으면서 훨씬 적은 통증을 경험했다.

불편함을 겪고 있을 때 남자 친구나 낯선 남자의 사진을 보라고 했을 때도 여성들은 최소한 동일한 통증 감소를 경험했다. 사실 낯선 사람일 경우에 안도감은 더욱 컸다. 이것은 통증 완화가 반드시 사랑으로 인한 통증 감소를 수반하지는 않는다는 것을 의미한다. 여자들이 애인의 사진을 보거나 누군가의 손을 잡는 행동에서 받을 것으로 기대됐던 친밀감이나 안정감이, 뇌가 안도감을 불러일으키기 위해 요구되는 아편을 내보내는 데 필요한 전부다.

이러한 연구들은 우리가 느끼는 감정과 치유 효과가 얼마나 밀접하게 연관되어 있는지를 보여준다는 점에서 귀중하다. 우리는 로봇이 아니다. 암을 치유하기 위해서는 치유가 일어나는 데 필요한 일종의 (긍정적인) 기대를 불러일으킬 수 있도록 우리 주변 세상의 지원과 격려 그리고 보장이 필요하다. '이 약을 먹지 않으면 죽는다'고 위협하거나, 끔찍한 질병의 무기력한 피해자임을 느끼게 하는 부정적인 진단이나 예후는 건강 저하나 사망의 원인이 될 수밖에 없다.

많은 약품들은 사람들이 그것들이 작용하기를 기대하기 때문에 효능이 있는 것이지, 그것들이 신체에 어떤 중요한 생화학적 효과를 가지고 있기 때문이 아니다. 실질적인 혜택을 받을 수 있다는 믿음이 없다면 뇌는 그 약이 제 역할을 하지 못하도록 막을 것이다.

우리가 첫 번째 연구 결과에서 보았듯이, 진통제가 아니라고 말하면서 진통제를 주는 것은 전혀 효과가 없는 것으로 판명되었다. 정신의 힘은 약의 잠재적 효능을 무시할 수도 있고, 약물이 생산하도록 설계된 것과 동일한 생화학적 반응을 유발할 수도 있다. 다시 말해 정신은 두뇌에 치유가 일어나는 데 필요한 생화학적 반응을 개시할 것인가 말 것인가를 알려준다.

우리는 뇌 연구를 통해 신체의 모든 치유가 뇌에 의해 조절된다는 것을 알게 되었다. 이것은 위약보다 지속적으로 우수한 효과를 내지 못하는 항우울제를 포함한 많은 연구에서 거듭 확인되었다. 이 모든 결과들이 고무적인 것은 우리가 우리의 뇌를 책임지고 있다는 점이다. 뇌는 긍정적이거나 부정적인, 의식적이거나 잠재의식적인 믿음과 기대의 형태로 우리의 지시를 수행한다. 다른 표현으로 말하자면, 우리가 그렇다고 믿는 것이 우리 자신이다. 따라서 이제는 우리 자신의 치유 능력에 대한 우리의 사고방식을 바꿀 때가 되었다.

통계를 이용한 사기

암 치료 관련 기업들은 여러분의 생명을 자신들에게 맡겨야 한다는 것을 확신시키기 위해 통계적인 '증거'를 사용한다. 하지만 항암 화학요법의 모든 성공 스토리는 버킷림프종(중앙아프리카 저지대의 어린이에게서 발견된 악성 림프종의 하나—옮긴이)이나 융모암(융모 상피의 조직 성분이 병적 증식을 가져오는 악성 종양으로, 자궁에 발생하는 종양 중 가장 악성이며 예후가 나쁨—옮긴이)처럼 대부분의 임상의들조차 실제로 한 번도 본 적이 없는, 상대적으로 매우 희귀한 형태의 암을 극복한 사례다. 소아 백혈병(백혈구에 발생한 암)은 전체 암 발병 중에서 2% 미만을 차지하기 때문에 전체 암 치료 성공률에 미치는 영향이 매우 적다. 항암 화학요법이 호지킨병(악성 림프종의 일종—옮긴이)에서 쌓아올린 것으로 추정되는 실적은 직설적으로 말해 거짓말이다. 최고 권위의 의학 잡지《뉴잉글랜드 의학 저널》에는 어린 시절 호지킨병을 앓다가 완치된 사람들은 다른 사람에 비해 그들의 남은 일생 동안 암에 걸릴 확률이 18배 높다는 연구 결과가 발표되었다.

미국 국립암연구소(NCI)에 따르면, 항암 화학요법 치료를 받은 환자들은 항암 화학요법 치료를 받지 않은 환자들에 비해 백혈병에 걸릴 확률이 14배 높고, 뼈나 관절 혹은 연부 조직(장기, 근육, 결합 조직, 혈관, 림프관, 신경을 포함하는 조직—옮긴이)에 암이 발병할 확률이 6배 이상 높다고 한다. 림프종을 앓고 있는 아이를 둔 미국 부모가 이와 같이 관련 증거가 많은 이유를 들어 치료를 거부한다면 곧바로 미국 법률에 의해 고발당하고 아이들은 부모로부터 격리될 것이다. 핵심은 바로 이것이다. 항암 화학요법으로 치료할 수 있는 암은 겨우 2~4%밖에 안 되지만, 대부분의 암에 대해 항암 화학요법 처방을 내리는 것이 표준 절차가 되었다는 사실이다. 미국인 암 환자 중에서 항암 화학요법 치료를 받는 환자의 비율은 75%다.

미국 회계검사원(General Accounting Office, GAO)은 다음과 같은 조사 결과를 발표했다.

"우리가 조사한 암 환자의 상당수에서 실제로 상태가 호전되어 생존한 경우는 과대평가되어 발표된 비율에 비해 상대적으로 매우 소수였다. ……치료에 의해 어떻게 호전되었는지 발견하기가 어려웠다. ……(유방암의 경우에는) 호전된 경우가 아주 약간 발견되었다. ……그마저도 보고된 것에 비하면 상당히 낮은 수였다."

1990년 9·10월호《뉴잉글랜드 의학 저널》에서 암 연구자 J. 베일러 (J. Bailer) 박사는 이를 좀 더 직설적으로 표현했다.

"미국 암학회(ACS)의 발표에서 언급된 암 환자의 5년 생존율 통계에는 오해의 소지가 있다. 암 발병 초기 단계에서도 암 진단이 가능하므로 그런 환자들이 더 오래 생존하는 것처럼 꾸며졌기 때문에, 그들의 통계에는 암 환자가 아닌 환자들도 포함되어 있다고 보아야 한다. 지난 20여 년 동안 암 환자에 대한 우리의 모든 조사는 실패였다. 서른 살 이상의 성인들 중 암으로 사망하는 수가 과거보다 더 많아졌다. ……통계에는 가벼운 질병이나 양성 질환(악성 질환이 아니라는 뜻으로, 악성 질환의 대표적인 것이 암이다-옮긴이)을 앓는 더 많은 여성들이 포함되어 있으며 이들 역시 암이 발병했으나 생존한 것으로 보고되어 있다. 만약 정부의 어떤 인사가 생존율을 들먹이며 우리가 암과의 전쟁에서 승리하고 있다고 말한다면 그들은 통계의 생존율을 부적절하게 이용하고 있는 것이다."

공식적인 암 통계에는 실제로 암 발병 비율이 가장 높은 아프리카계 미국인이 누락되어 있다. 또한 암 관련 사망자 중 미국 남성 사망 원인 1위이자, 미국 여성 사망 원인 2위인 폐암도 포함되어 있지 않다. 하지만 반대로 이 통계에는 치료가 가능한 질병을 갖고 있는 수백만 명이 포함되어 있다. 가령 자궁경부암, 다른 장기로 전이되지 않는 국소암, 피부암 그리고 유방암 중에서 수술을 하지 않는 가장 일반적인 암인 유관 상피내암종(DCIS, 유관 상피내암종이 암인가에 대해서는 논란이 많고 암 보험에서도 보험금을 지급하지 않는 경우가 대부분이다—옮긴이) 등이 여기에 속해 있다. 심지어 암으로 발전하기 전 단계인 전암 병변도 현대의 암 완치율 수치를 높이기 위해 이 통계에 포함된다. 하지만 모든 전암 병변이 암으로 발전하는 것은 아니다.

실제로 1970년의 암 사망률보다 1997년의 암 사망률이 6%가량 높게 나타나고 있기 때문에 현대의 암 치료 방법이 과학적이거나 효과적이라는, 혹은 그만한 고통이나 통증 그리고 엄청난 비용을 치를 가치가 있다고 할 만한 근거가 어디에도 없는 것이다. 이러한 경향은 지금까지도 계속되고 있다. 실패율이 93%나 되는 현대의 암 치료 방법은 진정한 의미에서 치료라고 할 수 없다. 오히려 사회적 건강에 위협이 된다고 해야 옳을 것이다.

믿음의 힘

양자물리학의 법칙에 의하면, 모든 과학적인 실험에서는 관찰자(연구자) 자신이 관찰 대상에 엄청난 영향을 미치고 관찰 대상을 변하게 한다(이를 관찰자와 관찰 대상의 관계라고 한다). 물리학의 기본 원리가 여러분에게도 똑같이 적용된다. 여러분의 몸은 분자가 모여 만들어졌고, 분자는 원자가 모여 만들어졌다. 원자는 또 아원자 입자가 모여 만들어지고, 이것은 또한 에너지와 정보로 구성되어 있다. 심지어 우리가 물리적으로 존재한다고 생각하는 것조차 실제로는 그렇지 않을 수도 있다. 어떤 물질이 돌덩이처럼 단단하고 속이 꽉 찬 것처럼 보여도, 실제로 속이 꽉 찬 물질은 없다. 단지 여러분의 감각이 그렇게 보이도록 할 뿐이다.

여러분의 생각 또한 우리 몸을 구성하는 세포와 같은, 다른 형태의 에너지와 정보에 영향을 미치는 또 다른 형태의 에너지와 정보일 뿐이다. 가령 여러분이 자신에게 일어난 어떤 일로 슬픔에 차 있다면, 여러분의 몸은 거기에 반응하여 행동할 것이고 여러분의 눈은 광채를 잃을 것이다. 우리 몸의 다른 세포들과 마찬가지로 눈을 구성하는 세포들은 마치 병사가 상관의 명령에 복종하듯이 여러분의 생각에 반응한다. 핵심은 바로 이것이다. 만약 여러분이 자신에게 암이 있다고 강하게 믿거나 그것을 두려워한다면, 여러분의 몸에 그 반응이 나타나는 심각한 위험에 직면할 것이다.

플라세보 효과는 두 가지 방향으로 작동할 수 있다. 자신이 치병적인 병에 걸렸다는 믿음은 어떤 약이 자신을 치유시킬 수 있다는 믿음만큼 강력한 효과를 가져올 수 있다. 여러분의 생각과 믿음의 에너지는 그것들이 갖고 있는 정보를 즉각 여러분의 몸을 구성하는 다른 모든 세포에 전달할 것이다. 우리의 몸을 이루고 있는 원자, 분자, 유전자, 세포, 조직 그리고 기관들을 구성하는 에너지와 정보들은 자기 마음대로 행동할 권한이 없다. 그것들은 절대로 우리에게 해를 끼치려는 의도를 갖고 있지도 않다. 그것들이 하는 일은 오로지 명령에 복종하는 것이다. 여러분은 자신이 무엇을 좋아하는지 혹은 무엇을 싫어하는지 의사 표현을 한다. 다른 말로 하면 여러분이 믿는 것은 바로 여러분 자신이다. 그뿐만 아니라 여러분이 믿는 것은 여러분이 보거나 감지하는 것에 의해 결정된다. 따라서 여러분이 암을 질병으로 인식한다면 암은 여러분에게 질병이 될 것이다. 그렇지 않다면 암은 그저 우리 몸이 스스로 생명을 보존하려는 수단이거나, 여러분이 지금까지 무시해왔던 인생의 어떤 측면에 대해 조심하라고 주의를 주는 신호가 될 것이다.

여러분이 암을 질병이라고 믿는다면 그에 맞서 육체적으로, 감정적으로 그리고 정신적으로 싸우려 할 것이다. 만약 여러분이 의지가 강한 사람이고 여러분이 사용하는 무기가 강력하다면 한동안은 몸 안의 '적'을 진압할 수도 있을 것이다. 그런 경우라면 암과 싸워 이겨낸 스스로가 자랑스러울 것이고, 의사와 여러분의 생명을 지키기 위해 감내한 의학적 치료에 찬사를 보낼 수도 있을 것이다.

그러나 여러분이 약한 사람이고 암을 파괴할 목적으로 똑같은 무기들을 사용한다면, 여러분이 악의적인 적이라고 생각한 것들에게 서서히 굴복당할 것이다. 그러면 의사는 자신은 이미 할 수 있는 모든 것을 다 했고 이제 할 수 있는 것이 더 이상 없다고 주장하며 여러분의 몸이 치료(무기)를 견딜 만큼 강하지 않다는 유감을 표할 것이다. 의사는 여러분에게 사용하려는 무기가 여러분 스스로의 몸에도 치명적일 수 있다는 정보는 무시할 것이다.

항암 화학요법은 독성이 너무 강해서 약이 몇 방울만 손에 묻어도 심각한 화상을 입을 수 있다. 어떤 종류든 화학요법 약이 병원이나 다른 곳에서 옮겨지는 도중에 누출되는 사고는 주요 생물학적 재해로 분류되고, 이를 처리하기 위해서는 우주복 같은 옷을 입은 전문가들이 나서야 한다.

화학요법 약물이 여러분의 몸 안에 투입되고 또 투입되는 동안 여러분 몸 안의 혈관, 림프관 그리고 기관 조직 같은 곳에 구멍을 만든다고 상상해보라!

나는 홍채 분석을 통해 항암 화학요법 치료를 받는 환자를 관찰한 적이 있는데, 온몸의 조직 여기저기에 구멍이 뚫리고 손상을 입은 것을 보았다. 이 약물이 암세포를 파괴하는 것은 맞지만 그로 인해 몸 안의 많은 건강한 세포까지 함께 파괴된다. 그 결과 몸속 모든 곳에 염증이 생긴다. 이 때문에 항암 화학요법이나 방사선 치료를 받으면 머리카락이 빠지고 더 이상 음식물을 소화할 수 없게 된다. 또한 많은 환자들이 음식물을 거부하는 신경성 식욕부진에 걸린다. 현대 의학의 암 치료를 받을 때 생길 수 있는 위험은 이뿐만이 아니다. 새뮤얼 S. 엡스타인(Samuel S. Epstein) 박사는 미 연방의회에서 다음과 같이 말했다.

"항암 화학요법과 방사선요법은 새로운 암이 발병할 확률을 100배 이상 높인다."

종양을 더욱 치명적으로 만드는 항암제

지난 20년 동안 나는 항암 치료제, 방사선 치료, 암 종양을 수축시키는 데 쓰이는 혈관 형성 억제제 등의 일반적인 암 치료법이, 암을 더 공격적으로 만들고 신체의 다른 부분에서 또 다른 암을 발생(아이로니컬하게 '전이'라고 부른다)시킨다는 충격적인 주장을 펴왔다. 지난 몇 년간 나는 그 주제에 대한 나의 굽히지 않는 입장을 발표한 것에 대해 조롱과 모욕적인 논평 그리고 노골적인 죽음의 위협을 받아왔다.

미국 국립암연구소(NCI)는 웹사이트에 "혈관 형성 억제제는 종양 세포보다는 혈관의 성장을 억제하는 경향이 있기 때문에 독특한 암 퇴치제. 일부 암에서는 혈관 형성 억제제가 추가 치료, 특히 화학요법과 결합할 때 가장 효과적이다"라고 밝히고 있다. 그러나 미국 국립보건원(NIH)의 지원을 받은 2012년 연구는 암 투병 약물의 효과가 수명을 단축시키고 치명적인 결과를 초래할 수 있는 무서운 시나리오로 변할 수 있는 이유를 새롭게 조명한다. 이 연구는 (때에 따라 비교적 크기가 작고 성장 속도가 느리거나, 전이의 위험이 없는 무해한 종양을 수축시키거나 제거하는 데 사용되는) 공격적인 치료가 온몸에 매우 공격적인 암이 난무하는 상황을 만들 수 있다는 것을 보여준다.

《암세포(Cancer Cell)》지의 2012년 1월 17일자에 발표된 획기적인 연구 결과는 모든 1차 암 종양의 일부인 거의 분석되지 않은 세포 그룹이 암 진행과 전이에 대항하는 중요한 차단벽 역할을 할 가능성이 있다는 것을 발견했다. 혈관 형성 억제제로 알려진 새로운 종류의 항암제는 종양에 대한 혈액 공급을 차단함으로써 '주피 세포(모세혈관의 전 단계로, 수축력을 갖춘 길고 가느다란 특수한 세포의 일종―옮긴이)'라고 불리는 이러한 세포를 감소시키거나 파괴한다.

전 세계의 과학자들과 종양학자들은 혈관으로 구성된 종양의 생명 유지 시스템을 잘라냄으로써 성공적으로 영구적인 종양 퇴행을 달성할 수 있다는 근시안적인 가정을 했다. 이것이 판도라의 상자를 열고 암의 악몽을 만드는 것이라고는 어느 누구도 생각하지 못했다.

행동하는 암의 지혜

전체론적이고 과학적인 관점에서 볼 때, 앞의 가정에는 중대한 결함이 있다. 나는 암이 균형 잡힌 상태(항상성)로 돌아가려는 신체의 마지막 치유 시도 가운데 하나라는 주장을 자주 펴왔으며,

이 주목할 만한 연구는 암이 가장 고도로 진화하고 정교한 신체의 보호 메커니즘 중 하나를 구성하고 있음을 분명히 보여주고 있다.

이 연구는 종양의 혈액 공급을 차단함으로써 암을 감소시키는 치료법이 의도치 않게 종양을 더 공격적으로 만들고 확산시킬 가능성이 있다는 것을 보여준다. 달리 말하면, 암이 통제 불능이 되어 신체의 다른 부분을 침범하는 것을 막기 위해, 신체는 집요하고 의도적으로 여분의 혈관을 만들어낸다. 몸이 왜 그런 짓을 하느냐고 묻고 싶은가?

모든 암세포는 혐기성(산소를 필요로 하지 않는다는 의미—옮긴이)으로 변한 정상 세포로, (폐색으로 인한 산소 결핍 때문에) 산소가 너무 부족하기 때문에 산소를 사용하지 않고도 생존하고 에너지를 생산하기 위해서는 변이를 일으켜야 한다. 폐색된 세포에 산소 공급을 늘리고 주피 세포의 작용을 지원하여 암의 진행과 전이를 예방하기 위해, 신체는 새로운 혈관을 배양한다. 이와 같은 관점에서 볼 때 현재 시행되고 있는, 혈관을 파괴하는 의학적인 접근법은 역효과를 낳을뿐더러 위험하기까지 하다. 그것은 특정 암 종양이 고립되고 치료 가능한 것으로 남아 있도록 하며 암이 널리 퍼지고 통제할 수 없는 질병으로 확대되는 것을 막기 위해 신체가 사용하는 바로 그 시스템을 파괴하는 것이다.

이러한 사실이 아주 분명한 것이, 항암제는 암세포만 파괴하는 것이 아니라 암세포와 정상 세포로 산소를 운반하는 암 보호 세포와 혈관도 함께 파괴한다. 이온화 방사선과 항암제는 발암성이므로 새로운 암세포가 신체의 거의 모든 곳에서 발병하게 할 수 있다.

암이 더 퍼지도록 만드는 종양 성장 억제

화학요법 약물, 혈관 형성 억제제 또는 방사선 치료가 종양 퇴행을 달성할 수 있다는 것은 의심할 여지가 없다. 하지만 다수의 새로운 암을 발생시키는 막대한 대가를 치르지 않고서는 그렇게 할 수가 없다. 생물학적 대량 학살이 남긴 수십억 개의 죽은 암세포와 주피 세포 외에도, 염증을 일으키거나 손상된 수십억 개의 세포와 혈관이 있는데, 이것은 새롭고 공격적이며 치명적인 암의 발생 가능성을 크게 증가시킨다.

대부분의 암은 진단 장비로 발견하기에는 크기가 너무 작고, 의사들은 적어도 당분간은 "완치되었다"는 자랑스러운 표현을 사용할 수 있다. 그러나 이런 암들은 필연적으로 1년 내지 2년 안에 크기가 더 커져 진단을 통해 발견되며, 이전에 완치되었다고 선언했던 그 의사가 환자에게 암이 재발되었을 뿐만 아니라, 다른 곳까지 전이되었다고 말하도록 만드는 것이다.

앞에서 조명된 연구 결과는 화학요법, 혈관 형성 억제 치료법, 방사선 치료를 포함한 현재의 암 치료법이, 우리를 공격적인 암에 걸리게 하고 생존 가능성을 현저히 떨어뜨리는 데 가장 큰 기여를 한다는 것을 실제로 증명할 수 있는 뜻밖의 발견을 우리에게 제공한다.

이 연구에서 책임 저자인 라후 칼루리(Raghu Kalluri) 박사, 베스 이스라엘 디코니스 메디컬센터(BIDMC) 기질 생물학 과장, 하버드 의대의 약학 교수 등은 실제로 주피 세포의 표적이 종양으로의 혈관 성장을 억제하는 약물이 하는 것과 같은 방식으로 종양 성장을 억제할 수 있는지 여부를 밝혀내려고 했다. 어쨌든 주피 세포는 혈관을 덮고 그들의 성장을 지탱하는 맥관 구조(혈액이나 림프 등의 액체를 체내에 운반하거나 순환시키는 혈관 및 조직)의 중요한 부분이다. 칼루리와 그의 팀이 우연히 발견한 것은 놀라울 뿐 아니라 극도로 염려스러운 것이었다.

하버드 의대, 베스 이스라엘 디코니스 메디컬센터의 보니 프레스콧태트(Bonnie Prescottat) 박사는 '종양 세포 그룹이 암의 확산을 막는 방법─주피 세포가 전이를 예방하는 데 도움이 된다는 것을 보여주는 역설적인 발견'이라는 제목의 글에서 이번 연구의 심각한 시사점을 좀 더 자세히 설명한다.

또한 프레스콧태트 박사는 "칼루리와 그의 동료들은 유방암에 적용했을 때 유방암 종양에서 주피 세포의 수를 60% 줄임으로써 25일 동안 종양의 부피가 30% 감소했다는 사실을 발견했다"고 썼다.

이처럼 중대한 종양 수축이 표적 암의 성장을 막거나 늦출 것이기 때문에 기존의 의학계는 이것이 바람직한 효과가 될 것이라고 말하고 있으며, 종양학자들은 이러한 접근법이 암 치료의 돌파구가 될 수 있다고 환영해왔다. 그러나 연구진은 주피 세포를 60~70% 정도 파괴함으로써 2차 폐종양의 수가 3배 증가해 종양이 전이된 것 또한 발견했다.

칼루리는 "종양의 크기가 작아진 것만 본다면 결과가 좋다고 할 수 있다. 하지만 전체적인 양상을 보면 종양 혈관을 억제하는 것이 암 진행을 조절하는 것이 아니었다. 사실은 암이 몸의 다른 곳으로 퍼지고 있었다"고 말한다.

프레스콧태트 박사는 이식된 신장의 세포암 및 흑색종과 같은 암에서도 실험을 반복함으로써 여러 종류의 암에서 이러한 발견을 입증한 칼루리가 "우리는 훌륭한 주피 세포 보호막을 가진 큰 종양이 같은 종류의 작은 종양보다 전이성이 낮다는 것을 보여주었다"고 말한 것으로 쓰고 있다.

이 모든 문제들에도 불구하고 종양을 축소시키는 것이 바람직한 목표라는 의료 전문가들의 주장이 아무것도 모르는 암 환자들에게 밀어붙여지고 있다. 만약 여러분이 암 종양 진단을 받았고 의사가 제안하는 치료법이 종양의 크기를 30%까지 줄일 수 있지만, 동시에 2차 종양이 발생할 확률을 300%나 증가시킨다고 말한다면 어떻게 하겠는가?

현대 의학의 암 치료법 바로 알기

현대 의학의 항암 치료 역사는 그 치료법이 질병 자체보다 훨씬 더 파괴적인 것으로 판명된 사례들로 가득 차 있다. 이 단 하나의 연구는 우리 몸이 종양의 성장을 지원하기 위해 실제로 새로운 혈관을 만들 때 무모하거나 무책임하지 않다는 것을 이해하게 해준다. 이와 반대로 몸은 독성, 폐색, 정서적 스트레스 등의 상황에 관계없이 생존의 최선의 경로를 추구할 수 있는 탁월한 지혜와 물리적 수단을 잘 갖추고 있다.

종양 세포를 공격하는 것은 여전히 신체에 대한 공격인데, 의사와 환자가 암세포를 어떤 대가를 치르더라도 파괴해야 하는 사악한 괴물로 인식할 때 더욱 악화된다. 암 진단과 치료는 신체에 심각한 스트레스를 주고 폭력적인 행동을 하며 신체의 모든 부분에 영향을 미치는 강력한 투쟁-도피 반응을 불러일으킬 것이다. 죽음의 공포는 스트레스 호르몬을 혈액 속에 지속적으로 분비하도록 유도한다. 스트레스 호르몬은 소화 시스템과 면역 체계를 정지시키고 암을 예방하는 주피 세포를 포함한 중요한 혈관을 수축시킬 수 있을 만큼 강력하다.

앞의 새로운 연구에서 증명되었듯이, 주피 세포의 파괴는 신체의 다른 부분에서 2차 종양의 수가 급격히 증가하는 것을 동반한다. 몸은 기계가 아니라 살아 있는 생명체다. 그것은 당신이 생각하고 느끼고 노출되는 모든 것에 감정과 생화학적 변화로 반응한다. 어떤 수준에서든 신체를 위협하는 것은 신체의 치유 능력을 위태롭게 한다.

암은 단순히 무작위적인 파괴보다 더 깊은 의미나 목적을 가지고 있으며, 암의 진정한 목적에 대한 무지가 이러한 잘못된 방향의 암 치료의 근원이 되고 있다. 인체는 암을 통제 범위에 두면서 암이 축적된 독소와 노폐물을 소탕하고, 인체의 다른 부위에 암이 퍼지지 않도록 하는 것을 포함한 본래의 역할을 수행하기 위해 자체 내장된 생존과 치유 프로그램을 사용한다.

과학자들은 진행 단계와 크기가 다른 130개의 유방암 종양 시료를 검사하고, 주피 세포의 수를 예후와 비교한 결과, 주피 세포 수치가 가장 적은 종양이 제일 공격적이고 원거리 전이를 일으키며 5~10년 생존율이 20% 미만이라는 사실을 알아냈다.

약물 치료에 따른 전이 위험의 급격한 증가 이면에 있는 정확한 메커니즘을 이해하기 위해, 나는 암 연구의 중요한 부분 중 하나라고 생각하는 그들의 연구를 확인해볼 것을 권하고 싶다. 확실히 나 혼자만 이 믿음을 공유하는 것은 아니다.

텍사스 대학교 MD 앤더슨 암센터장인 로널드 A. 데피노(Ronald A. DePinho)는 "이러한 결과는 상당히 도발적이며 종양 혈관 형성을 목표로 설계된 임상 프로그램에 영향을 미칠 것이다"라고 말했다. 그리고 칼루리와 그의 팀의 새로운 발견들은, 암에 대한 어떤 가정들은 반드시 다시 조사되어야만 한다는 것을 암시한다. 칼루리는 "우리는 다시 돌아가서 종양을 검사하고 어떤 세포가 성장과 공격성을 촉진하는지 또는 보호 역할을 하는지 알아내야 한다"면서 "모든 것이 흑백 논리로 설명할 수 있는 것은 아니다. 종양 안에는 어떤 맥락에서 볼 때 실제로 유익한 세포가 있다"고 말했다.

암이 우리에게 주는 교훈

암을 유발하는 약물과 이온화 방사선을 이용해 단기간에 악성 종양을 수축시키는 한편, 기존 암은 침습적이고 치명적이 되게 하고, 원래 종양과 멀리 떨어진 신체의 다른 위치에 새로운 암이 나타나게 하는 것이 나에게는 전혀 이치에 맞지 않는 것으로 보인다. 이러한 접근법은 근시안적이며, 수많은 사람들이 얻는 것은 적으면서 모든 것을 잃는 함정에 빠뜨린다.

2012년 앨라배마 대학교 버밍햄 캠퍼스의 종합 암센터와 화학과의 과학자들은 화학요법 약물과 관련하여 화학요법 후 남겨진 죽은 암세포가 신체의 다른 부위로 전이될 가능성이 있는지 여부를 조사한 바 있다. 앨라배마 대학교의 혈액학 및 종양학 부교수 겸 공동 연구원인 케이트리 셀랜더(Katri Selander) 박사는 언론에 발표한 성명에서 "만약 화학요법으로 암세포를 죽임으로써 우리가 모르는 사이에 살아남은 암세포를 더욱 침습적으로 만드는 DNA 구조를 유도한다면? 그건 생각조차 하기 싫다"고 말했다. 죽은 암세포는 이미 면역 체계와 많은 종류의 암에 존재하는 '9번 관문 수용체', 즉 TLR9로 매개된 단백질로 체내에서 활로를 찾는 것이 발견되었다. 셀랜더 박사는 "TLR9가 전이를 증가시킨다면, 연구원들은 이 분자의 경로를 차단하거나 조절하는 표적 치료법을 찾아낼 수 있을 것"이라고 말했다.

혈관 형성 억제 요법은 이미 치명적인 전이를 일으키는 것과 관련되어 있으며, 화학요법도 거의 같은 이유와 추가적인 이유로 동일한 문제를 일으키고 있다.

몇 년 전 미국의 유명한 종양학자가 나에게 연락해와 간 청소가 말기 폐암으로 고생하는 아내를 도울 수 있는지 물은 적이 있었다. 그는 6년 넘게 자신들이 가진 가장 최신의 화학요법을 모두 사용해봤지만 소용이 없었다고 말했다. 화학요법을 할 때마다 더 많은 악성 종양이 폐에서 발병하여 간과 뼈로 퍼져나갔다고 한다(우리는 이제 그 이유를 알 수 있다). 나는 그에게 아내가 말기 암 상태라 더 이상 잃을 것이 없지만, 간과 혈액 및 조직에 축적된 독소를 제거함으로써 상황을 반전시킬 수 있다고 말해주었다. 이것은 종양의 성장을 불필요하게 만들 것이다.

그는 첫 번째 간 청소 결과를 직접 관찰하고 기록했는데, 아내가 3일 동안 2500개나 되는 놀라운 양의 담석을 방출했다고 나에게 알려왔다. 4주 후 다시 그는 아내의 간과 뼈에 있는 종양이 사라졌고 왼쪽 폐에만 작은 종양 한 조각이 남아 있다고 경과를 전해주었다. 나는 그녀에게 모든 담석이 없어질 때까지 간 청소를 계속하라고 권했다. 그는 아내가 간 청소를 한 이후 딴사람이 되었다면서 평생 시달리던 변비가 사라졌고 피부도 더 이상 창백하지 않아 마치 회춘한 것 같다고 했다. 또한 20년 전에 가졌던 에너지를 되찾았고, 첫 번째 암 진단 이후 겪었던 심한 우울증도 완전히 사라졌다고 했다.

나는 개인적으로 자연스럽게 암을 성공적으로 완화시켰지만, 그 후에 모든 암을 제거하기 위해 화학요법을 하도록 설득된 암환자들을 보아왔다. 그들은 모두 첫 치료를 받은 지 하루 혹은 이틀 안에 죽었다.

현대 의학의 치료법은 질병과 싸우는 것이 아니라 신체와 싸우는 것이다. 질병은 신체가 스스로 치유하는 방법이며, 현대적인 치료는 이 능력을 손상시키거나 파괴하는 확실한 방법이다.

아무것도 없는 곳에서 괴물 만들기

지금까지 논의한 모든 것들로부터 매우 중요한 질문이 하나 떠오른다. 암은 질병이 아니라 원래 우리 몸에 속해 있던 것이 아닌 무언가를 제거하기 위해 고안된 우리 몸의 자연스러운 생존 메커니즘이 아닐까? 만약 그렇다면 치명적이고 파괴적인 수단으로 그러한 노력을 억누르기보다는 그런 장애물들을 제거하려는 몸의 자연스러운 노력에 힘을 보태는 것이 더 낫지 않을까? 지각 있는 사람들이라면 이 말에 동의할 것이다. 장애물들이 모두 사라졌을 때, 우리 몸이 암과 같은 극단적인 생존 메커니즘에 계속 의존할 이유는 더 이상 없을 것이다.

"푸딩 맛은 먹어봐야 안다"는 오래된 격언이 있다. 푸딩은 그것을 먹어보기 전까지는 어떤 맛인지 알 수가 없다. 만약 여러분이 병의 원인을 제거하고 병이 *스스로* 사라지는 것을 경험한다면, 처음부터 병이란 것이 없었다는 사실을 확실히 알게 될 것이다. 우리 몸이 정상적인 상태라면 절대 하지 않을 일을 하는 이유는 단 한 가지다. 우리가 몸이 수행하는 정상적인 활동을 방해했을 때마다, 우리 몸은 최소한 그런 상황을 완화하고 *스스로의* 기본적인 기능을 회복할 수 있도록 시정 조치를 취하는 것 외에는 선택의 여지가 없다.

그러나 서구 사회 대부분의 사람들은 병에 걸렸을 때 몸이 *스스로* 치유하는 것을 도움으로써 *스스로* 병을 이겨내는 경험을 해볼 기회가 거의 없었다. 병에 걸렸을 때 그들은 즉시 몸이 잘못된 행동을 하고 있다고 믿는다. 하지만 우리 몸은 몸의 주인이 알고 그랬든 모르고 그랬든 *스스로* 만들어냈거나 방치함으로써 나빠진 상황을 바로잡기 위해 올바른 행동을 하고 있는 것이다. 만약 우리가 '몸이 나를 아프게 한다'는 믿음을 오랫동안 갖고 있다면, 그러한 오해가 결국엔 현실에서 우리 스스로 경험하는 것으로 바뀔 수도 있다.

게다가 다른 많은 사람들도 똑같은 믿음을 갖고 있다면, 그것은 우리가 감내해야 하는 하나의 '사실'로 탈바꿈한다. 오래지 않아 모든 사람들이 그러한 '사실'을 알게 되고, 두려움과 공포를 느끼며 그에 따라 행동한다. 그들이 믿고 있는 진실은 자기 완결적 예언이 되고, 자연스러운 본능과 상식은 창밖으로 버려지게 된다.

이런 모든 것이 합쳐져서 우리는 지금까지 병을 대하는 태도를 만들어왔다. 서구 사회 대부분의 사람들은 몸에 조금만 문제가 생겨도 곧바로 의사를 찾아간다. 심지어 여성들은 임신 중에도 자신과 태아를 상대로 온갖 검사를 실시하는 바람에 임신부와 아이가 평생 의사에게 의존하도록 하는 프로그램이 만들어질 정도다.

현재 우리는 아기의 분만을 위해서도 (과거에 수많은 아기들이 그런 도움 없이 건강하게 태어났음에도 불구하고) 의사의 도움을 받아야만 한다. 또한 우리는 아이들에게 여러 가지 (또 다른 암의 원인이 되는) 백신 접종을 받도록 하기 위해, 귀나 목에 염증이 났을 때 항생제 처방을 받기 위해, 편도선이나 맹장을 제거해야 하는지 물어보기 위해, 혹은 우리가 설탕이나 식품 첨가물 그리고 패스트푸드에 의존하여 살고 있기 때문에 또는 부모의 애정과 보살핌이 결핍되어 생기는 신경과민이나 주의력 결핍 장애에 복용하는 약을 처방받기 위해 의사의 도움을 받는다.

그뿐만 아니라 콜레스테롤 수치가 높아졌을 때 스타틴(콜레스테롤 저하제—옮긴이) 처방을 받기 위해, 고혈압에 이뇨제를 먹어야 하는지 묻기 위해, 혹은 동맥경화를 치료하기 위해 혈관 확장 수술을 받아야 하는지 물어보기 위해 의사의 도움을 필요로 한다. 그 밖에도 의사를 찾아가야 할 이유는 셀 수 없이 많다.

이 모든 프로그램을 관장하는 이들(대중의 무지를 통해 이익을 얻는 대부분의 기득권자들)은 자신들의 이익을 위해, 또한 대중을 통제하기 위해 식품 산업과 의학 산업을 이끌어왔다. 오늘날 대중은 더이상 스스로의 힘으로 생각할 수 없게 되었고, 자신들의 선천적이고 본능적인 치유 능력에 대한 믿음마저 잃어버렸다. 그들은 자신들의 건강을 유지하는 일에는 관심 없는 산업에 의지하게 되었다. 캘리포니아 대학교 로스앤젤레스 캠퍼스의 마틴 샤피로(Martin Shapiro) 박사는 우리가 스스로의 선택으로 인해 직면하고 있는 이런 위태로운 상황을 다음과 같이 심각하게 언급했다.

"일반 악성 종양을 갖고 있는 많은 사람들이 그 효능이 매우 의심스러운 약물로 치료를 받고 있는 데는 암 연구자들, 의학 저널들 그리고 대중매체 모두에게 책임이 있다."

지금은 자연적으로 암을 치료하는 방법이 과거보다 더 많이 있지만, 그중 어느 것도 국가와 국민의 건강을 관리한다고 주장하는 사람들에 의해 연구되거나 지지를 받거나 혹은 홍보가 이뤄진 적이 없다. 미국 암학회, 미국 국립암연구소, 미국 의학협회, 미국 식품의약국 그리고 주요 암센터들이 모두 대체의학을 통한 암 치료법의 성공에 두려움을 느끼고 있다. 물론 이는 의학계에서 실시하는 암 치료법의 엄청나게 높은 실패율(93%)을 생각해보면 이해하기 어려운 일도 아니다.

세계적으로 유명한 건강 연구가인 로버트 휴스턴(Robert Houston)과 게리 널(Gary Null)은 의학 산업의 암 관련 정책 이면에 숨어 있는 진짜 이유를 다음과 같이 통렬하게 드러냈다.

"암에 대한 해결책이 나온다는 것은 암 연구의 종말과 기존 기술의 폐기 처분을 의미하고, 개인적인 영광에 대한 꿈이 사라지는 것을 의미한다. 암과의 전쟁에서 승리하게 되면 자선 단체들로부터 계속해서 들어오던 지원금이 고갈될 것이고…… 현재의 의료 기관들에 엄청난 비용과 훈련 그리고 고가의 수술 장비들과 방사선 치료 및 항암 화학요법에 필요한 장비들이 더 이상 쓸모없어지게 되는 극도의 공포감을 안겨줄 것이다. ……그들에게 새로운 치료법은 불신받아야 하고, 거부되어야 하며, 어떤 대가를 치르더라도 인정받지 못하도록 만들어야 할 대상이고, 가급적이면 어떤 실험도 이뤄져서는 안 되는 것들이다."

캘리포니아 대학교 버클리 캠퍼스의 저명한 암 연구가인 하딘 존스(Hardin Jones) 박사는 현대의 암 치료와 관련한 딜레마를 다음과 같이 말했다.

"기대 수명이라는 면에서 보았을 때 암 치료를 받은 환자의 생존 확률이 치료받지 않은 환자보다 더 나을 게 없는 것으로 보인다. 그리고 암 치료가 암 환자의 생존 기간을 오히려 단축시킬 가능성이 있는 것으로 보인다."

수십 년 동안 암 환자들의 생존 기간을 분석한 존스 박사는 결국 이렇게 결론을 내렸다. "암 환자들은 치료받는 것보다 치료받지 않는 게 더 좋은 것 같다." 존스 박사의 충격적인 평가는 지금까지 누구에게도 부인되지 않고 있다. 또한 존스 박사는 다음과 같이 말했다. "나의 연구 결과에 의하면, 유방암 환자들을 포함하더라도 항암 화학요법과 방사선 치료를 거부한 암 환자들이 치료를 받은 환자들에 비해 실제로 4배 더 오래 생존하는 것으로 밝혀졌다."

암 치료를 받지 않는 것이 암 치료를 받는 것보다 더 나은 결과를 가져온다면, 우리는 다음과 같은 궁금증을 품을 것이다.

"그렇다면 보건 당국에서 암 환자들을 더 빠르게 사망에 이르도록 한다는 사실이 증명된 치료법을 허용하고, 권장하고, 더 나아가 그것을 강제하는 이유는 무엇인가?"

미국 의학협회(AMA)가 이 질문에 대한 답변을 해줄 듯싶다. 이 협회의 공식적인 목적과 의무는 회원들(즉 의사들)의 수입을 보호하는 것이다. 회원들의 수입 중 가장 큰 부분을 차지하는 것이 암 환자들의 치료비에서 나온다. 모든 암 환자들은 평균적으로 5만 달러의 가치가 있다. 미국에서 암을 완치하는 다른 방법이 공식적으로 인정된다면 미국 의학협회 회원들의 수입에 치명타를 입힐 것이다. 실제로 이 협회의 부속 정관에는 새로운 암 치료 방법의 홍보를 금지하는 항목이 있다.

지난 60여 년간 엄청난 연구를 하고 수많은 환자들의 목숨을 앗아간 암을 치료하기 위해 수천억 달러를 지불해왔지만, 우리는 지금 생존을 위협하는 수많은 도전들에 직면해 있다. 이와 같은 허구의 괴물을 멈추게 하는 유일하고 합리적인 대안은 우리 스스로 치유하는 기술을 배우는 것이다. 그 외의 다른 선택은 국가 재정을 파탄으로 이끌고, 개인의 생계를 위협하며, 우리를 자멸의 구렁텅이에 빠뜨릴 것이다.

의학의 곤경

건전한 의학적 지식을 가진 사람이라면 누구나 겉으로 나타나는 증상이 실제의 질병과는 다르다는 사실을 잘 알겠지만, 오늘날 대부분의 의사들은 마치 증상 자체가 질병인 것처럼 증상을 치료하려 한다. 공식적으로 알려진 4만 개가 넘는 질병 대부분의 발생 원인을 알지 못하면서도 의학 교과서들과 의사들은 이런 질병에 대한 '효과적인 치료법'을 이야기한다. 원래는 사람들을 잘못된 치료법으로부터 보호할 목적으로 설립된 질병 협회들조차 오직 병원에서만 '진단과 치료'가 가능하다고 주장한다. 협회의 대리인들은 의학 산업이나 제약업계에서 전파하는 것과 다른 방법을 이용해도 치료가 가능하다고 주장하는 사람들을 색출한다.

결과적으로 천연의 무해한 허브나 음식으로도 동일한 효과를 보거나 더 나은 효과를 볼 수 있다고 주장하는 사람은 누구든 법률을 위반하는 것이고 항상 고발당할 위험에 노출되어 있다. 바이옥스(Vioxx, 미국의 제약사 머크가 개발한 진통 소염제로, 심각한 부작용 때문에 2004년 판매를 중단했다―옮긴이)와 같은 처방약은 수많은 사람들을 죽음으로 몰아가거나 상해를 입혔지만, 협회 대리인들에게 밖으로 나가서 대중에게 처방된 약을 먹기 전에 한 번 더 생각해보라는 경고를 하라고 권장한 적이 없는 것 같다. 그렇게만 했다면 처방된 약의 엄청난 부작용 때문에 매년 100만 명 가까이 죽어가는 사람들에게 자신들의 생명을 보존할 기회를 주었을 것이다.

그럼에도 불구하고 의사들의 과잉 처방은 대유행 수준이다. 거의 2명 중 1명의 미국인들이 처방약을 복용하면서 약효는 보지 못한 채 수많은 부작용에 노출되고 있다. 처방약에 대한 합리적인 의심을 하고 의사들이 대체의학에 대한 개방적인 입장을 취하는 것은 건강 관리 실천에서 진일보하는 발전이 될 것이다. 하지만 현재의 추세로 볼 때 그러한 개선이 조만간 우리 앞에 다가오지는 않을 것 같다.

병의 근본 원인을 제거하지 않고 질병의 증상만 치료한다면 여러분은 항상 위험한 부작용을 스스로 만들어내고 있는 것이다. 질병의 원인도 모르는 채 질병을 치료하는 것이 과연 과학적이고 합리적인 방법인가? 저명한 암 전문의가 암이 어디에서 나왔는지 혹은 어떻게 해서 생겼는지 단서도 모르는 채 여러분의 암을 치료하고 있다면, 암 전문의는 자신이 어느 정도의 의학적 전문 지식을 가졌다고 주장할 수 있을까?

가장 중요한 문제 중 하나가 오늘날의 의료인 양성 기관들은 질병의 근본 원인을 이해하는 문제에 관한 한 학생들이 스스로 생각하도록 훈련시키지 않는다는 점이다. 수련의들은 엄격한 규정과 치료 계획에 따라야 하고, 만약 거기서 벗어나면 의사로서 개원도 하지 못하는 대가를 치러야 한다. 친절이나 동정심으로 자기 환자들에게 공인되지 않은 다른 치료 방법을 소개한 수많은 다른 의사들처럼 심한 경우에는 감옥에 갈 수도 있다. 그렇다면 과연 우리의 몸이 아플 때 의사들과 그들이 사용하는 기술을 통해 우리를 정말 괴롭히는 것이 무엇인지 알아내리라고 합리적으로 기대할 수 있는가? 다행스럽게도 그런 기대를 걸어볼 만한 사례가 점점 늘어나고는 있지만, 지금은 전혀 그렇지 않다고 말하는 것이 옳다.

진정한 치유에 관한 한 우리는 암흑의 시대를 살아가고 있다. 《뉴잉글랜드 의학 저널》, 미 국회의 해당 소위원회 그리고 세계 보건기구(WHO)의 독립적인 보고서들에 따르면, 오늘날 의료 기관에서 이용되는 모든 의학 치료의 85~90%가 증명되지 않았거나 과학적인 연구 없이 시행되는 방법이라고 한다. 여기에는 가까운 병원이나 의사를 찾았을 때 여러분에게 제공되는 진단이나 치료 방법이 모두 포함되는데, 특히 주목해야 할 것이 항암 화학 요법과 방사선 치료다.

의사들로부터 건강과 치유에 관한 우리의 의문에 대한 진정한 도움과 깨우침을 얻을 수 없다면, 의학 연구자들이 우리가 찾고 있는 대답을 줄 수 있을까? 그럴 것 같지도 않다. 왜냐하면 대부분의 연구자들이 질병 자체가 아니라 질병의 증상을 가라앉히거나 제거하는 것이 주요 관심사인 거대 제약 회사에 고용되어 있거나 그들의 지원을 받기 때문이다.

오늘날 의료보험 제도가 생긴 가장 강력한 숨겨진 이유는 돈과 권력과 통제력을 움켜쥐려는 끊임없는 욕구와 탐욕 때문이다. 인간이 건강과 활력을 성취하는 데 도움을 주겠다는 바람은 인류에 대한 진정한 사랑과 연민을 가진 의사나 건강 전문가에게서 찾을 수 있을 것이다.

앞서도 언급했듯이, 제약 회사들을 포함한 의학 산업의 최대 관심사는 암이나 만성 질환의 치료 방법을 찾는 것이 아니다. 그런 방법을 찾는다면 질병의 증상을 치료하는 현재의 방법이 쓸모없어지기 때문이다. 질병의 원인을 제거하면 따로 질병의 증상을 다루는 접근법을 사용할 필요가 없어진다. 질병의 원인이 바로잡히면서 이러한 증상들은 자연스럽게 사라지기 때문이다. 아주 심각한 경우 외에는, 증상을 치료하는 약물이나 복잡한 진단 절차, 방사선 치료 그리고 외과적인 수술 등이 필요 없다. 그들의 행동은 환자들을 기만하는 것이고, 잠재적으로 환자들의 건강에 오히려 해를 입힐 것이다.

만약 미국에서 전 국민을 상대로 하는 보편적 의료보험이 현실화된다면, 우리는 질병과 질병으로 인한 사망자가 엄청나게 늘어나는 현상을 경험할 것이다. 현재 재정적으로 병원비나 의료보험비를 감당할 수 없는 많은 사람들이 큰돈 들이지 않고 좀 더 자연적으로 병을 치료하는 방법을 찾으려 하거나, 아예 병원을 찾아볼 생각조차 하지 않을 것이다. 의학적인 치료를 받는 사람들의 사망률이 높기 때문에, 아무 치료도 받지 않는 사람들이 사망할 위험은 실제로 매우 낮다.

그러나 아무 치료도 받지 않는 것, 즉 낮은 사망 위험에 대한 기대는 '값싼 보편적 의료보험' 때문에 좌절될 것이다. 1980년대에 지중해 동부에 있는 섬나라인 키프로스에서 지낼 때 나는 이곳의 국민들 대부분이 수천 년 동안 자연적인 치유법에 익숙해 있다가 의료 서비스를 무상으로 이용하면서 갑자기 현대적인 의료 시스템에 사로잡힌 것을 목격했다. 그것은 예로부터 그렇지 않았으면 아무도 이용하거나 구입하지 않았을 것들을 애써 이용하거나 구입하도록 만드는 효과적인 마케팅 전략이었다. 키프로스, 독일, 프랑스, 영국, 캐나다 등에서의 무상 의료 서비스 정책은 사람들을 현혹하고 호도하는 결과를 가져왔는데, 미국에서도 그런 정책이 시행된다면 똑같은 결과를 불러올 것이다.

이러한 경향이 오로지 의료 시스템의 잘못이라고 주장하려는 것은 아니다. 사람들이 자신의 신체적·정신적 건강 그리고 식습관과 생활 습관에 대해 스스로 책임지지 않는 한, 그런 위험한 시스템들이 우리 생활에 끼어들 수밖에 없다. 수많은 사람들이 전혀 근거 없는 의학적 치료 때문에 초래되는 엄청난 결과를 경험한다. 예를 들어 암 환자들에게 행하는 의학적 치료는 극단적인 성향이 있기 때문에 그들은 정신적으로 가장 충격적인 의학적 치료의 부작용을 경험한다. 암에 대한 표준 치료법들은 치유가 아니라 파괴를 위한 것이다. 과연 이러한 치료 행위의 잠재적인 이득이 있는지조차 의심스러운데, 가장 종합적인 연구 문서 중 하나에 의하면, 그런 이득은 전혀 없다(이에 대한 설명은 뒤에 이어질 것이다).

항암 화학요법을 믿을 수 있는가?

토니 스노(Tony Snow) 전 백악관 대변인은 대장암을 고치기 위해 여러 차례 항암 화학요법 치료를 받다가 2008년 7월에 53세의 나이로 타계했다. 토니 스노는 대장암 판정을 받은 이후 2005년 수술로 암세포 부위를 제거하고 6개월 동안 항암 화학요법 치료를 받았다. 2년 뒤인 2007년 그는 원래 암이 있던 위치에서 근처의 복부까지 전이된 암세포를 제거하는 외과적 수술을 받았다. 웨일 코넬 메디컬 칼리지(Weill Cornell Medical College)의 위암 전문의인 앨리슨 오션(Allyson Ocean) 박사는 "현재로선 치료가 가능한 상황으로 보인다"라고 말했다. "우리의 치료법 덕분에 많은 환자들이 치료를 받는 동안에도 일을 하면서 질적으로도 풍요로운 삶을 누릴 수 있다. 이를 사형 선고라고 말하는 사람이 있다면 그는 틀린 것이다." 하지만 우리가 이미 알고 있듯이 오션 박사가 완전히 틀렸다.

　대중매체의 헤드라인은 그에게 더 이상 대장암이 없다는 사실을 알았으면서도 토니 스노가 대장암으로 사망했다고 발표했다. 알고 보니 악성 종양이 다시 돌아와(어디에 있다가 돌아왔을까?) 간과 그의 몸 여기저기에 '전이'를 일으킨 것이다. 사실은 대장암 수술을 맡은 외과 의사가 암세포 제거에 몰두한 나머지, 간에 과중한 부담을 주어 유독성 노폐물들이 몸 안으로 흘러들어간 것이다. 이전에 여러 차례 시행한 항암 화학요법 치료가 염증을 일으켰고 그의 몸 곳곳에 있는 수많은 세포들에 돌이킬 수 없는 손상을 주었으며 면역 체계도 제 기능을 할 수 없게 만들었는데, 이것은 새로운 암세포가 자랄 수 있는, 그야말로 완벽한 조건이다. 처음에 발생했던 암(거기에 추가로 새롭게 자라는 암)의 원인을 치료하지 않았기 때문에 토니 스노의 몸에서는 간과 다른 장기에 새로운 암이 자라났다.

　물론 주류 매체들은 아직까지 토니 스노가 대장암으로 사망했다고 주장함으로써 사람을 사망에 이르게 한 것은 의학적 치료가 아니라 암이라는 근거 없는 믿음을 이어가게 하고 있다. 어느 누구도 이러한 핵심을 알지 못하기 때문에 항암 화학요법과 치명적인 방사선 치료의 독성이 침투하도록 방치된 조건에서 암 환자가 진정한 치료를 받기란 매우 어렵다.

　두 번째 대장암에 걸려 항암 화학요법 치료를 시작하기 전의 토니 스노는 건강하고 강해 보였다. 하지만 치료를 받고 몇 주 지나자 그의 목소리는 거칠어졌고, 노쇠해 보이면서 머리가 하얗게 세고 탈모가 진행되었다. 이런 증상들은 암이 아니라 화학 중독에서 오는 증상들이다.

주류 매체들이 대장암 환자들의 5년 생존 확률 측면에서 토니 스노에게 시행된 항암 화학요법이 아무 효과도 없었다는 강력한 과학적 증거를 보도한 적이 있는가? 아니면 얼마나 많은 암 연구자들이 자신들의 암 환자들을 옹호하고, 아무런 치료도 받지 않을 때보다 훨씬 더 빨리 죽게 만들 수도 있는 항암 화학요법 치료로부터 그들을 보호했는가? 대부분의 의사들이 자신은 암에 걸렸다는 진단을 받았을 때 항암 화학요법을 받으려는 생각조차 하지 않는다는 사실을 알고 난 후에도 그들의 손에 여러분의 생명을 믿고 맡길 수 있겠는가?

여러분은 모르는데 그들은 알고 있는 것이 무엇일까?

현재 미국에서 의사의 치료 행위로 인한 사망자 수가 해마다 75만 명이 넘는다는 소식이 빠르게 퍼져나가고 있다. 아마도 많은 의사들이 정당한 이유로 자신들이 배운 것에 대해 더 이상 신뢰하지 않을 것이다.

"이 나라의 암 환자들 대부분은 암이 아니라 항암 화학요법 치료 때문에 사망한다! 항암 화학요법은 유방암, 대장암 혹은 폐암을 제거하지 못한다. 이러한 사실은 지난 10여 년간 많은 곳에서 보고되었다. 그러나 의사들은 아직도 이런 종류의 암에 항암 화학요법을 사용하고 있다. 유방암에 걸린 여성들은 항암 화학요법 치료를 받지 않았을 때보다 치료를 받았을 때 더 빨리 사망하는 것으로 보인다."〔의학박사 앨런 레빈(Alan Levin)〕

이 조사에는 SEER(Surveillance, Epidemiology, and End Results)라는 미국의 전문 암 통계 프로그램의 1998년 자료와 오스트레일리아의 암 등록 자료가 포함되었다. 성인 암 환자의 5년 생존율이 오스트레일리아에서는 60% 이상이고 미국도 이와 비슷하다. 이와 비교하여 암 환자에 대한 항암 화학요법 치료가 5년 생존율에 단지 2.3% 기여하는데, 여기에 들어가는 많은 비용과 치료에 수반되는 강한 독성의 부작용 등으로 환자가 겪는 엄청난 고통을 정당화할 수 없다.

겨우 2.3%라는 보잘것없는 성공률을 갖고 (신용 사기가 아닌) 의학적 치료 수단으로서 항암 화학요법 치료제를 파는 것은 지금까지 허용된 어떤 것보다 뻔뻔스러운 사기 행각이라고 할 수 있다. 항암 화학요법은 의료 기관들에 해마다 30만 달러에서 100만 달러라는 엄청난 수익을 안겨주고 있으며, 지금까지 이 가짜 약(독)을 판매한 업자들이 벌어들인 돈은 1조 달러가 넘는다. 미 상무부 통계에 의하면 의사들은 항암 화학요법, 방사선 치료, 엑스레이 촬영, 외과적 수술, 입원비 등을 통해 환자 1명당 37만 5000 달러를 벌어들인다. 이처럼 큰돈을 손쉽게 벌 수 있기 때문에 어떤 의사라도 유혹에 흔들리지 않을 수 없을 것이다. 치료를 기다리는 환자야말로 숨어 있는 금광이다. 의료 기관들이 이러한 사기 행각을 가능한 한 오랫동안 계속하려 하는 것도 그리 놀랄 만한 일은 아니다.

많은 이들의 존경을 받으며 하이델베르크 대학교의 암 전문 병원에 근무하고 있는 독일의 유행병 학자 울리히 아벨(Ulrich Abel) 박사는 1990년에 항암 화학요법 치료제에 관한 모든 임상 시험에 대하여 그때까지 이뤄진 어떤 조사보다 포괄적인 조사를 진행했다. 아벨 박사는 350개의 의료 기관들과 접촉하여 항암 화학요법과 관련된 모든 자료를 보내줄 것을 요청했다. 또 그는 저명한 의학 잡지에 실린 수천 편의 과학 기사들을 검토하고 분석했다. 아벨 박사는 여러 해에 걸쳐 이 모든 자료들을 모으고 파헤쳤다.

암 환자에게 가장 흔히 사용하는 치료법의 위험성에 대한 아벨 박사의 연구 결과는 모든 의사들과 암 환자들에게 경종을 울릴 만한 내용이다. 그는 이 조사를 바탕으로 한 논문에서 항암 화학요법 치료의 일반적인 성공률은 매우 '형편없다'는 결론에 도달했다. 그는 보고문에서 다음과 같이 말하고 있다.

"지금까지 조사한 어떤 연구 결과에서도 항암 화학요법 치료가 대부분의 흔한 암을 앓고 있는 환자들의 생명을 뚜렷하게 연장하는 능력이 있다는 과학적인 증거가 없다."

아벨 박사는 항암 화학요법 치료가 삶의 질을 개선하는 데 별 효과가 없다는 점을 지적했다. 또 항암 화학요법을 "과학의 황무지"로 묘사하면서, 이 요법이 효과 있다는 과학적인 증거가 없는데도 의사나 환자 모두 그것을 포기하려 하지 않는다고 언급했다. 주류 매체들은 그동안 이처럼 엄청나게 중요한 연구 결과를 보도한 적이 없는데, 해당 매체들을 재정적으로 후원하는 스폰서들, 즉 제약 회사들의 기득권을 생각하면 크게 놀랄 만한 일도 아니다. 아벨 박사의 연구 보고서가 발표된 것이 1990년이었음에도 불구하고 지금까지 미국에서 발행된 잡지나 신문에 그의 연구 결과에 대한 리뷰 기사는 단 하나도 없었다. 나는 이것이 그의 연구 성과가 중요하지 않아서가 아니라 반박할 수 없는 내용이기 때문이라고 믿고 있다.

나는 이 시점에서 항암 화학요법에 관한 아벨 박사의 책은 1995년으로 거슬러 올라가며, 최신으로 간주되지 않고, 더욱이 그것은 암종(종양의 실질이 상피 조직으로 되어 있는 악성 종양의 총칭－옮긴이)에 대해서만 다루었을 뿐, 육종(폐나 간장 등의 실질 장기와 몸을 지탱하는 뼈와 피부를 제외한 지방, 근육, 신경, 인대, 혈관, 림프관 등 우리 몸의 각 기관을 연결하고 지지하며 감싸는 조직에서 발생하는 악성 종양－옮긴이)은 다루지 않았다는 것을 언급해야만 한다.

그러나 암과 관련한 화학요법의 부적절한 효과에 대한 그의 연구는 대부분의 암에 적용된다. 암종은 주로 외피나 내피에서 유래된 상피 세포로 구성된 종양이다. 신경 조직과 신체 표면의 조직, 또는 분비선의 고형 종양은 암종의 예들이다. 암의 약 85%는 자궁경부암, 유방암, 전립선암, 피부암, 뇌암을 포함한 암종이다.

아벨 박사는 연구 결과를 발표했을 때 맹렬한 공격을 받았다. 많은 훌륭한 연구자들처럼 그도 지금 총을 무서워할지 모른다. 과학자가 직업을 유지하고 새로운 연구를 위한 자금을 계속 지원

받기 위해서는 의료 산업의 기대에 부응하거나 최소한 입을 다물고 있어야 한다. 환자들은 치료의 과학적 근간에 대해 잘 알아야 할 권리가 있으며, 계획된 치료가 생존 및 삶의 질 측면에서 정말로 효과적이라는 것을 보여주는 좋은 (무작위) 비교 연구를 만들어내도록 종양학자에게 요청하는 것을 주저하지 말아야 한다.

현재의 자료에 따르면, 항암 화학요법은 미국에서 성공률이 2.3%, 오스트레일리아에서는 성공률이 2.1%에 불과한 것으로 나타났다. 아무것도 하지 않는 것이 훨씬 더 큰 성공을 거둘 때 2.3%의 성공률을 성공이라고 부르는 것은 거의 가치가 없다.

심지어 많은 의사들이 암이 너무 진행되어 수술할 수 없는 상태의 악성 종양을 가진 환자들에게까지 아무 효과가 없다는 것을 알면서도 항암 화학요법 치료를 처방한다. 의사들은 항암 화학요법이 효과적인 암 치료 수단인 것처럼 말하고, 아무것도 모르는 환자들은 '효과적'이라는 말을 '완치'라는 말과 동의어로 받아들인다. 물론 의사들은 '효과적'인 약에 대한 FDA의 규정을 참고로 하는데, 그 규정에 따르면 28일 안에 종양의 크기가 50% 이상 감소하는 것을 의미한다.

하지만 의사들은 환자들에게 종양의 크기를 28일 안에 50% 이상 줄이는 것이 암을 치료하거나 생명을 연장하는 것과는 전혀 관련이 없다는 사실을 말해주어야 할 의무는 무시한다. 항암 화학요법 치료로 종양의 크기가 일시적으로 줄어들게 만든다고 해서 암을 치료하거나 생명을 연장하는 것은 아니다.

다른 말로 하면, 여러분이 치료받지 않은 암을 몸에 지니고도 항암 화학요법이나 방사선 치료로 크기가 줄어들거나 거의 제거된 암을 지녔을 때와 같은 기간 동안 생존할 수 있다는 것이다. 여기서 중요한 사실은 종양이 총담관(간에서 나간 총간관과 담낭에서 나간 담낭관이 합류하는 곳으로, 암이 잘 생기지는 않지만 발생하면 매우 위험하다—옮긴이)이나 기타 생명 유지에 필수적인 관을 막고 있지 않는 한, 암세포는 아무도 죽이지 않는다는 사실이다. 확실히 초기 암의 경우 종양이 건강을 위험하게 하거나 생명을 위협하지는 않는다. 그러나 현재 암은 세상에서 가장 위험한 질병으로 취급받고 있다. 예전보다 조기에 암을 발견하고 성공적으로 종양의 크기를 줄일 수 있게 되었지만 그렇다고 해서 50년 전에 비해 오늘날 암 환자의 생존 기간이 늘어나지는 않았다. 일반적으로 시행하는 의학적 치료를 하더라도 그것이 잘못된 치료라는 사실은 너무나도 확실하다.

게다가 항암 화학요법은 암을 근본적으로 치료하는 효과를 보여준 적이 전혀 없다. 이와는 대조적으로 우리 몸은 여전히 스스로를 치유할 능력이 있으며, 실제로 암을 진행시키면서 그러한 시도를 한다. 따라서 암은 질병이라기보다는 치유에 의한 반응이다. '질병'은 몸의 어딘가에 불균형이 생겼을 때 그것을 스스로 치유하려는 시도로 나타난다. 그리고 심지어 항암 화학요법이나 방사선 치료를 하고 있을 때에도 이러한 치유 반응이 계속되는 경우가 있다. 그러나 불행히도 앞서 언급한 연구들에서 증명된 것처럼, 환자가 항암 화학요법으로 치료를 받게 되면 이 같은 진정한 치유가 심각한 타격을 받는다.

항암 화학요법이나 방사선 치료는 그 부작용이 끔찍해서 단지 의학적 치료를 신뢰한 대가치고는 너무나 가혹하게 환자와 사랑하는 그의 가족들에게 가슴이 터질 듯한 고통을 안겨준다. 암 환자의 삶의 질을 개선시켜줄 것이라는 약속과 함께 약물 치료를 시작하지만, 약물 치료를 하면 환자의 면역력이 약해져서 구토를 일으키고 머리카락이 빠진다는 것은 누구나 아는 상식이듯, 실제로는 오히려 환자의 삶의 질을 떨어뜨린다.

항암 화학요법 때문에 환자의 생명을 위협할 정도로 입 안 염증이 일어나기도 한다. 이 약물은 백혈구를 포함한 수많은 면역 세포들을 파괴하여 우리 몸의 면역 체계를 공격한다. 치명적인 독성이 몸 안의 모든 장기와 조직을 악화시키는 것이다. 또한 이 약물은 창자의 모든 내벽을 황폐하게 만들 수도 있다. 가장 흔히 발생하는 항암 화학요법 치료의 대표적인 부작용이 환자가 무기력증에 빠지는 것이다. 항암 화학요법 치료를 받고 있는 많은 환자들에게 다시 추가되는 약물들이 환자들 스스로 이러한 부작용을 느끼지 못하도록 할 수도 있지만, 그것들이 대단히 파괴적이고 강압적인 항암 화학요법 약물 자체의 부작용을 삼소시키지는 못한다.

그리고 이러한 효과들은 의학계에 의해 효능의 증거로 선전되어왔다. 실제로 화학요법은 모든 세포에 작용하기 때문에 일부 암세포를 위축시키거나 파괴시킬 수 있다. 하지만 화학요법 옹호론자들이, 온몸에 대혼란을 일으키는 것이 단지 환자를 비참하게 만들고 미래의 질병을 잉태시킨다는 생각을 한 적이 있을까?

더구나 항암제를 홍보하는 많은 사람들은 그들이 옹호하는 치료법에 대해 (정말로 그런 것이 있다면) 까다로운 선택을 하기도 한다. 예를 들어 캐나다 앨버타 대학교 연구진은 대사 장애 치료에 쓰이는 기초 약물 디클로로아세트산염(DCA)이 혐기성 환경을 생성하는 젖산의 해당(解糖) 과정을 교정해 주변의 건강한 조직을 해치지 않고 폐암, 유방암, 뇌암 세포를 죽이는 데 효과가 있다는 사실을 밝혀냈다.

그렇다면 왜 의료 산업이나 미디어는 거기에 관심이 없는 것일까? 그 약은 특허를 필요로 하지 않아서 주요 제약 회사들이 막대한 이익을 창출하는 데 도움이 되지 않기 때문이다. 결국 이 중요한 발견이 사람들의 기억에서 사라지는 일이 뒤따른다.

DCA를 이용해 젖산의 해당 과정을 역전시키려면 세포로의 산소 공급과 종양 퇴행이 제대로 이루어지도록 인체의 폐색된 부분을 청소한 이후에 하는 것이 좋다. 그렇지 않으면 신체가 어떻게 반응할지 확신할 수가 없기 때문이다. 2010년 쥐에서 성장시킨 인간 대장 종양의 경우, DCA는 저산소 조건에서 세포 자연사를 증가시키기보다는 감소를 유발하여 종양의 성장을 촉진하는 것으로 밝혀졌다. 이러한 연구 결과는 적어도 일부 암 유형에서는 DCA 치료가 환자의 건강에 해로울 수 있음을 시사하며, 안전하고 효과적인 암 치료로 간주되기 전에 추가 검사가 필요하다는 것을 강조한다. 게다가 이 치료법이 모든 사람에게 효과적이지는 않다. 따라서 DCA는 많은 환자에게 효과가 있을 수 있는 드문 의약품의 예 중 하나이지만, 아직 만병통치약과는 거리가 멀다.

여러분이 만약 암에 걸렸다면, 피로를 느끼는 것이 단순히 질병의 한 부분이라고 생각할 수도 있을 것이다. 이는 사실과 많이 다르다. 평소와 다르게 피로를 느끼는 것은 항암 화학요법 치료의 부작용인 빈혈증이 원인인 경우가 많다. 항암 화학요법 약물은 우리 몸 안에서 적혈구의 수를 급격히 감소시키는데, 이로 인해 우리 몸을 구성하고 있는 60조~100조 개의 세포에서 유효 산소량을 감소시킨다. 여러분은 그야말로 여러분의 몸을 이루는 모든 세포에서 에너지가 빠져나가는 것을 느끼는데, 다른 말로 하면 죽지도 않았는데 신체가 죽어가고 있는 것이다. 항암 화학요법으로 인한 피로는 전체 암 환자의 89%에서 일상생활에 부정적인 영향을 준다. 기운이 없기 때문에 즐거움도 사라지고, 아무 희망도 생기질 않고 몸의 모든 기능이 까라진다.

장기적인 부작용 중 하나는 이러한 환자들의 몸이 더 이상 영양분을 흡수하거나 악성 종양에 대해 면역을 강화하는 반응을 하지 못하게 된다는 점이다. 바로 이런 모든 것들이 어떤 의학적 치료도 받지 않은 환자들이 치료를 받은 암 환자들보다 최고 4배나 더 완치율이 높은 이유를 설명해준다. 슬픈 사실은 항암 화학요법이 결국 전체 암 환자 중 96~98%의 환자들을 치료하지 못한다는 것이다. 항암 화학요법이 (대부분의 암에서) 환자의 생존에 긍정적인 영향을 미치거나 삶의 질을 높여준다는 확정적인 증거는 어디에도 없다.

조금도 과장하지 않고 말하면 암의 치료 수단으로서 항암 화학요법 약품을 판매하는 것은 우리를 속이는 행위다. 항암 화학요법은 우리 몸의 면역 체계와 다른 주요 장기들의 기능에 영구적인 손상을 입힘으로써 심장병, 간 질환, 내장 질환, 면역 체계 질환, 감염성 질환, 뇌 질환, 통증 장애, 빠른 노화와 같은, 치료 과정에서 생겨나는 질병들의 대표적인 원인이 되어왔다. 이것은 암 치료에도 별 도움이 되지 않는다는 사실과는 별개로 추가로 더해지는 부작용이다.

암 환자들은 스스로 독성 물질을 주입하는 자살행위를 저지르기 전에 자신의 주치의에게 악성 종양을 축소시키는 것이 실제로 생존 가능성을 높인다는 사실을 보여주는 연구 자료나 증거가 있는지 물어보고 또 요구해야 한다. 만약 주치의가 항암 화학요법이 여러분이 생존할 수 있는 최선의 방법이라고 말한다면, 그들이 거짓말하고 있거나 사실을 잘 모른다는 것을 알게 될 것이다. 아벨 박사의 연구를 통해 증명된 것처럼 어떤 의학 보고서에서도 그런 증거는 찾아볼 수 없다.

그러나 이런 종류의 암에는 전혀 효과가 없다는 것이 증명되었음에도 불구하고 종양학자가 췌장암을 앓고 있는 환자에게 화학요법을 처방한다면, 이 무책임한 행동은 환자가 죽었을 경우에 사실상 법적 기소로부터 보호받게 된다. 아이로니컬하게도 의사가 독성 약물을 처방하지 않았다면 의료 과실로 유족들에게 고소를 당할 수도 있다.

의료 시스템이 구축되는 방식은 새로 진단된 암 환자를 바로 항암 치료의 덫으로 유인한다. 만약 어떤 환자가 다른 치료법보다 몇 주 더 생존을 보장하는 화학요법 치료 한 번에 10만 달러를 마련해야 한다면, 그는 동의하기 전에 그로 인해 가족의 삶을 망칠 것을 염려하여 망설일 것이다. 그가 생의 마지막 날까지 맞닥뜨릴 끔찍한 부작용은 말할 것도 없다. 그러나 만약 의료보험으로 치료비를 지불할 수 있다면, 비록 그것이 생명을 구한다는 증거가 전혀 없더라도, 환자들이 이 치료에 즉각 동의하는 것은 쉬운 결정이다.

또 다른 연구 결과에 따르면, "암을 근절하지 못하는 것은 목표물을 잘못 식별하는 것만큼 근본적인 것일 수 있다"고 한다. 즉 화학요법이 암 덩어리를 소멸시키는 데는 성공할지 모르지만, 문제의 근원을 해결할 수는 없다는 것이다. 왜 그럴까? 화학요법이 목표로 삼고 치료하고자 하는 종양들이 사실은 현존하는 문제에 대처하기 위해 여분의 세포를 만들어내는 신체의 수단일 뿐이기 때문이다.

암이란 무엇인가?

현재 우리가 사용하는 의료 모델에 의하면, 암이라는 것은 한 가지 공통적인 특징, 즉 비정상적인 세포들이 통제를 벗어나 성장하고 전이되는 특징을 공유하는 100여 개의 서로 다른 질병들의 무리를 설명하는 일반적인 용어다. 우리 몸은 원래 필요할 때마다 세포들을 자연스럽게 증식시킨다. 가령 근육 운동을 하거나 규칙적으로 운동하는 사람들은 자신의 근육이 커지고 있다는 걸 느낄 것이다. 그러나 우리는 우리 몸에 근육의 힘이 더 필요해서 만들어내는 이러한 세포 조직들을 비정상적인 성장이나 종양이라고 부르지 않는다. 하지만 더 많은 세포가 필요한 분명한 이유가 없는데도 세포가 분열을 시작한다면 그것들은 과도한 조직 덩어리이므로 종양으로 판단할 수 있을 것이다. 그 종양이 '악성'인 경우 의사들은 이를 '악성 종양'이라고 부른다.

암이 발생하는 근본 메커니즘이 알려지지 않고 제대로 다뤄지지 않는 한, 암은 영원히 수수께끼의 질병으로 남을 것이다. 암은 이른바 몸 안에 내분이 일어난다는 '자가면역 질환'이라는 (잘못된) 이름이 붙어 있는 이상한 현상이다. 이것은 진실과 한참 동떨어진 말이다. 사람의 몸은 가능한 한 오랫동안 삶을 지속하도록 설계되어 있다. 심지어 '세포 사멸 유도 유전자'라는 것도 단 한 가지 목적을 갖고 있는데, 그것은 바로 우리 몸을 자멸로부터 보호하는 것이다. 세포 사멸 유도 유전자는 세포의 정상적인 수명이 다했을 때 세포가 죽도록 유도함으로써 새로운 세포가 그 자리를 대신할 수 있게 해주는 역할을 한다.

우리 몸이 스스로를 파괴하는 것이 아니라 살아가도록 설계되어 있다면, 갑자기 추가로 세포 조직의 성장을 허락하여 스스로를 죽음의 위험에 노출시키는 이유는 무엇일까? 이것은 도무지 이해가 가지 않는 행동이다. 암의 진정한 치유법을 찾는 데 가장 큰 장애물은 현대 의학의 암 치료법이 우리 몸은 때때로 스스로를 파괴하려 한다는 잘못된 가정을 기반으로 만들어졌다는 점이다. 의학을 배우는 학생들은 병이 진행되는 메커니즘을 이해하도록 훈련받지만, 병이 발생하는 근본 원인에 대해서는 깜깜한 어둠 속에 방치되어 있다. 학생들의 입장에서는 피상적으로 볼 수밖에 없기 때문에 질병은 무언가 파괴적이고 몸에 해로운 것으로만 보인다. 그러나 좀 더 깊이 들여다보면 똑같은 질병이지만, 그것은 몸이 스스로를 정화하고 치유하려는 노력이며, 최소한 스스로의 생명을 유지하려는 시도다.

의학 교과서들이 질병의 진정한 원인에 대한 통찰력을 거의 제공하지 않으므로, 오늘날 의사들 대다수가 우리 몸이 자기 파괴적이고 심지어 자살을 시도하려는 능력이나 경향이 있다고 믿는 것도 이해하지 못할 일은 아니다. 그들은 스스로가 미신을 믿지 않으며 객관적이라고 주장하면서도, 어떤 세포가 갑자기 고장 나기로 결심하고 악성이 되어 무차별적으로 몸 안의 다른 세포들과 장기들을 공격한다는 말은 무심코 받아들인다.

의사들과 그의 환자들은 이 같은 주관적이고 근거 없는 믿음을 바탕으로 둘 다 몸으로부터 몸을 보호하려는 이상한 시도에 사로잡힌다. 이처럼 반박할 여지가 없는 진실처럼 보이는 개념들에도 불구하고, 그것들 중 어느 것이라도 실제로 우리 몸이 스스로 파괴하려 하거나 파괴의 원인이 될 수 있다는 것을 의미하지는 않는다. 암이 사람을 죽인 적은 한 번도 없다고 내가 말한다면 그것이 정말 깜짝 놀랄 만한 일인가?

암세포의 지혜

암세포는 악성 질병이 진행되는 단계의 일부분이 아니다. 암세포가 몸 안에서 다른 곳으로 퍼져나갈 때(전이될 때), 우리 몸의 생체 기능을 방해하거나 건강한 세포를 감염시키고 자신들의 주인(즉 우리 몸)을 없애는 것이 그들의 의도이거나 최종 목적은 아니다. 암세포가 몸속을 돌아다니면서 무차별적으로 새로운 암세포 덩어리들을 만든다는 가설은 전혀 검증된 바가 없다. 그보다는 새로운 암세포 덩어리들이 처음에 생긴 암세포와 똑같은 이유로 성장한다는 것이 옳은 표현일 것이다. 어떤 세포도 늙거나 못쓰게 되지 않는 이상 자기 파괴를 목표로 삼지는 않는다. 다른 세포들처럼 암세포 역시 몸이 죽으면 자신들도 함께 죽는다는 것을 알고 있다.

대부분의 의사들과 환자들이 몸을 파괴하기 위해 암세포가 생겨났다고 믿는다 해서 실제로 암세포가 그런 의도나 능력을 갖고 있다는 것을 의미하지는 않는다. 악성 종양은 점진적인 파괴의 원인도 아니고, 우리 몸을 죽음으로 이끄는 원인도 아니다. 암세포에는 무언가를 죽이는 능력이 조금도 없다. 여러분이 만약 길을 걷고 있는 사람들에게 암이 어떻게 사람들을 죽이는지 아느냐고 물어본다면, 여러분은 아마도 명확한 대답을 하나도 얻지 못할 것이다. 똑같은 질문을 의사들에게 해도 마찬가지로 더 나은 대답이 나오지 않는다. 암은 아무도 죽이지 않는다고 대답해주는 사람은 아마 거의 없을 것이다.

여러분이 전해 들은 말과는 달리 우리 몸의 장기나 몸 전체를 죽음으로 이끄는 것은 지속적으로 영양분과 생명력이 모자란 세포 조직이 쇠약해지기 때문이다. 장기를 구성하고 있는 세포에 필수 영양소의 공급이 급격히 감소하거나 중단되는 것은 기본적으로 암세포가 생겨났기 때문에 나타나는 결과가 아니라, 실제로는 암세포가 생겨나는 가장 큰 원인이다.

암세포는 무산소성 환경(산소 공급이 없는 환경)에서도 살 수 있다는 측면에서 정상적인 건강한 세포에 유전적 돌연변이가 발생하여 생긴 세포라고 할 수 있다. 다른 말로 하면 일단의 세포들에게서 (세포의 기본 에너지원인) 산소를 빼앗을 때, 일부 세포들은 죽겠지만 나머지 세포들은 어떻게 해서든 자신들의 유전적 소프트웨어를 변형하여 가장 기발한 방식으로 돌연변이를 일으킨다. 그러면 세포들은 산소 없이도 생존할 수 있고 자신들에게 필요한 에너지의 일부를 세포 대사 노폐물 같은 것에서 끌어내는 방법에 적응할 것이다(이에 관해서는 제2장에서 자세히 다룰 것이다).

일반적인 미생물들의 행동과 비교하면 암세포가 발생하는 현상을 좀 더 쉽게 이해할 수 있다. 예를 들어 세균(박테리아)은 크게 두 가지로 분류할 수 있는데, 하나는 호기성 세균이고 다른 하나는 혐기성 세균이다(어떤 박테리아들은 혐기성과 호기성의 특징을 모두 갖고 있다). 전자는 살아가는 데 반드시 산소가 있어야 하는 세균이고, 후자는 무산소 조건에서 살아가는 세균이다. 우리 몸 안에는 세포보다 더 많은 수의 세균이 있기 때문에 이를 이해하는 것이 매우 중요하다. 호기성 세균은 산소가 많은 환경에서 잘 자란다. 이러한 세균들은 우리가 음식물을 소화시키고 비타민 B 같은 중요한 영양 성분들을 합성할 때 도움을 준다. 이와 반대로 혐기성 세균은 산소가 부족한 환경에서만 잘 자란다. 이 세균들은 노폐물과 몸 안에 쌓인 독성 물질 그리고 죽거나 폐기된 세포들을 분해하는 역할을 한다.

감염이 암을 예방하고 치료하는 방법

지구상의 생명체는 전염성 박테리아, 곰팡이, 바이러스 없이는 존재할 수 없을 것이다. 그들의 존재와 수백만 년에 걸친 인간과 미생물의 지속적인 상호 작용은 오늘날 우리가 말하는 면역 체계로 훈련되고 진화해왔다. 외부 환경과 조화를 이루며 살아가는 우리의 능력은 사실 이러한 미생물들과의 평생의 관계에 뿌리를 두고 있다.

우리 몸 안에 있는 미생물의 수가 세포보다 몇 배나 많음에도 불구하고, 우리는 미생물을 두려워하고 특히 (질병을 유발하는) 병원성으로 여겨지는 세균과 싸우도록 배워왔다. 하지만 우리가 생명을 위협하는 큰 병을 일으키지 않고 지속적인 삶을 원한다면 급성 감염이 바람직한 현상이 될 수도 있고, 심지어 반드시 필요한 것일 수도 있다는 사실을 말해주는 이는 아무도 없다.

각각의 세균과의 새로운 만남과 그로 인한 감염은 완전히 발달되어 자연환경과 완벽하게 조화를 이루며 살아갈 수 있을 때까지 면역 체계를 더욱 강화시킨다. 그렇다고 해서 건강한 면역 체계를 발달시키기 위해 반드시 병에 걸려야 한다는 이야기는 아니다. 대부분의 감염은 조용히 발생하고 질병의 증상이 전혀 나타나지 않는다.

전 세계에 집단 예방접종이 도입된 이후, 거의 모든 어린이들이 태어나는 순간부터 최소한 15세까지 백신 주사를 맞음으로써 나양한 바이러스에 감염되고 있다. 아이들은 때때로 (MMR 백신, 즉 홍역·볼거리·풍진 혼합 백신을 통해) 동시에 세 개의 서로 다른 바이러스를 주입받는다. 백신 접종은 자연이 스스로 고안한 자연 면역 프로그램을 거칠게 방해하거나 심지어 억제한다. 이 같은 현명하지 못한 개입은 사람의 일생 동안 예기치 못한, 그리고 잠재적으로 파괴적인 결과를 초래할 수 있다.

우리 내장에 있는 대장균과 같은 전염성 미생물의 존재가 건강한 장 면역 체계를 갖기 위한 필수 조건이라는 사실이 밝혀진 이후, 우리 중 몇몇은 이러한 세균들을 적이 아닌 친구로 존중하기 시작했다. 그러나 그러한 세균을 자연환경으로부터 격리된 상태로 번식시켜 조작한 다음 혈액에 백신으로 주입하는 것은, 이 고도로 유익한 감염성 미생물들을 신체가 무방비 상태에서 맞이하는 치명적인 무기로 만들 수 있다.

갓 태어난 동물이나 어린이는 장기간 빛을 차단하면 눈이 멀 수 있다. 마찬가지로, 아이의 세포 면역 체계는 우리 환경에 서식하는 세균에 노출되지 않는 한 무용지물이 된다.

감염이 생명을 구할 수 있는 이유

감염은 존재할 수 있는 가장 훌륭한 치료법들 중 하나다. 사실 감염은 암과 다른 질병들을 예방할 수 있고, 치료할 수도 있다. 이전에 수행된 151개 이상의 연구를 다룬 2005년의 역학 연구에서, 브리티시컬럼비아 대학교의 보건 및 역학 학과의 연구원들은 급성 감염과 암 발병 사이의 역상관관계를 발견했다.

'암 예방 수단으로서의 급성 감염: 만성 감염의 반대급부'라는 제목의 이 연구 논문의 개요에 따르면, 열감염성 소아 질환에 대한 노출은 이후 흑색종, 난소암, 다중 암의 위험 감소와 관련이 있었다.

또한 성인의 일반적인 급성 감염과 그에 따른 암 발병에 대한 역학 연구에서는 이러한 감염이 뇌수막종, 신경교종, 흑색종 및 다발성 암에 대한 위험 감소와 상당한 관련이 있는 것으로 밝혀졌다. 전반적으로, 감염 빈도가 증가함에 따라 위험 감소가 커졌으며 열성 감염은 가장 큰 보호 효과를 제공했다. 다시 말해 모든 전형적인 소아 감염을 경험한 아이들은 성인이 되었을 때 암에 걸리는 것으로부터 가장 잘 보호되었다.

2명당 1명꼴로 암이 발병하는 상황에서 이 발견은 전국적인 뉴스가 됐어야 했고, 의과대학에서 가르쳤어야 했다. 국가 보건 정책이 근본적으로 바뀌었어야 했지만, 실제로는 아무 일도 일어나지 않았다. 우리는 여전히 어떤 대가를 치르더라도 아이들이 볼거리를 피하도록 해야 한다는 말을 듣고 있다. 대부분 무해한 감염의 일시적인 불편함은 20년 또는 30년 후에 치명적인 치료 방법(화학요법, 방사선, 수술)으로 공격받을 파괴적인 형태의 암을 예방할 수 있으므로 걱정할 필요가 없다.

급성 감염이 암에 적대적이라는 발견은 왜 인공적으로 유발된 발열이 유럽 국가들, 특히 독일에서 암 치료에 성공적으로 사용되었는지를 이해하는 데 도움이 된다. 물론 현재 많은 의사들이 발열을 마치 질병처럼 치료하고 위험한 불을 끄기 위해 독성 약물을 처방하는 경우가 많다. 그러나 발열은 감염성 바이러스나 박테리아와 같은 병원균을 치료하고 제거하는 신체의 자연스러운 방편이기 때문에, 그것을 약으로 억제하는 행위는 신체의 효과적인 치유를 막는 것이다.

다행히 몇몇 훌륭한 연구자들은 이제 우리 어머니와 할머니들이 줄곧 알고 있던 신체의 선천적인 치유 전술을 옹호하고 있다. 프랑스의 미생물학자 앙드레 르오프(André Lwoff) 박사는 발열이 난치병까지 치료한다는 사실을 발견했다. 세계 최고의 암 전문의 중 한 명인 요제프 이젤스(Josef Issels) 박사는 "인공적으로 유발되는 열은 암을 포함한 많은 질병의 치료에 가장 큰 잠재력을 가지고 있다"고 썼다. 그리고 옥스퍼드 대학교의 데이비드 마이클스(David Mychles) 박사와 그의 연구 팀은 암을 비롯한 질병을 치료하는 데 유도열의 효과를 독자적으로 입증했다.

감염이 인구 집단의 암을 예방한다는 역사적 증거가 더 있다. 예를 들어 로마는 말라리아모기를 번식시키는 늪에 둘러싸여 도시의 많은 사람들을 감염시키곤 했다. 그러나 로마인들에게 때때로 나타난 발열은 그들의 암 발병률을 이탈리아 나머지 지역에서 발견되는 평균보다 훨씬 낮게 유지시켰다. 그 후 정부는 늪지의 물을 빼기로 결정했고, 곧 로마의 암 발병률은 이탈리아에서 최고 수준으로 급격히 증가했다.

자연의 마법

세계보건기구(WHO)의 공식 입장은 개발도상국 암 사망자의 거의 22% 그리고 선진국 암 사망자의 6%에 대한 책임이 감염에 있다는 것이다. 바이러스성 B형 간염과 C형 간염은 간암으로, 인간 유두종 바이러스 감염은 자궁경부암으로 이어진다고 하며, 헬리코박터균은 위암의 위험을 증가시키는 책임이 있다고 한다. 일부 국가에서는 기생충 감염인 주혈흡충병이 방광암의 위험을 키우고, 다른 국가에서는 간흡충이 담즙관의 담관암종 위험을 높인다고 여긴다. 이에 대한 예방 조치에는 백신 접종과 감염에 대한 방어가 포함된다. 물론 이 모든 것은, 자연의 마법에 대해 조금이라도 알지 않는 한, 거의 모든 사람들에게 이치에 딱 들어맞는 것으로 들린다.

과도한 노폐물이 쌓여 분해가 필요한 곳이라면 어디든 파괴적인 세균이 엄청난 수로 자연스럽게 늘어난다. 우리 몸에 세포의 수보다 더 많은 수의 세균(박테리아)이 있는 이유를 생각해본 적이 있는가? 대부분의 세균은 몸 안에서 만들어지고, 상대적으로 적은 수의 세균이 몸 밖에서 몸 안으로 침투한다. 우리 몸은 혈액이나 세포 속에 있는 아주 작고 쉽게 파괴할 수 없는 콜로이드(보통의 분자나 이온보다 큰 미립자가 기체 또는 액체에 분산된 상태로, 생물체를 구성하고 있는 물질의 대부분이 콜로이드다—옮긴이) 안에서 세균을 '배양'하기도 한다. 세계에서 가장 독창적인 의학 연구가 중

한 사람인 프랑스의 앙투안 베샹(Antoine Bechamp) 교수는 이와 같이 매우 작은 세포 속 화합물을 마이크로지마(microzyma)라고 명명했다. 독일의 과학자 귄터 엔테를라인(Günther Enterlein) 박사는 1921년과 1925년에 이 연구와 관련한 논문을 발표했는데, 그는 이것들을 프로티트(protit)라고 불렀다. 프로티트는 혈액과 세포 속에 있는 작은 구체(球體)인데, 간단한 현미경으로도 쉽게 관찰할 수 있다. 이러한 구체 혹은 콜로이드들은 쉽게 파괴할 수 없고 심지어 몸이 죽은 후에도 살아남을 수 있다.

다형태성(생육 조건에 따라 하나의 세균이 여러 가지 다른 형태를 나타내는 현상—옮긴이)이라고 알려진 현상에 의하면, 이 프로티트들은 혈액이나 세포 환경 조건(산 염기 균형)이 변화하면 스스로 형태를 바꾼다. 세포가 놓여 있는 환경이 산성화되고 독성이 늘어나면 프로티트들은 몸이 제거하지 못하는 죽은 세포나 독소 그리고 신진대사에 의한 노폐물들을 파괴하거나 제거하는 역할을 하는 미생물로 변한다.

죽거나 약해진 세포들과 기타 노폐물들을 더 많이 파괴해야 할 때가 되면 프로티트들은 바이러스가 되었다가 결국에는 곰팡이로 변한다. 발톱이나 발에 생긴 곰팡이(무좀)가 얼마나 제거하기 어려운지는 여러분도 잘 알 것이다. 곰팡이는 죽은 유기물을 좋아한다. 발가락이 반쯤 부패하거나 죽은 조직들로 막혀 있을 때 우리 몸은 발에서 생명력이 사라진 부분들을 분해하기 위해 점점 더 많은 곰팡이를 만들어내거나 혹은 끌어들인다.

여러분도 알다시피 암세포에는 모든 종류의 미생물들로 가득 차 있다. 그것들이 바이러스가 아니라면 어떻게 세포 속으로 들어갔는지 대증요법 의학으로는 정확히 설명할 수 없다. 대부분의 의사들은 이 미생물들이 외부에서 들어왔을 것이라고 추측하는데, 이러한 추측은 검증된 적이 없다(게다가 세균 이론을 주창한 루이 파스퇴르 자신에 의해 반박당하기도 했다).

뛰어난 과학자인 배샹 교수와 엔테를라인 박사가 증명한 것처럼 이러한 미생물들은 몸이 스스로 제거할 수 없는 독성 노폐물들이 존재하는 환경에 적응하기 위해 세포 안에서 만들어낸 것이다. 이 미생물들은 쇠약해지거나 영양 결핍 상태(특히 산소 공급이 부족한 상태)에 있는 다른 세포 조직에 달라붙는다. 이런 미생물들의 역할은 손상을 입었거나 쇠약해진 세포들을 분해하는 것이다. 이러한 세균 활동은 일반적으로 '감염'이라고 알려졌다. 그러나 암과 마찬가지로 감염은 질병이 아니다. 오히려 세포 조직이나 림프계 혹은 혈액에 쌓인 독성 노폐물들로 야기되는 질식과 중독을 피하기 위한 우리 몸과 미생물들의 정교한 협력이다.

여러분이 만약 음식물 쓰레기들을 집 안 한구석에 쌓아둔다면 파리나 세균들이 모여들어 악취가 진동할 것이다. 하지만 악취의 원인으로 파리나 세균들을 비난할 수는 없다. 그것들은 그저 음식물 쓰레기들을 처리하려고 하는 것뿐이다. 마찬가지로 건강하지 못한 세포에 모여들거나 혹은 만들어진 미생물들이 문제의 원인이 되는 것은 아니다. 오히려 그것들은 문제에 대한 하나의 해결책이다.

주변을 깨끗이 하고 제대로 된 영양분을 공급하는 자연스러운 접근법으로 적절히 대응한다면, 감염은 실질적으로 호기성 세포가 유전적 돌연변이를 일으켜 암세포가 되는 것을 방지할 수 있다. 암과 감염은 모두 동일한 근본 원인을 공유하고 있다. 이 때문에 수두와 같은 대표적인 감염으로 고통을 겪는 상당수의 암 환자들이 완치에 이르는 경우가 많고, 나중에 보면 감염이 사라지면서 동시에 암세포도 깨끗이 사라진 것을 발견하게 된다. 지난 100여 년간 이루어진 150개가 넘는 연구에 의하면 세균성 감염, 곰팡이 감염, 바이러스 감염 혹은 기생충 감염 이후에는 암세포의 자발적인 축소가 일어났다. 발열이 진행되는 동안 종양들은 말 그대로 종말을 고하고 림프계와 다른 배설 기관(동물체 내에 생긴 암모니아·요소·요산 등의 노폐물 외에 여분의 염류와 물을 체외로 배출하는 기관—옮긴이) 등을 통해 암세포가 지체 없이 제거되었다.

그 같은 (세균과 면역 체계에 의해 촉발된 적절한 치유 반응일 뿐인) 주요 감염이 진행되는 동안 몸속에 있는 상당량의 독성 노폐물이 분해되거나 제거되었다. 이는 또한 산소가 부족한 세포에 산소가 도달할 수 있도록 해준다. 암세포는 산소와의 접촉이 일어나면서 죽거나 다시 정상 세포로 돌아가는 돌연변이를 일으킨다. 따라서 이러한 환자들에게는 더 이상 종양이 있을 이유가 없으므로 암세포의 자발적인 축소가 일어난다. 어떤 경우에는 달걀만큼 큰 뇌종양이 이 같은 방식으로 24시간 만에 없어지기도 했다.

병원에서 치료받고 있는 환자들에게 통용되는 것처럼 감염과 그로 인한 발열을 억제하는 일반적인 접근법은 의료 과실 행위나 다름없다. 자연이 자신의 임무를 수행할 수 있도록 그냥 내버려 두기만 했어도 살릴 수 있었던 수백만 명의 생명을 앗아간 책임이 바로 여기에 있다.

그리고 이것은 어린 시절부터 시작되는 문제다. 부모들은 이런 자연적인 과정을 두려워한 나머지 아이들을 의사에게 데려가 약간의 열에도 항생제를 가득 주입하도록 가르친다. 그러나 이 열은 아이의 면역 체계가 강하고 이미 그 역할을 하고 있음을 나타내는 것이다.

세균이 암을 유발하지 않을 뿐만 아니라, 감염이 면역 체계를 강화함으로써 암 예방의 수단이 될 수 있다는 것을 보여주는 연구 결과가 100여 건에 이른다. 이러한 과정을 방해하는 백신과 약들은 신체를 치유하는 긴급한 수단으로서 암이 정말로 절실히 필요로 하는 약한 면역 체계를 형성하는 데 크게 기여한다.

따라서 우리는 감염을 두려움의 대상이 아니라 균형을 유지하고 독소를 제거하는 신체의 자연스러운 과정으로 생각해야 한다. 모든 감염에 항생제로 대응하는 대증요법의 무조건반사적인 경향은 궁극적으로 우리의 면역 체계를 약하게 만들고 우리를 더 큰 질병에 취약하게 만든다.

미생물은 암의 원인이 아니다

감염과 관련 있는 미생물들은 신체가 불결하거나 노폐물이 쌓였을 때 혹은 조직 손상이 이미 발생했을 때에만 활성화되고 전염성을 갖는다. 이것은 그 미생물이 세균이든 바이러스든, 혹은 그것들이 몸 안에서 만들어졌든 외부 환경에서 들어왔든 항상 적용되는 사실이다. (감염과 관련 있는) 파괴적인 미생물들은 깨끗하고 순환이 잘되며 산소가 풍부한 환경에는 관심이 없다. 처리해야 할 것도 없고, 몸을 보호하기 위해 어떤 면역 반응(발열, 림프절의 부어오름, 면역 세포의 증가 혹은 기타 자기방어적 수단들)도 보여줄 필요가 없기 때문이다.

건강한 몸은 해로운 세균이 세포 조직에 들어와도 전혀 해롭지 않다. 산소에 노출된 바이러스는 금방 죽기 때문에 산소 공급이 원활하게 이루어지고 있는 세포에서는 당연히 바이러스가 세포핵을 뚫고 들어갈 수 없다. 또한 산소 공급이 아주 잘되고 있는 세포는 인터페론과 같은 강력한 항바이러스성 물질을 만들어낸다. 만약 어떤 이유로 바이러스가 세포와 접촉했는데 그것의 존재가 몸에 이롭지 않다면, 그 바이러스는 세포의 방어 메커니즘이나 일반 면역 체계에 의해 죽을 것이다. 현재 우리 몸의 최대 관심사가 그것이 아닌 이상, 바이러스는 세포가 암세포로 돌연변이를 일으키도록 도와주지 않는다. 우리는 이를 자기 파괴 행위로 잘못 이해하는 함정에 빠져서는 안 된다. 현시점에서는 암이 질병이 아니고 다른 모든 방어 수단이 실패했을 때 나타나는 생존 메커니즘에 지나지 않는다는 사실을 상기하는 것이 중요하다.

작은 먼지에서 거대한 우주의 복잡한 성단(星團)에 이르기까지 모든 창조물에는 심오한 목적과 의미가 있다. 많은 과학자들과 의사들이 자연을 일관성 없는 행동을 하는 무질서한 존재로 여기기를 좋아하지만, 그것이 실제로 자연이 혼돈스럽거나 예측할 수 없다는 의미는 아니다.

암은 소위 '전문가'들이 그렇게 믿도록 만든 것처럼 혼돈스러운 것이 아니다. 암에도 바이러스나 세균과 마찬가지로 많은 목적과 의미가 있다. 바이러스는 세포가 무산소성이 되려 할 때만 세포핵을 감염시킨다. 그러므로 암세포에서 바이러스의 흔적을 찾을 수 있다고 해서 바이러스가 암의 원인임을 증명하는 것은 아니다. 사실 바이러스는 우리 몸이 죽는 것을 막으려고 애쓴다. 그것들은 우리의 몸을 위해 우리 몸에서 만들어졌다. 약한 세포나 악화 중인 세포에 누적된 독성 노폐물 때문에 손상된 우리의 몸이 더 큰 손상을 입지 않도록 보호하기 위해 자신들의 프로티트 콜로이드를 박테리아나 바이러스 혹은 곰팡이로 변형시키는 것은 매우 정상적인 행동이다.

세균을 죽이는 약으로써 수두와 같은 감염을 억제하면 미생물의 수가 크게 줄어든다. 그러나 몸에서 암을 유발하는 독성 물질을 제거하는 면역 반응을 활발하게 하는 데 필요한 것이 바로 이 미생물들이다.

현대의 백신 프로그램들은 오늘날 전 세계에서 백신을 접종받은 사람들에게서 정상적인 면역력이 현저히 약화된 데 대해 큰 책임이 있다. 백신을 접종하면 우리 몸이 감염성 질병에 대해 진짜 면역력을 키우려는 노력을 하지 않게 된다(항체만으로 면역력이 생기는 것은 아니다). 사실은 모든 백신이 면역 체계를 크게 약화시킨다. 이러한 마법의 해결책을 사용함으로써 증상이 없어지도록 하는 단기적인 이득은 장기적으로 심각한 영향을 미칠 수 있다.

몸속에 쌓인 유독성 노폐물과 죽은 세포의 잔해들은 시한폭탄에 비유할 수 있는데, 대부분의 사람들이 그 째깍거리는 소리를 듣고 싶어 하지 않는다. 그들은 현실을 외면한 채 어떻게든 문제가 저절로 해결되기를 바란다. 하지만 째깍거리는 소리 때문에 너무 불안해지고 두려움을 느끼게 되면(즉 증세가 나타나면) 의사를 찾아가는데, 이는 폭탄을 그대로 놔둔 채 째깍거리는 시계만 박살 내는 것이다. 따라서 폭탄이 터지는 것은 시간문제일 뿐이고, 바로 지금 그 시계가 사라졌기 때문에 앞으로 폭탄이 터질 것을 경고하는 장치가 없어진 셈이다.

이와 달리 우리 몸이 파괴적인 미생물들의 도움을 받도록 허용한다면 시한폭탄의 뇌관을 제거하는 것뿐만 아니라 폭탄까지 해체하는 것이다. 이러한 미생물들에게서 나오는 독성 분비물은 잠재적인 암 발생에 대항하여 면역 체계가 선제공격을 하도록 촉진한다. 암세포가 저절로 축소되는 현상은 결코 기적이 아니다. 단순한 감기나 독감 같은 것에 감염됨으로써 자신도 모르는 사이에

'시한폭탄'의 뇌관을 제거하는 수백만 명의 사람들에게서 지금도 일어나고 있는 일이다. 이것이 의학적 개입 없이도 모든 암의 95%가 발병했다가 저절로 사라지는 이유다.

통계 자료에 의하면 방사선, 화학요법, 수술 등의 억제적인 방법으로 암을 치료하면 완치 가능성이 28%에서 7% 이하로 줄어든다고 한다. 즉 암 환자 5명당 1명 이상이 사망하는 것은 의학적 치료에 책임이 있다. 여러분은 아직도 화학요법이 좋은 방법이라고 생각하는가?

유해 활성 산소

모든 사람들이 유해 활성 산소에 대해 말하는데 그것이 무엇인지 궁금하지 않은가? 대부분의 암과 다른 질병들의 배후에 활성 산소가 있다는 게 사실일까? 만약 그게 사실이라면 우리는 비타민 C와 같은 항산화물을 이용하여 그것들을 제거하는 것 외에 어떻게 하면 그것들의 공격으로부터 우리 자신을 방어할 수 있을까?

활성 산소는 암, 동맥경화, 피부 노화를 포함한 다양한 질병을 유발하는 원인이다. 많은 사람들이 산화 스트레스(체내 활성 산소가 많아져 생체 산화 균형이 무너진 상태—옮긴이)라는 용어를 알고 있으며, 항산화 효능을 자랑하는 식품 보충제도 다양하게 있다. 그러나 독일 암연구센터(DKFZ)에서 발표된 연구에 따르면, 이러한 고반응성 분자들은 생각했던 것보다 훨씬 덜 해로울 수 있다. 연구원들에 따르면, 산화 방지제 역할을 하는 물질을 통해 이러한 산화 작용에 영향을 미치는 것은 불가능하다고 한다.

활성 산소는 산화력이 강한 산소 분자들이다. 이것들은 철이 녹스는 것 혹은 지방이 산패(酸敗)되는 것과 관련이 있다. 또한 이것들은 플라크가 쌓여 막힌 동맥에서도 발견된다. 많은 연구자들이 활성 산소가 암세포의 발생과 관련이 있을 것으로 믿고 있다. 그래서 세균과 마찬가지로 활성 산소는 부당하게 나쁜 평판을 들어왔다. 활성 산소는 오래전 지구가 태어날 때부터 존재해왔다. 정확히 100년 전에는 8000명 중 1명꼴로 암세포가 생겼는데 왜 그것들이 이제 와서 2명 중 1명꼴로 암세포가 발생하도록 하겠는가? 전보다 더 간절하게 우리를 산화시켜 죽이려고 활성 산소가 지난 100년 동안 더 '활성화'되었을까? 대답은 절대 그렇지 않다는 것이다.

활성 산소는 이미 약해지거나 잠재적으로 우리 몸에 해로운 것들만 산화시키고 파괴한다. 그것들은 건강하고 활력이 넘치는 세포 조직은 공격하지 않는다. 하지만 쓸모가 없어지고 우리 몸의 생리적인 균형에 임박한 위협이 되어 곧바로 파괴해야 할 어떤 것이 있는 곳에는 자연스럽게 나타난다. 평상시에는 우리 몸의 림프계에서 아무 문제 없이 정상적으로 제거되는 약해지거나 낡은 세포들과 축적된 대사 노폐물들이 세포 조직 내에 갇히고 활성 산소가 제 역할을 하지 못하면 위험한 상태가 된다. 활성 산소의 활동이 증가하고 감염성 세균들이 퍼지는 것은 특히 몸의 면역 체계가 제대로 작동하지 못할 때 우리 몸이 스스로 정화하고 배출하려는 노력의 차선책이다. 따라서 활성 산소나 세균들 중 어떤 것도 질병이나 노화의 원인으로 여길 이유가 없다. 병이 생기는 것은 실제로는 치유 메커니즘이고 노화는 신체의 심각한 폐색이 나타나는 것이기 때문에, 사실 활성 산소는 질병과 노화의 유익한 결과물로 여겨야 한다.

의학적 개입을 통해 감염이 자주 '예방'되거나 억제될수록 간과 신장의 기능은 더욱더 약해지고, 마찬가지로 면역 체계, 림프계 그리고 소화 기관들 역시 몸의 세포 조직들에 해롭거나 유독한 물질들이 쌓이지 않도록 하는 기능이 약해진다.

감염뿐만 아니라 활성 산소도 몸 안에 축적되는 노폐물과 손상을 입거나 약해진 세포들을 청소하고 제거하는 역할을 한다. 통증 역시 치유에 도움을 준다. 통증은 우리 몸이 손상을 입은 조직을 복원하고 스스로를 정화시키는 일을 포함한 치유 반응에 적극 관여하고 있음을 보여주는 신호다. 따라서 약으로 통증을 억제하는 것은 우리 몸 내부에서 일어나는 의사소통과 치유 메커니즘을 방해하는 것이고, 통증을 너 길게 연상하는 것이며, 결국 그런 기능들을 질식시켜버린다. 암은 그러한 고통스럽고 부자연스러운 상황을 다루는 자연스러운 결과다.

돌연변이 유전자는 암을 유발하지 않는다

암세포는 산소 의존적인 정상 세포가 산소가 부족한 환경에서 유전적으로 재프로그램된 것이다. 세포의 유전 지도(DNA)를 갖고 있는 건강한 세포핵이 왜 갑자기 산소에 대한 의존을 포기하고 스스로 암세포가 되기로 결심하는 것일까? 이것이야말로 암을 둘러싼 매우 복잡한 미스터리의 핵심을 찌르는 질문이다.

원인과 결과의 법칙이 모든 자연 현상에 적용된다는 것을 잘 알고 있는 사람이라면, 왜 암만 비정상적인 원인에 의한 자연 현상인가 하고 의심을 품어야 할 것이다. 근본 원인은 제거하지 않은 채 암이 마치 질병인 것처럼 치료하는 행위는 '나쁜 치료' 혹은 '잘못된 치료'로서 의료 과실이나 다름없다. 그런 접근법이 대부분의 암 환자들에게 치명적인 결과를 초래해왔다는 사실은 이제 명확하다. 현재의 의학적 접근법은 암 발생률과 암에 의한 사망률을 줄이는 대신 실제로는 그 둘을 증가시키는 데 기여하는 방향으로 암을 다뤄왔다.

악성 세포의 유전자 설계도는 우리 몸의 다른 정상 세포에 있는 것과 동일한 원래의 유전자 설계도(DNA)를 조정하여 정렬한 것에 지나지 않는다. 하지만 악성 세포의 유전자는 어느 날 갑자기 잘못 정렬되도록 결심하거나 자원한 것이 아니다. 유전자 설계도는 세포의 주변 환경이 변하기 전에는 원래의 설계도를 수정하거나 잘못 정렬되도록 하는 어떤 행동도 하지 않는다.

미국의 연구 결과(《암 연구(Cancer Research)》)에 의하면, DNA-PK 와 p53이라는 유전자는 우리 몸의 손상된 세포를 수리하는 핵심 유전자다. 그것들이 온전한 상태에 있을 때는 세포가 안전하지 만, 둘 중 하나라도 잘못되면 통제할 수 없을 정도로 세포가 분화 되고 수가 늘어난다. 정상적인 상태일 때 DNA-PK는 손상된 유 전자를 수리한다.

그러나 악성 세포 또한 항암 치료에 의해 손상된 세포를 스스 로 수리하는 데 DNA-PK의 힘을 이용할 수 있다. 그러면 이 세 포들에 항암 치료에 대한 내성이 생기는데, 이것이 또한 항암 화 학요법과 방사선 치료 같은 현대 의학의 암 치료법이 왜 그토록 많이 실패하는지를 설명해준다.

항암 치료가 강하면 강할수록 암도 더 잔인하고 강력해진다. 물론 이것은 항생제로 박테리아를 반복적으로 공격하면 내성을 가진 슈퍼박테리아가 되는 것처럼 생존의 기회를 극적으로 감소 시킨다.

p53 유전자는 손상을 입은 세포가 세포 증식을 하거나 암세포 를 만들지 않도록 막아주는 신호 체계 역할을 한다. 암세포의 약 80%는 이 강력한 유전자가 변이되어 생기는 것이다. 하지만 암 연구의 초점은 (마치 유전자가 잘못을 저지른 것처럼) 어떤 종류의 유 전적 돌연변이가 발생했는지가 아니라, 그러한 변이를 일으킨 원 인이 된 몸의 변화에 맞춰져야 할 것이다.

다시 말하지만, 유전자는 아무 이유 없이 변이를 일으키지 않는다. 그것들은 세포 환경이 악화되어 어쩔 수 없는 경우에만 돌연변이를 일으킨다.

암−기발한 구조대

그렇다면 어떤 종류의 극한 상황이 건강한 세포로 하여금 원래의 유전적 설계를 버리고 산소를 사용하지 않도록 강요하는 것일까? 대답은 놀라울 정도로 간단하다. 바로 산소의 부족이다. 정상적인 세포는 산소와 글루코오스(포도당)를 결합하여 필요한 에너지를 만들어낸다. '세포의 돌연변이'는 산소가 부족하거나 전혀 없는 환경에서만 일어난다. 산소가 없을 때 세포는 필요한 에너지를 충족하기 위해 다른 방법을 찾는다.

에너지를 얻기 위한 두 번째의 효율적인 선택은 발효를 통한 것이다. 혐기성 세포(암세포)는 신진대사 노폐물이 많이 쌓여 있는 곳에서 잘 자란다. 이러한 세포들은 신진대사 노폐물이나 젖산의 발효를 통해 에너지를 얻을 수 있다. 이는 굶주린 동물이 자신의 배설물을 먹는 것과 비슷하다.

암세포는 젖산을 재사용함으로써 두 가지 효과를 얻는다. 즉 스스로를 유지하는 데 필요한 에너지를 얻고, 건강한 세포 주변(세포액이나 결합 조직)에 있는 잠재적 위험 요소인 노폐물들을 제거한다. 암세포가 세포 환경에 있는 젖산을 제거하지 않으면 강한 산성 물질이 쌓여 치명적인 산성 혈증(acidosis, 체액이 산성으로 기우는 상태-옮긴이)을 유발하는데, 이것은 높은 산도로 인해 건강한 세포가 파괴되는 조건이다. 젖산 대사를 하는 종양이 없으면 젖산이 혈관 벽에 구멍을 뚫을 수 있고, 그 구멍을 통해 다른 노폐물들이나 오염 물질이 혈류 속으로 침투할 수 있다. 그로 인해 패혈증(패혈성 쇼크)을 유발하고 심하면 사망할 수도 있다.

몸은 이처럼 암을 매우 중요한 방어 메커니즘으로 여기고 있으며, 심지어 암세포가 자신에게 필요한 포도당을 더 많이 공급받고 살아남아 신체의 여러 곳으로 퍼져나갈 수 있게 하기 위해 새로운 혈관이 자라도록 만들기도 한다. 몸은 암이 죽음의 원인이 아니고 오히려 쇠약해진 장기가 몸 전체의 죽음을 불러오기 전까지 최소한 얼마 동안이라도 그것을 막아준다는 것을 알고 있다. 암의 방아쇠(암을 유발하는 원인)가 적절히 통제되었다면 이런 사태까지 이르지는 않았을 것이다.

암은 질병이 아니다. 그것은 몸이 이용할 수 있는 최후의 생존 메커니즘이다. 암은 다른 자기 보호 수단이 모두 실패했을 때에만 몸을 통제한다. 진정으로 암을 치료하려면, 우리의 몸이 신체의 일부 세포가 비정상적인 방법으로 성장하게 하는 이유는 그것이 최선의 방법이기 때문이라는 사실을 이해해야 한다. 암은 몸이 스스로를 파괴하려 한다는 것을 드러내는 신호가 절대 아니다.

다시 말하지만, 암은 무작위적이고 악의적으로 발병하는 질병이 아니다. 우리 시대에 암이 늘어난 것은 만성적인 불균형과 독성 물질의 과부하를 일으키는 생활 방식에 대한 우리 몸의 반응의 결과일 뿐이다. 이런 독성 과부하는 다양한 형태를 취하기 때문에, 암의 발생에는 많은 원인이 있다고 말할 수 있다. 앞에서 많은 부분을 언급했지만, 여기서 간단히 검토해보자.

- 화학 물질 노출, 특히 살충제와 오염
- 가공식품 및 인공 식품(독성을 가진 포장재)
- 무선 기술, 전기 공해 및 의료용 진단 장비의 방사선
- 제약 약제
- 햇빛 노출 부족 및 자외선 차단제 사용
- 비만, 스트레스 그리고 나쁜 식습관

암의 원인 바로 알기

암의 신체적 원인들을 알아내고 이해하려면, 먼저 암이 질병이라는 생각부터 버려야 한다. 여러분은 둘 중 하나를 선택해야 한다. 여러분의 몸이 갖고 있는 선천적인 지혜와 치유 능력을 믿거나 혹은 그렇지 않거나이다. 전자의 경우라면 당신은 이미 당신을 대신하여 자신의 몸이 하는 일에 기운을 얻은 것이고, 후자의 경우라면 자신의 몸이 하는 일에 겁을 먹은 것이다. 암이 여러분에게 의미하는 것이 무엇인가에 대한 당신의 관점이 궁극적으로 암을 치유할 것인가 혹은 힘든 싸움을 계속할 것인가를 결정짓는다.

암이 질병이라는 일반적인 생각은 거의 모든 암 환자가 갖고 있는 거부할 수 없는 강력한 믿음이다. 이러한 믿음은 암이 정말 무엇인가에 대한 오해에 근거를 두고 있음에도 불구하고, 건강에 대한 집착을 낳고, 그것은 또다시 암이 질병이라는 믿음을 강화시킨다. 건강을 위해 노력한다는 것은 몸과 마음에 어느 정도 불균형이 존재한다는 것을 뜻한다. 균형 잡힌 건강을 지닌 사람은 건강해지려고 노력하지 않는다. 그는 스스로 조절할 수 있는 자신의 신체 능력을 받아들이고 지지할 뿐이다.

이것이 자연치유가 일어나는 이유다. 우리 몸은 스트레스를 받거나 불안을 느끼면서 생기는 '투쟁-도피 반응'에 집착하지 않을 때, 스스로가 갖고 있는 최대한의 치유 능력을 발휘한다. 항상 그렇듯이 암에 걸렸을 때를 포함하여 모든 상황에는 무언가 배울 점이 있다. 암이 던져준 문제를 기꺼이 맞닥뜨리고 받아들여 거기서 배움을 얻는다면, 이 '질병'이 목적의식이 있고, 잠재적으로 희망과 행복을 주는 경험이 될 수도 있다. 지난 30여 년 동안 암에 걸리고도 살아남은 수백 명의 환자들과의 인터뷰를 통해 나는 그들 대부분이 한 가지 경험을 공유하는 것을 발견했다. 즉 암이 그때까지 그들의 인생에서 가장 중요하고 긍정적인 변화를 가져왔다는 사실이다.

현대 사회에서 우리는 사물의 겉으로 보이는 현상에서 더 많이 판단하고, 감춰진 더 큰 그림에서 덜 판단하도록 배워왔다. 인생이라는 것이 그렇듯 모든 증상에는 근본 원인이 존재하지만 그 원인은 숨어 있고, 증상과도 아무 관련이 없는 것처럼 보인다. 대증요법에서 적용되는 것처럼 단순히 기계적으로 몸을 치료하려는 접근법은 숨어 있는 원인을 제자리에 돌려놓고 치유하는 데 실패할 수밖에 없다. 우리가 우리 몸을 기계처럼 서로 다른 다양한 부품들이 모여 있는 것이 아닌, 에너지와 정보 혹은 지혜가 최상의 조합으로 조직화된 프로세스로 보지 않는 한 이렇게 숨어 있는 원인들은 누구에게도 들키지 않고 남아 있을 것이다.

몸을 단순히 세포와 분자들이 합쳐진 것처럼 대하는 것은 마치 중세의 기술을 우리가 살고 있는 현대에 그대로 적용하는 것과 같다. 양자물리학을 통해 밝혀진 정보와 에너지의 원리로부터 현대의 과학 기술과 컴퓨터가 나왔지만, 생명의 본성과 인간의 몸을 다루는 법을 이해하는 문제에 있어서는 아직도 우리는 낡고

구식이 되어버린 뉴턴의 원리에 의존하고 있다. 양자물리학의 원리를 적용하면 인간의 몸이 작동하는 방식을 이해하는 것이 상대적으로 더 수월해진다.

의식과 영혼 그리고 정신으로서의 자아는 육체를 움직이는 에너지와 정보의 유일한 참 근원이다. 우리의 자아가 육체에 존재하면서 먹고 마시고 느끼고 생각하는 것들이 유전자가 육체를 어떻게 조절하고 유지할지를 결정한다.

즉 유전자가 신체의 본질적인 기능을 담당하는 것처럼 보이지만, 수천 개의 과학 연구로 증명되었듯이, 그것들은 당신에 의해 통제된다. 한 연구에 따르면, 태양 노출에 반응하여 당신의 몸이 만들어내는 비타민 D는 2000개 이상의 유전자를 조절하며, 이는 차례로 면역 체계, 소화, 회복과 치유 메커니즘, 혈중 수치 등을 조절한다. 만약 규칙적인 태양 노출을 피한다면, 그것은 이러한 유전자들을 불활성화시키고, 그에 따라 암을 포함한 여러 종류의 치료 반응에 자신을 취약하게 만든다. 극단적인 경우 만약 (의식적 존재인) 당신이 더 이상 자신의 몸속에 존재하지 않는다면, 모든 세포에서 에너지와 정보가 철수하는데, 우리는 이것이 육체적인 죽음이라는 것을 안다.

의식의 존재인 자아가 더 이상 육체에 존재하지 않으면 모든 세포에서 에너지와 정보가 버려진다. 이 때문에 피상적인 관점에서 보면 죽음은 우리 몸이 쓸모없는 입자들이 무질서하게 쌓여 있는 상태로 변하는 것이라는 결론을 내릴 수 있다.

만약 몸 전체가 아닌 일부분에서 자아와의 연결이 끊어져 에너지와 정보가 제대로 전달되지 않는다면, 그 부분은 몸 전체가 죽었을 때와 같은 혼란스럽고 무질서한 상태로 바뀌지 않을까? 이것이 바로 의학적으로 질병이라고 부르는 것인데, 우리의 몸이 더 이상 정상적이고 일반적인 방식으로 편안하게 작동하지 않는 상태를 뜻한다. 그러나 여러분도 앞으로 차차 깨닫겠지만, 질병은 지각의 속임수에 지나지 않는다. 죽음과 마찬가지로 질병은 새로운 삶을 제공하는 수단일 뿐이다. 다만 죽음과 달리 질병은 육체에 생명이 남아 있는 한 우리의 삶을 이전 상태로 회복시킬 수 있는 기회를 제공한다. 암은 우리의 일부분 혹은 여러 부분이 활력을 잃었을 때에만 육체적으로, 정서적으로 혹은 정신적으로 우리를 공격한다. 암은 그것이 신체적인 것이든 비신체적인 것이든 감각이 없어지고 억압받거나 혼란스러워진 부분들을 부활시킬 수 있다.

이렇듯 우리의 삶에서 죽어 있는 부분들에 관심을 기울임으로써 시작되는 부활은 다양한 방식으로 나타날 수 있다. 우리는 몸의 특정 부분이나 몸 전체에 대해, 혹은 우리의 과거나 미래에 대해, 혹은 자연과 음식과 타인에 대해, 혹은 지구의 미래에 대해, 혹은 그 밖의 다른 문제들에 대해 얼마나 두려움을 갖고 있는지 또는 무심했는지를 점진적으로 자각할 수 있다. 우리는 또한 우리가 다른 사람들이나 스스로에게 얼마나 극심한 부정적 감정을 깊이 숨기고 있었는지를 자각할 수도 있고, 우리가 왜 우리의 아름다운 몸을 오염시키고 혼잡하게 만드는 특정한 음식들, 즉 음료나 진통제, 스테로이드 그리고 항생제 같은 것들을 허용해왔는지를 깨달을 수도 있다. 암은 우리가 더 이상 균형과 의미를 찾지 못할 때 우리의 삶을 되찾도록 자극하는 경종 역할을 한다.

암이라는 '질병'은 우리 몸에서 순환이 제대로 이뤄지지 않고 노폐물의 배출이 오랫동안 막혀 있는 곳에서만 나타난다. 진정으로 암을 이해하려면 감정적인 원인과 정신적인 원인도 함께 고려되어야겠지만, 이번 장에서는 암이 발생하는 신체적인 원인들에 대해서만 다루고, 감정적인 원인과 정신적인 원인들에 대해서는 제3장과 제4장에서 다룰 것이다.

암은 어떻게 진행될까?

나는 지금 비전문가를 위해 이 책을 쓰고 있기 때문에 의학적인 전문 용어와, 암이라는 주제와 관련된 어려운 과학적 연구 논문 같은 참고 자료는 생략할 것이다. 대신 나는 대부분의 암이 어떻게 진행되는지를 한 단계 한 단계씩 가능한 한 쉽게 설명할 것이다. 여러분은 증세와 암을 연결하는 근본 원인의 공통된 맥락을 발견할 것이다. 또한 우리는 암의 진행 단계를 거꾸로 밟아가면서 암에 관한 미스터리의 실마리를 풀 것이다. 각각의 원인은 단지 다른 원인에 의한 또 다른 결과임을 명심하기 바란다. 이를 통해 우리는 결국 암의 근본 원인에 다다를 터인데, 이에 대해서는 제4장에서 설명할 것이다.

나는 앞에서 암세포가 몸의 균형 혹은 항상성을 보장하도록 미리 입력된 의무를 수행하는 데 필요한 능력을 상실한 세포라고 언급한 바 있다. 그런 세포들은 정상적인 의무를 수행하는 대신 새로운 일련의 전문적인 임무에 어울리도록 변이를 일으키는데, 그 임무라는 것이 이를테면 '배관 청소부' 같은 역할이다. 암세포가 갑자기 나타나 해로운 신진대사 부산물들을 삼키는 것은 우연이나 불행이 아니고 불가피한 일일 뿐만 아니라 나중에는 전화위복이 될 수 있는 사건이다. 앞으로 알게 되겠지만 이러한 노폐물들은 암세포라는 '굶주린 괴물'을 통하지 않고서는 세포 주변을 탈출할 방법이 없다.

정상 세포에서 암세포로의 점진적인 '퇴화'는 흔히들 유전적 소인이라 부르는 유전적인 이유로, 몸이 우연한 실수로 만들어낸 결과라는 것이 대부분의 의사들과 비전문가들이 공통적으로 인정하는 견해다. 그러나 이러한 이론은 논리적으로 설명하기 힘들 뿐더러 진화의 목적에도 위배된다.

지금까지 인간의 모든 위대한 발견은 겉보기에 불필요해 보이거나 심지어 해로워 보이는 것도 실제로는 의미와 목적으로 가득 차 있다는 것을 드러내왔다. 과일나무의 꽃이 시들어 떨어지는 것은 실수로 스스로를 파괴하는 것이 아니라 열매가 자라는데 필요한 영양분을 더 많이 공급하기 위한 행동이다. 몸이 스스로를 파괴하기 위해 만들어낸 치명적인 무기(자가면역 질환)가 암이라는 생각은 의학적 실험들을 기반으로 한 발상이지만, 그러한 발상은 높은 수준의 과학적 통찰력을 반영하는 것이 아니며, 지혜롭거나 논리적인 설명은 더더욱 아니다. 그렇다면 암을 사실 그대로 이해하고, 왜 발생하는지 알기 위해 이러한 실험들에 대한 다른 새로운 해석이 필요한 것일까?

앞에서도 언급했듯이 1900년대에는 8000명 중 1명꼴로 암에 걸렸다. 지금은 2명 중 1명꼴로 일생에 한 번은 어떤 종류의 암이든 걸릴 가능성이 있다. 미국에서만 해마다 100만 명 가까운 사람들이 만성 질환으로 목숨을 잃는데 그중 대부분이 암이다. 최근에 암은 이전까지 제1의 사망 원인이었던 심장병을 넘어섰다. 도대체 이 나라에서 무슨 일이 벌어지고 있는 것일까? 자연과 그 역사를 살펴봐도 이러한 집단적인 현상은 정상적인 것이 아니다. 오래된 격언은 이렇게 말한다. "조금 아는 것은 위험한 것이다." 암에 대한 우리의 지식에 관한 한 이보다 더 진실을 말하는 것은 어디에도 없을 것이다. 현재와 같은 암의 급속한 확산을 멈추거나 되돌리기 위해서는 우리가 갖고 있는 지식의 지평을 넓힐 필요가 있다. 암이 실제로 무엇인지 모르는 상황이 암을 위험한 질병으로 만들어놓았다.

성인이 된 이후 우리 몸은 매일 300억 개 이상의 세포를 교체한다. 이 중 대략 1%가 교체 과정에서 손상을 입고 악성 세포로 변한다. 우리의 면역 체계는 이러한 세포들을 발견했을 때 살해

T세포와 같은 정교한 공격용 무기들을 이용해 파괴하도록 입력되어 있다. 우리 몸의 '청소 기동부대'는 매우 효율적이고 정확하며 빈틈이 없기 때문에 암세포가 살아남을 기회를 절대로 주지 않는다. 하지만 이러한 종류의 암세포가 매일 만들어지는 것이 우리 몸의 생존을 위해서는 아주 중요하다. 그것들은 면역 체계가 방어력과 자기 정화 능력을 효율적이고 최적의 상태로 유지할 만큼 충분히 활동할 수 있도록 만들어주는 역할을 한다.

이것은 자연스럽게 왜 똑같은 면역 체계가 (다음에 설명하는 것처럼) 심각한 폐색(막힌 곳)이 일어난 곳에서는 돌연변이를 일으킨 암세포를 공격하는 것을 삼가는지에 대한 의문을 제기하게 만든다. 똑같은 질문을 다른 방식으로 해보겠다. 면역 체계는 왜 이 두 종류의 암세포를 구별하여, 하나의 암세포는 파괴하고 나머지 암세포는 놔두는가?

매우 중요한 이 질문에는 답이 있어야 한다. 왜냐하면 우리가 흔히 질병이라 부르는 암이 실제로는 전혀 질병이 아니기 때문이다. 그보다는 일단의 세포들을 질식시켜버릴 만큼 심각하게 막혀 있는 것들을 청소하는 데 도움을 주는 확장된 면역 반응으로 보아야 한다. 신진대사에 의해 생긴 특정 독성 노폐물이 혈류에 녹아들어가 몸 전체를 죽이지 못하게 막으려는 몸의 노력을 면역 체계가 방해할 이유가 무엇이 있겠는가? 주어진 환경에서 몸이 이러한 암세포들을 제거하기에는 그것들이 너무나 귀중하고 유용하다.

심지어 그것들은 림프관으로 들어가 몸의 다른 부분으로 이동하기도 하는데, 면역 체계는 유용성이 있는 한 여전히 이 암세포들을 살려두려고 노력한다. 우리는 이를 보통 암세포의 전이라고 부르지만 실제로 그것이 전이인지를 보여주는 증거는 없다. 그보다는 첫 번째 암이 발생한 것과 동일한 이유로 다른 부분에 '새로운' 암이 발생했다는 쪽이 좀 더 설득력이 있을 것이다. 암세포는 몸 안 이곳저곳으로 무작정 퍼져나가는 것이 아니다. 그들은 무언가로 꽉 막히고 산소가 부족한 곳에 정착한다.

우리 몸의 건강한 세포와 악성 세포 주변에는 T세포처럼 암세포를 죽이는 백혈구가 가득하다. 예를 들어 신장암이나 흑색종의 경우 백혈구가 전체 종양의 50%의 질량을 차지하기도 한다. T세포는 외부에서 들어왔거나 암처럼 돌연변이를 일으킨 세포 조직을 쉽게 알아볼 수 있기 때문에, 여러분은 아마 이러한 면역 세포들이 암세포를 공격하여 제거하기를 기대할 것이다. 하지만 면역 세포는 암세포가 모여들어 더 큰 종양을 만들고 몸의 다른 부분에도 종양을 만들 수 있도록 허용한다. 암세포는 특별한 단백질을 만드는데, 이 단백질들이 면역 세포에 자신들을 건드리지 말고 성장할 수 있도록 도와달라고 말하는 것이다.

면역 체계는 왜 암세포와 협력하여 더 크고 많은 종양을 만들려 하는 것일까? 왜냐하면 암은 질병이 아니라 생존 메커니즘이기 때문이다. 몸은 치명적인 발암성 물질과 신진대사 노폐물들이 림프액과 혈액에 녹아들어가 결국은 심장이나 뇌, 그 밖의 생명 유지에 필수적인 장기들 속으로 들어가지 못하도록 암을 이용한다. 따라서 암세포를 죽여 없애는 것은 실제로 생명을 위태롭게 만드는 것이다.

몸은 처음에 종양이 자라는 원인을 제공한 폐색이 뚫렸을 때에만 악성 종양을 공격한다는 사실을 알아야 한다. 제1장에서 언급했듯이, 이것은 수두나 독감 같은 주요 감염이 지나간 뒤에 일어날 수 있는 일이다. 자발적인 축소가 일어나는 다른 이유들에 대해서는 이 책의 다른 부분에서 다룰 것이다.

암의 진행 단계 1-폐색

가장 시급한 문제는 우리가 어떤 폐색에 대해 이야기하고 있는가 하는 것과, 폐색이 어떻게 발생하는가 하는 것이다. 다음과 같은 예를 통해 설명해보겠다. 뉴욕과 같은 대도시의 경우 평상시나 휴일에는 교통 흐름이 원활하다가도 출퇴근 시간만 되면 감당할 수 없을 정도로 많은 차들이 도로로 쏟아져 나온다. 그 결과 정체가 되어 많은 사람들이 길에서 시간을 낭비할 수밖에 없다. 그러나 결국 목적지에는 도착할 것이다. 이것이 바로 일시적인 폐색이다.

하지만 폭설이나 폭우로 인해 대형 교통사고가 일어나 도로가 완전히 막힌 경우에는 상황이 조금 다르다. 교통사고가 일어나면 피해를 입지 않은 다른 차들도 그 자리에서 움직이지 못하고 기다려야 한다. 마찬가지로 상점에 물건을 배달하는 트럭이나 쓰레기 매립장으로 향하던 차들도 움직이지 못한다. 아이들을 돌보기 위해 집으로 가던 어머니들, 비행기를 타려고 공항으로 향하던 사업가들 그리고 수많은 통근자들이 여러 가지 이유로 여기에 뒤섞인다. 이 사람들이 처한 상황은 똑같다. 목적지에 도착할 수 없게 된 것이다. 누군가 교통사고의 원인을 제거하지 않으면 그들은 배기가스를 내뿜고 있는 차 안에서 계속 머물러야 한다.

만약 누군가 교통 정체를 해결할 가장 좋은 방법이 커다란 불도저로 도로에 있는 모든 차들을 밀어버리는 것이라고 제안한다면 여러분은 그가 제정신이 아니라고 생각할 것이다. 그러나 이것이야말로 대증요법을 사용하는 의학이 암을 다루는 방법과 정확히 일치한다. 암이 생겼을 때는 많든 적든 몸 안에 교통 체증이 발생한다. 하지만 그 교통 체증은 다른 어딘가에서 사고가 일어났기 때문에 발생한 것이다. 그러면 산소나 포도당 같은 영양소가 더 이상 목적지에 배달되지 못할 뿐만 아니라, 세포 조직 내의 노폐물들을 청소할 수 없는 상황이 된다. 이때는 독성 강한 약물이나 외과적인 '불도저'로 교통 체증에 갇혀 있는 세포들을 파괴하거나 제거하기보다는 맨 처음 교통 체증을 유발한 사고 장소를 찾는 것이 더 현명한 행동이다.

우리는 신진대사에 필요한 산소를 충분히 공급받지 못했을 때 정상적인 세포가 악성 세포로 바뀐다는 사실을 이미 살펴본 바 있다. 세포의 신진대사가 없으면 우리 몸은 몇 분 안에 체온이 떨어져 생명을 잃는다. 비록 정상적인 것과는 거리가 있지만, 산소를 이용하지 않고 적절한 신진대사를 유지하려면 세포가 몸에 필요한 최소한의 열과 에너지를 공급할 수 있도록 주변에 쌓인 신진대사 노폐물을 활용할 수 있는 혐기성 세포로 돌연변이를 해야 한다. 따라서 이와 같은 본능적이고 슬기로운 행동을 비난하고 벌을 주는 것은 근시안적인 생각이다.

여러분이 이 같은 상황이 일어난 근본적인 이유를 찾는다면, 그것은 산소와 다른 영양소가 세포에 도달하는 것을 방해하는 정체 현상으로 인한 것이다. 정체 현상에는 모세혈관 벽이 두꺼워지는 것과 림프관에 폐색이 생기는 두 가지 요소가 있지만, 기본적으로는 똑같은 현상 때문이다.

암의 진행 단계 2 - 정체

우리는 지금 암의 원인(들)을 증세에서 원인으로 한 걸음 한 걸음씩 추적하고 있다는 사실을 다시 한번 떠올리기 바란다. 교통체증을 유발하는 정체 현상은 겉으로 보기에는 승용차나 트럭이 사고를 냈기 때문인 것처럼 보이지만, 실제로는 졸음운전, 운전 중 휴대전화 사용, 과속 혹은 음주 운전과 같은 다른 요인으로 일어난 것이다.

인간의 몸에서 그러한 정체 현상은 혈관 벽이 두꺼워졌을 때 발생할 수 있는데, 혈관 벽이 두꺼워지면 산소, 물, 포도당 그리고 기타 생체 활동에 필요한 영양소들이 혈액에서 세포로 전달되기 어렵다. 혈액 속에 있는 영양소들은 삼투 현상이라고 알려진 과정을 통해 혈관 벽을 타고 흘러나와 세포 속으로 자연스럽게 끌려들어간다. 귀중한 화물을 내려준 혈액은 화물을 더 가져오기 위해 폐, 간 혹은 소화기 계통으로 다시 돌아간다.

물이나 산소 같은 영양소들은 혈관 벽을 자유롭게 드나들지만, 다른 영양소들은 짐꾼이나 안내인의 도움을 필요로 하는데 췌장의 특별한 세포에서 분비되는 인슐린 호르몬이 그런 역할을 한다. 이것은 여러 가지 자극 중에 어느 것이든 감지되었을 때 분비되어 나온다. 이러한 자극에는 단백질 섭취 혹은 혈액 속에 포도당이 있는 경우 등을 들 수 있다.

췌장에서 분비된 인슐린은 혈액에서 당분(포도당의 형태)을 끌어당긴 다음 이것을 에너지(ATP, 아데노신에 인산기가 세 개 달린 유기화합물로, 모든 생물의 세포 내에 존재하며 에너지 대사에 매우 중요한 역할을 한다—옮긴이)로 전환하거나 지방에 축적할 수 있도록 근육, 지방 그리고 간세포로 운반한다. 혈관 벽이 두꺼워지기 시작하면, 몸 전체가 살아가고 건강을 유지하는 데 중요한 역할을 하는 기본적인 신진대사 과정이 방해를 받는다.

우리 몸이 혈관 벽이 두꺼워지는 것을 용납하는 이유는 무엇일까? 그 이유를 알면 여러분은 깜짝 놀랄 터인데, 그것은 바로 심근경색, 뇌졸중 혹은 다른 갑작스러운 퇴행이 일어날 위험을 줄이기 위해서다.

우리 몸에서 가장 중요한 유체(流體)는 혈액이다. 혈액은 빠른 속도로 움직이고 농도가 묽기 때문에 우리 몸의 항상성을 유지해준다. 혈액의 농도가 너무 높아지면 심장과 뇌를 포함한 몸 전체가 산소 부족과 잠재적인 기아 상태에 빠진다. 또 혈소판이 증가하고 서로 달라붙기 시작한다. 그러면 혈액이 가느다란 모세혈관을 통해 흘러가 세포에 산소와 영양소를 공급하는 일이 점점 어려워진다. 뇌세포, 신경 조직 혹은 심장 세포에 산소 공급과 영양소 공급이 중단되면 심근경색, 뇌졸중, 다발성 경화증, 섬유근육통, 알츠하이머병, 파킨슨병, 뇌종양 그리고 몸 전체에 부수적인 문제를 일으키는 심한 장애를 일으킬 수 있다.

■ 단백질과 암의 연관성

동물성 단백질을 섭취하지 않는 사람들에게선 암이 발병하지 않는다는 사실을 증명한《차이나 스터디(*China Study*)》〔코넬 대학교의 콜린 캠벨(Colin Campbell) 박사와 그의 아들 토머스 캠벨(Thomas Campbell)에 의해 진행된 식단과 질병에 대한 연구로, 중국의 농촌 지역에서 미국인들의 식사보다 육류가 10%밖에 들어가지 않은 식단으로 좋은 건강 상태와 정상적인 성장이 달성되었다고 보고했다—옮긴이〕를 포함한 대규모의 과학적 연구 이후 단백질과 암의 연관성은 분명해졌다.

여러 나라의 다양한 식습관을 연구한 100편 이상의 역학 연구 보고서에서는 육류 소비와 암 발병 위험의 연관성이 보고되었다. 1981년 리처드 돌(Richard Doll)과 리처드 페토(Richard Peto)의 연구 논문에 의하면, 대략 35%(10~70% 사이)의 암이 식습관에서 기인하고, 거의 같은 비율(30%, 25~40%)의 암이 흡연이 원인으로 추정되었다. 최근 미국의 대규모 연구에서는 붉은 고기와 가공육(붉은 고기는 소고기, 양고기, 돼지고기, 송아지 고기 등 포유동물의 고기를 말한다. 가공육은 저장성과 맛을 높이기 위해 염장, 훈제 혹은 염지 등으로 처리한 고기를 말한다—옮긴이)의 섭취가 암의 진행에서 가장 큰 식이(食餌) 위험 요인을 내포한다는 강력한 증거를 제시했다.

미국 국립보건원(NIH)에서 미국 은퇴자협회(AARP) 회원을 대상으로 시행한 식습관과 건강에 관한 연구에서, 젠킹거(Genkinger)와 쿠시크(Koushik)는 참가자 49만 4000명의 건강 자료를 조사했다. 8년에 걸친 이 연구에서 연구 팀은 붉은 고기와 가공육을 즐겨 먹는 20%의 참가자와 그것들을 최소한으로 먹는 20%의 참가자들의 암 발병 비율을 비교했다.

이 연구 결과는 인상적이었다. 붉은 고기를 즐겨 먹는 참가자들의 대장암 발병 비율이 그것을 즐겨 먹지 않는 참가자들에 비해 25%가량 높게 나타났으며, 폐암은 20%가량 높았다. 폐암과 대장암은 암으로 인한 사망에서 첫 번째와 두 번째를 차지하는 암이다. 식도암과 간암의 경우에는 20%에서 60% 사이로 증가했다. 또한 남성들의 경우에는 많은 육류 섭취가 췌장암의 발병 위험 증가와도 관련이 있었다.

2005년까지 발표된 연구들을 포함하는 대장암에 대한 최근의 메타분석(동일한 연구에 대한 누적된 연구 결과들을 종합적으로 검토하는 계량적 연구─옮긴이)에 의하면, 붉은 고기의 섭취는 대장암의 발병 위험이 28~35% 증가하는 것과 관련이 있었고, 가공육의 경우에는 발병 위험을 20~49% 증가시키는 것으로 나타났다.

연구 팀은 붉은 고기의 섭취를 제한함으로써 10명 중 1명꼴로 폐암이나 대장암의 위험을 피할 수 있었다고 보고했다. 앞서 언급한 《차이나 스터디》나 지난 60여 년간 진행된 암 관련 연구들에 의하면, 사람들이 동물성 단백질의 섭취를 피할 때 실제로 암이 희귀한 질병이 될 수도 있다.

다른 연구들에서도 육류의 섭취와 방광암, 유방암, 자궁경부암, 자궁내막암, 식도암, 신경교종암, 신장암, 간암, 폐암, 구강암, 난소암, 췌장암 그리고 전립선암 발병 위험성과의 연관성이 발견되었다. 다른 한편으로는 2007년에 발표된 《미국 역학 저널(*American Journal of Epidemiology*)》과 미국 《내과학 기록(*Archives of Internal Medicine*)》을 포함하여 과일이나 채소를 섭취하는 식습관이 암 예방 효과가 있음을 보여주는 많은 연구가 있다.

미국 국립보건원의 식습관 연구에 참여한 연구원들은 육류에는 일부 조리나 가공 과정에서 형성된 것들(헤테로사이클릭아민, 니트로사민 등)을 포함해 여러 가지 발암성 화합물이 들어 있다는 사실을 제기했다. 그들은 또한 육류에는 헴철(heme iron, 육류에서 발견되는 철분의 일종─옮긴이), 질산염과 아질산염, 포화 지방, 항생제, 호르몬 그리고 염류(산과 염기가 결합된 물질) 등을 비롯해 다른 잠재적 발암 물질도 포함되어 있다는 사실을 언급했다.

여기에 언급된 물질들은 호르몬 대사에 영향을 미치고, 세포 증식을 촉진시키며, DNA에 손상을 주고, 인슐린 유사 성장 호르몬의 분비를 증가시킬 뿐 아니라 활성 산소에 의한 세포의 손상을 촉진하는 것으로 관찰되었다. 이 모든 것들이 암을 유발하는 요인이다.

2009년 1월 국제 학술지 《BMC 캔서(*BMC Cancer*)》에 발표된 연구 결과에 의하면, 가공육을 먹는 어린이들은 백혈병이 발생할 위험이 74% 증가한다. 성인의 경우 가공육을 섭취하면 췌장암 발병 위험이 67%, 방광암 발병 위험이 59% 증가하는 것으로 알려져 있다. 매일 두 조각씩만 먹어도 대장암 발병 가능성이 20% 증가한다.

■ **육류를 섭취할 때 실제로 어떤 일이 벌어지는가?**

혈액 농도를 높이는 대표적 요인은 음식물에 포함된 단백질인데, 특히 동물성인 경우 그 영향이 크다. 여러분이 중간 크기의 스테이크 한 접시, 닭고기 혹은 생선(죽은 동물의 단백질)을 먹는다고 가정해보자. 사자나 늑대 같은 육식동물과 비교했을 때 여러분의 위는 농축된 단백질 음식물을 소화시키는 데 필요한 염산을 상대적으로 20분의 1 정도만 만들어낼 수 있다.

게다가 고양잇과 동물이나 늑대의 위에서 나오는 염산 농도는 사람의 위에서 나오는 염산 농도보다 최소한 5배 이상 높다. 고양잇과 동물이나 늑대는 닭 뼈를 쉽게 삼키고 소화시킬 수 있는데 반해 사람은 그렇지 못하다. 따라서 죽은 동물의 단백질은 대부분 소화되지 않은 상태로 작은창자를 통과하며 여기서 80%는 부패되고 20%는 혈류 속으로 녹아들어간다.

흡수된 단백질 일부를 간에서 분해할 수 있는데 이 과정에서 요소나 요산 같은 노폐물이 만들어진다. 이 노폐물들은 소변과 함께 배설되기 위해 신장으로 전달된다. 하지만 육류, 가금류, 생선, 달걀, 치즈 그리고 우유 등을 포함한 동물성 단백질을 지속적으로 섭취하면 간의 쓸개관에 점점 더 많은 결석이 생긴다. 결석은 간이 단백질을 분해하는 능력을 크게 떨어뜨린다.

단백질 식품은 모든 식품들 중에서 가장 강한 산 생성 식품(육류, 생선, 알, 쌀 등은 산 생성 식품, 채소나 과일류는 알칼리 생성 식품으로 분류된다─옮긴이)으로, 혈액 농도를 높인다. 따라서 대부분의 단백질이 혈액 내에 순환하면서 혈액의 농도를 높이게 된다. 우리 몸은 심근경색이나 뇌졸중의 위험을 피하기 위해 세포를 둘러싸고 있는 액체(조직액이나 결합 조직)에 단백질을 내다 버리려고 한다. 이것은 혈액의 농도를 낮추고 당분간이라도 눈앞에 다다른 심혈관계 합병증의 위험을 방지한다. 하지만 단백질 투기(投棄)는 세포들 사이에 있는 액체를 젤 형태의 물질로 변화시킨다. 이러한 조건에서는 세포로 향하고 있던 영양소들이 걸쭉한 수프에 붙잡힐 수 있고 이로 인해 세포가 굶어 죽을 위험성이 증가한다.

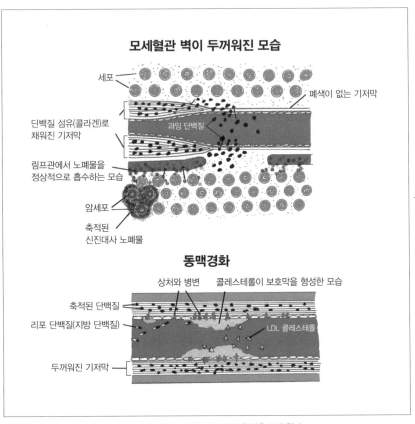

그림_암과 심장 질환은 공통적인 원인을 공유한다

우리 몸은 세포가 죽는 것을 막기 위해 다른 수단을 사용하는데, 이것은 좀 더 정교한 생존 반응이면서 상당히 기발한 방법이다. 우리 몸은 세포 간 액체에서 단백질을 제거하기 위하여 단백질을 재결합해서 100% 단백질로 이루어진 콜라겐 섬유로 바꾼다.(위 그림 참조) 이 형태가 되면 우리 몸이 혈관 벽의 기저막(혈관 벽을 구성하는 세포들을 지탱하고 그것들이 제자리에 있도록 하는 얇은 막—옮긴이)에 단백질을 집어넣을 수 있다. 혈관 벽의 기저막은 이렇게 단백질을 과잉 수용함으로써 정상일 때보다 8배까지 두꺼워질 수 있다. 모세혈관 벽이 단백질이나 콜라겐 섬유로 포화 상태에 이르면 동맥의 기저막이 똑같은 일을 시작하고, 이는 결국 동맥경화로 이어진다.

그리고 우리 몸은 더 큰 도전에 직면한다. 두꺼워진 모세혈관 벽이(아마도 동맥의 혈관 벽까지) 세포에 영양소를 공급하는 것을 가로막는 걸림돌이 된 것이다. 두꺼워진 혈관 벽은 점점 더 산소, 포도당 그리고 심지어 물까지 단백질 바리케이드를 뚫고 들어가지 못하도록 방해하고, 세포의 본질적인 필수 영양소까지 모두 빼앗아감으로써 세포까지 도달하는 포도당이 점점 줄어든다. 그 결과 세포의 신진대사 효율성이 심각하게 낮은 수준까지 떨어지고 노폐물 생산이 늘어나는데, 이것은 엔진이 제대로 작동되지 않거나 질 낮은 연료를 주입한 자동차에서 일어나는 것과 같은 현상이다.

혈관 벽을 막히게 하는 것 이외에도 다른 복잡한 요인이 행동을 개시한다. 과잉 단백질의 일부분이 모세혈관과 나란히 있는 림프관에 흡수되는 것이다. 림프관과 거기에 붙어 있는 림프절은 원래 세포가 만들어낸 정상적인 양의 신진대사 노폐물을 제거하거나 해독시키는 작용을 한다. 이것들은 또한 매일 300억 개 이상씩 노후화되어 파괴되는 세포 잔해물을 치우는 역할도 한다.

세포는 단백질로 구성되어 있기 때문에 모인 노폐물에는 이미 오래된 세포에서 나온 단백질로 가득 차 있다. 육류, 생선 혹은 유제품과 같은 식품을 통해 섭취한 단백질 외에 추가로 더 많은 단백질을 처리하느라 전체 림프계가 혹사당하고, 이는 림프액의 흐름을 느리게 하다가 끝내 멈추게 만든다. 결과적으로 막혀 있는 림프관은 점점 더 세포의 신진대사 노폐물을 처리하기가 어려워진다. 이것은 또한 세포 주변을 둘러싸고 있는 액체에 신진대사 노폐물의 농도를 높이는 결과를 초래한다.

■ 유방암 치료를 위한 림프절 제거−쓸모없고 유해함

《미국 의학협회 저널》에 실린 연구 결과에 따르면, 유방암 환자를 위한 표준 의료 절차의 일부로서 수술을 통해 림프절과 림프관을 제거하는 것은 무의미할 뿐만 아니라 해롭기도 하다.

이 획기적인 연구에서는 115개 의료센터가 조기 유방암에 걸린 891명의 여성들을 추적하며 림프절 제거의 이점을 살펴보았다. 참가자들의 중위 연령은 50대 중반으로 평균 6.3년 동안 추적되었다.

연구 결과 림프절까지 전이된 유방암에 걸린 여성의 경우 림프절 제거가 생존율을 높이는 데 실패한 것으로 나타났다. 5년이 지난 후, 림프절이 제거된 여성의 82.2%가 살아 있었고 완화된 상태였으며, 수술을 받지 못한 여성의 83.9% 역시 여전히 살아 있었다.

그뿐만 아니라 림프절 제거는 심각한 해를 입힐 수 있는 가능성을 크게 증가시켰다. 실제로 이 연구에서 림프절을 제거한 여성은 합병증이 70% 증가한 반면, 림프절을 제거하지 않은 여성의 합병증은 25% 증가한 것으로 나타났다. 그러한 합병증에는 감염, 통증, 림프 부종 등이 있었다.

의학계가 놀랄 만한 사실은, 림프절 제거로 암이 다른 림프절에 더 이상 퍼지는 것을 막지는 못한다는 것을 발견했다는 점이다. 이것은 암세포를 품고 있는 림프절이 전이(암 확산)의 원인이라는 가설을 명백히 부정하는 것이다.

"암세포를 품고 있는 림프절을 제거함으로써 암세포는 더 이상 다른 림프절로 퍼지거나, 신체의 다른 부분으로 옮겨갈 수 없다. 따라서 림프절을 제거하는 치료법은 암 전이에 대한 신뢰할 수 있고 효과적인 예방법이다"라는 것이 일반적인 의학적 신념의 근거다. 이것은 대부분의 의사와 환자들에게 논리적이고 합리적인 말로 들린다. 하지만 이 이론은 암세포가 다른 세포를 감염시켜 암세포로 만들기 위해 돌아다닌다고 믿는 경우에만 타당하다. 그러나 물론 이것은 과학적 뒷받침이 결여된 또 하나의 가설일 뿐이다.

이러한 연구가 증명하듯이 암세포를 품고 있는 림프절을 잘라내는 것은 암이 퍼지는 것을 막는 데 아무 도움이 되지 않는다. 그러므로 우리가 이 연구에서 결론지어야 할 것은 앞서 논의한 바와 같이 암이 단순히 한 장소에서 다른 곳으로 퍼지는 것이 아니라는 것이다.

나는 항상 림프관과 림프절처럼 신체의 해독과 노폐물 제거에서 매우 중요한 부분을 제거하는 것에 반대한다고 말해왔다. 특히 유방암 환자들은 온전한 림프계가 필수적이다. 그래서 나는 그와 같은 중요한 연구를 수행할 수 있었을 뿐만 아니라 가장 오래되고 잔인하며 만연한 의료 절차 중 하나를 사기라고 공개적으로 폭로할 용기를 가진 이 연구 팀 덕분에 큰 자신감을 얻었다.

생존율이나 재발률의 차이가 없다면 림프절을 제거하는 것은 정당화되지 않는다. 연구 결과는 림프절 제거가 유익하지 않다는 것을 분명하게 보여준다. 이에 더해 연구 논문의 저자들은 "생존율이 림프절 상태와 무관했다"고 말했다. 생존의 이익이 없는데도 여성들에게 이런 시련을 안겨주는 이유는 무엇일까?

과학적인 증거에도 불구하고, 이런 연구 결과를 모르거나 금전적 이득을 이유로 이를 무시하기로 선택한 의료 기관, 병원, 의사들이 계속해서 여성의 림프절을 제거할 것이다. 연구 논문의 저자들에 따르면, 몇몇 저명한 기관들은 이 연구에 참여조차 하지 않으려 했다고 밝혔다. 외과 의사들은 특히 의료 산업에서 흔히 그렇듯이 (림프절 수술이 불필요하고 해롭다는) 나쁜 소식이 그저 빨리 시간이 지나 사라지기를 바랄 것이다. 게다가 주류 언론은 이 중요한 연구 결과를 보도조차 하지 않았다.

림프절을 제거한 여성들은 미래에 새로운 건강 문제로 고통받을 가능성이 더 높다. 설상가상으로, 진정한 암 치료 기회가 크게 줄어들고, 그것 때문에 암이 재발할 가능성이 더 높다.

연구에 동참한 에모리 대학교 윈십암연구소의 외과 교수인 그랜트 W. 칼슨(Grant W. Carlson) 박사는 무뚝뚝하게 "(일상적으로 많은 림프절을 제거함으로써) 우리가 그동안 엄청난 위해를 가했다는 느낌이 든다"고 말했다. 그러나 많은 의사들과 환자들이 이런 의견에 관심을 기울이지 않기 때문에, 암 환자에 대한 전쟁은 앞으로도 계속될 것이다.

■ 질식의 진행

주변에 노폐물이 쌓이면 세포는 산소와 생체 활동에 필요한 다른 필수 영양소까지 부족해질 뿐만 아니라, 스스로 만들어낸 노폐물들에 의해 질식당하기 시작한다. 세포 환경의 급격한 변화는 주어진 상황에서 '비정상적인' 세포로 돌연변이를 일으키는 것 외에 선택의 여지를 남기지 않는다.

세포의 돌연변이는 유전자가 기분이 나빠 악역을 맡기로 결심해서 발생하는 것이 아니다. 유전자가 아무 이유 없이 불규칙적인 행동을 하는 경우는 없다. 유전자 설계도는 어떤 것도 바꿀 권한이 없고 그럴 능력도 없다. 그것들은 단지 세포의 복제를 돕기 위해 존재할 뿐이다. 하지만 세포의 주변 환경에 중대한 변화가 있을 때는 유전자 설계도가 자연스럽게 변경된다. 세포 주변에 산소 농도가 급격히 떨어지면 세포는 산소 없이도 생존할 수 있고 에너지 공급을 위해 산소 대신 신진대사 노폐물 일부를 사용할 수 있도록 새로운 설계도를 만들어낸다.

한 예로 변이를 일으킨 세포들은 젖산을 붙잡아 대사 작용을 함으로써 자신들에게 필요한 에너지를 보충한다. 이러한 비정상적인 형태의 세포 대사 작용에는 부작용이 있음에도 불구하고, 그렇게 함으로써 우리 몸은 잠깐 동안이라도 해당 장기나 혈액에 치명적인 위험이 발생하는 것을 방지할 수 있다. 돌연변이를 통해 산소가 부족한 세포의 최소한 일부분이라도 생명을 유지하도록 함으로써 장기는 갑작스러운 기능 상실과 죽음으로부터 보호받는 것이다. 이러한 적응 방식 때문에 암은 환경이 허락하는 한, 인간의 생명을 최대한 보존하는 생존 메커니즘인 것이다.

■ 암과 심장 질환은 같은 원인을 갖고 있다

여러분은 암을 유발하는 많은 요소들이 심혈관 질환의 중요한 요소인지도 알고 싶을 것이다. 그중 가장 중요한 것 하나가 혈액 점도와 혈액이 흐르는 속도다. 혈액이 너무 탁하고 너무 느리게 흐르면 (암세포의) 전이의 원인으로 알려진 혈전 생성의 위험이 높아진다.

암과 심장 질환 둘 모두와 관련된 또 다른 문제는 동맥의 플라크 생성이다. 이것이 포화 지방을 너무 많이 섭취한 결과라는 것이 일반적인 통념이지만, 사실은 그렇지 않다. 1994년 《랜싯》의 획기적인 논문에서 연구원들은 대동맥이 막힌 경우에 10개 이상의 다른 화합물을 동맥 플라크에서 확인했지만 포화 지방은 단한 조각도 발견하지 못했다고 보고했다. 다만 그들은 콜레스테롤이 일부 존재한다는 것을 알아냈는데, 콜레스테롤은 동맥 찰과상에 대한 치료제 역할을 하는 것으로 알려져 있다. 그러나 이 콜레스테롤은 혈전의 원인이 되지 않았고, 포화 지방은 여전히 존재하지도 않았다.

이것은 오랫동안 우리가 배워온 것과 너무나 반대되는 것이어서, 어떻게 이런 일이 가능한지 의문을 품을 수밖에 없다. 그러나 다시 한번 자연은 수천 년 동안 동물의 왕국에서 이 원리를 증명해왔다. 예를 들어 고양이는 거의 육류만으로 이루어진 먹이를 통해 포화 지방과 콜레스테롤을 많이 섭취한다. 이런 맥락에서, 일반적인 통념으로는 그들이 심근경색으로 떼죽음을 맞이해야 한다고 말하겠지만, 실제는 그렇지 않다.

이 시점에서 오직 모세혈관과 동맥의 혈관 벽만이 과잉 단백질을 저장할 수 있다는 점을 언급해야겠다. 모세혈관이나 동맥과 달리 세정맥과 정맥은 신진대사 노폐물과 이산화탄소를 폐로 운반하는 역할을 한다. 정맥은 기본적으로 영양소와 과잉 단백질을 결합 조직(세포 주변을 둘러싸고 있는 액체)에 넘겨주고 하역을 마친 '빈손'인 상태의 혈액을 운반한다. 이제 혈액은 공기 중에 있는 산소, 탄소, 질소 및 수소 분자를 공급받기 위해 폐로 돌아갈 준비를 한다. 이 네 가지 분자들은 세포 단백질을 만드는 데 필요한 몸속의 모든 아미노산의 구성 성분이다.

혈액은 소화기 계통을 지날 때 에너지와 세포의 영양 공급을 위해 필요한 다른 영양소를 공급받는데, 이때 동물성 단백질도 함께 공급받는다. 육류, 생선, 가금류, 달걀, 치즈와 유제품에서 주로 발견되는 농축된 단백질은 세정맥과 정맥의 혈관 벽에 저장되지 않고, 오직 모세혈관과 동맥의 혈관 벽에만 저장된다. 모세혈관과 동맥의 기저막에 축적된 단백질은 이러한 혈관을 구성하고 있는 세포에 상처를 입히고 염증을 일으킨다.

우리 몸은 이런 상처나 병변을 처리하기 위해 동맥 혈관 벽 안쪽에 콜레스테롤을 포함한 일종의 보호막인 플라크를 붙이는데, 그렇게 함으로써 위험한 혈전이 혈류를 벗어나 심근경색이나 뇌졸중을 일으키는 것을 방지한다. 반면에 세정맥과 정맥의 기저막은 위험한 단백질에 노출되지 않으므로 그러한 플라크가 생기지 않는다. 이 때문에 심장 전문 외과 의사가 다리에서 정맥을 떼어내 동맥 폐색의 우회 혈관으로 사용할 수 있는 것이다. 하지만 정맥이라도 한번 관상동맥을 대신하여 그 자리에 붙으면 과잉 단백질에 노출되어 안쪽 벽을 보호하는 플라크가 생기기 시작한다.

플라크를 구성하는 콜레스테롤은 그것의 진짜 목적을 아는 의사가 그리 많지 않은 까닭에 지금까지 나쁜 평판을 들어왔다. '나쁜' 콜레스테롤(LDL 콜레스테롤)이 막혀 있는 동맥의 혈관 벽에서 출혈을 막고, 생명을 위협할 수도 있는 혈전의 생성을 방지한다는 사실을 더 많은 사람들이 알게 된다면, 우리는 그들을 '나쁜' 콜레스테롤이 아니라 생명을 구하는 콜레스테롤로 받아들여야 할 것이다. 동맥을 흐르는 혈액이나 정맥을 흐르는 혈액에 모두 존재하는데도 '나쁜' 콜레스테롤은 왜 동맥에만 달라붙고 정맥에는 달라붙지 않는지를 의사에게 물어보면, 여러분이 그에게 콜레스테롤이 왜 이런 식으로 행동하는지에 대한 호기심을 불러일으키게 되는 것일 수도 있다. 의사는 여러분의 질문에서 콜레스테롤이 우리의 적이 아니라는 사실을 발견할 것이다. 실제로 우리 몸은 내부나 외부에 난 상처를 치료하기 위해 LDL 콜레스테롤을 사용한다. 따라서 LDL 콜레스테롤이야말로 진정한 생명 구조원이다.

나는 여기서 심장병과 암은 근본적으로 다르지 않은 질병이기 때문에, 더 정확히 말하면 생존 메커니즘이기 때문에, 동맥경화라는 주제를 꺼내 들었다. 심장병과 암은 두 가지 공통점이 있다. 바로 혈관 벽의 폐색이 발생하고, 림프관이 막힌다는 점이다. 심장 세포는 악성이 될 수 없기 때문에 일정 시간 동안 산소 공급이 중단되면, 심장 세포가 산성 혈증으로 죽고 심장이 멈추는 것이다. 우리는 이를 산소 부족에 의한 심장마비라고 부른다. 우리 몸의 다른 부분에서 똑같이 산소가 부족한 환경이 되면 일부 세포는 계속 살아남을 수 있지만, 그것은 암세포로 돌연변이를 일으키는 조건에서만 가능하다. 다시 말해 (혈관과 림프관 모두를 포함한) 순환기 계통의 폐색이 오래 지속될 경우에만 조직 내에 암이 발생할 수 있다.

■ **공포의 트랜스 지방**
암을 유발하는 폐색의 발생 원인에 단백질만 있는 것은 아니다. 트랜스 지방산 혹은 트랜스 지방이라 불리는 지방은 세포막에 스스로 달라붙어 세포가 충분한 양의 산소, 포도당 그리고 물을 흡수하지 못하도록 방해한다. 그러면 산소나 수분이 부족한 세포가 손상을 입고 악성 세포로 바뀐다.

특히 정제된 식물성 기름, 마요네즈, 샐러드용 드레싱 그리고 마가린 같은 식품이나 비타민 E의 함량을 낮춘 식품에 포함되어 있는 다가(多價) 불포화 지방을 섭취하면 피부암이나 기타 암의 발병 위험이 크게 증가한다. 대부분의 동물성 단백질 식품에도 조리 과정에서 고온에 노출된 지방이 포함되어 있고, 튀긴 닭이나 생선튀김처럼 지방이 추가된 경우도 있기 때문에, 이런 식품들 중 여러 가지를 함께 먹거나 지속적으로 섭취하면 암 발병의 위험을 증가시킨다. 여기서 중요한 것은 농축된 단백질 식품과 정제된 지방이 산소가 세포 속으로 들어가지 못하도록 방해한다는 사실이다.

그러나 암에 강력한 무기가 될 수 있는 특별한 지방도 있는데, 바로 엑스트라 버진 올리브 오일이다. 미국 《내과학 기록》(1998)에 따르면, 다가 불포화 지방을 섭취하면 유방암에 걸릴 위험이 69% 증가한다고 한다. 이와 대조적으로 올리브 오일 등에 있는 단일 불포화 지방을 섭취하면 45%로 감소하는 결과가 나왔다. 국제 학술지 《BMC 캔서》에 실린 한 연구는 엑스트라 버진 올리브 오일에서 자연적으로 발견되는 강력한 산화 방지제인 폴리페놀이 유방암의 확산을 막는 데 효과가 있다고 보고했다.

최소한으로 가공된 올리브 오일을 자주 섭취하는 지중해식 식단은 몇몇 다른 암과 심장 질환의 낮은 발병 비율과 관련이 있다. 올리브 오일에는 산화성 손상을 예방하고 혈소판 기능을 조절(혈전 예방)하며 염증을 진정시키는 효과가 있는 것으로 나타났기 때문이다.

이는 물론 다가 불포화 지방을 섭취한 결과와 극명한 대조를 이루는데, 다가 불포화 지방은 한 번 공기에 노출되면 활성 산소를 많이 끌어들인 다음 산화된다. 이러한 현상은 이해하기가 쉽다. 다가 불포화 지방은 공기와 접촉했을 때 많은 활성 산소를 끌어당기면서 산화가 일어나는데, 말하자면 산패가 일어나는 것이다. 활성 산소는 산소 분자가 전자를 잃었을 때 만들어지므로 반응성이 매우 강하다. 이러한 반응성이 높은 지방을 섭취하면 마치 바다에 유출된 기름막이 새들과 바다 생물들을 덮어버려 질식시키는 것처럼 지방이 세포막에 달라붙게 된다. 따라서 그런 지방에 포함된 활성 산소는 세포와 조직 그리고 장기에 심각한 피해를 입힌다. 몸을 치유하고 깨끗하게 유지하기 위해서는 신체가 일정 수의 활성 산소를 생성해야 하지만, 산화 지방을 섭취하면 이러한 활성 산소를 범람시켜 세포에 염증을 일으키고 손상을 입힐 수 있다.

활성 산소는 정제된 기름이나 다가 불포화 지방이 섭취되기 전에 공기 중이나 햇빛에 노출되었을 경우에도 만들어질 수 있다. 또 기름이나 지방을 섭취한 이후 조직 내에서 만들어질 수도 있다. 다가 불포화 지방은 원래의 자연스러운 상태가 아니고, 활성 산소에 대항하여 그들을 지켜주는 강력한 산화 방지제인 비타민 E라는 천연의 보호자가 더 이상 그들을 지켜주지 않기 때문에 소화시키기가 어렵다. 이 중요한 비타민은 정제 과정에서 제거된다. 예를 들어 햄버거와 감자튀김을 먹으면 여러분의 몸에 활성 산소가 넘쳐흐를 수도 있다. 하지만 몸에 해롭다고 활성 산소를 비난하는 것은 마치 총상을 입은 피해자가 실제로는 총을 쏜 사람에게 책임이 있는데도 총알을 탓하는 것과 같다.

포화 지방은 고체 상태이고, 돼지기름이나 버터 같은 식품에 많이 들어 있다. 이런 식품에는 다량의 천연 산화 방지제가 들어 있어 활성 산소에 의한 산화로부터 안전하다. 다가 불포화 지방은 자연 상태에서는 존재하지 않고 인공적으로 만든 것이어서 소화시키기가 어렵고, 우리 몸은 그것들을 위험한 것으로 인식한다. 예를 들어 마가린은 분자 구조가 플라스틱과 유사하기 때문에 소화시키기가 매우 어렵다. 우리 몸의 천연 청소부인 활성 산소들은 자신들을 세포막에 달라붙게 만든 기름진 범인들을 제거하려고 애쓴다. 그러나 활성 산소들이 해로운 지방들을 먹어 치우면서 세포막에도 상처를 입힌다. 이것이 바로 노화와 퇴행성 질병의 주원인으로 여겨지고 있다.

그동안의 연구 결과를 보면 많은 양의 다가 불포화 지방을 섭취하는 사람들 100명 중 78명이 임상적으로 뚜렷한 조로(早老) 증상을 보여주었다. 그들은 같은 연령대의 사람들보다 훨씬 더 나이 들어 보였다. 이와는 대조적으로 음식물 지방과 알츠하이머병 발병 위험의 상관관계에 대한 최근의 연구에서, 천연의 건강한 지방이 알츠하이머병의 발병 위험을 80%까지 낮춘다는 사실을 알고 연구자들은 깜짝 놀랐다. 이 연구는 알츠하이머병 발병률이 가장 낮은 집단의 사람들은 이런 건강한 지방을 하루에 38g 정도 매일 섭취하는 반면, 이 질병의 발병률이 가장 높은 집단의 사람들은 절반가량만 섭취한다는 사실을 보여주었다.

암 논쟁에서 오해받고 있는 또 다른 요소는 콜레스테롤, 특히 나쁜 LDL 콜레스테롤이다. 도호쿠 대학교의 한 연구 결과는 종종 비난을 받는 콜레스테롤이 실제로 햇빛 노출로 인한 비타민 D의 생산에 중요한 역할을 하고, 결과적으로 뇌 기능을 향상시킬 수 있다는 점을 시사하고 있다. 게다가 콜레스테롤 수치를 낮추기 위해 처방되는 스타틴 계열의 약물은 실제로 심장에 해를 끼칠 수 있다.

■ 활성 산소 활동의 결과

활성 산소의 비정상적인 활동 때문에 상처를 입은 세포는 재생이 불가능하고 이것이 면역 체계, 소화기 계통, 신경 체계 그리고 내분비계를 포함한 몸의 주요 기능들을 손상시킬 수 있다. 다가 불포화 지방이 사람들에게 대량으로 공급되면서 퇴행성 질병들의 발병률이 급증했는데, 피부암도 그중 하나다. 다가 불포화 지방은 햇빛조차 '위험한' 것으로 만들어왔지만, 만약 식습관이 지금처럼 바뀌지 않고 사람들이 현대의 식품 산업에 의해 지금처럼 조종당하지 않았다면 절대로 벌어지지 않았을 일이다.

천연 상태의 식품에서 다가 불포화 지방을 제거하려면 사용하는 식품 형태에 따라 정제하거나 탈취하거나 심지어 수소와 반응시킬 필요가 있다. 이 과정에서 다가 불포화 지방 일부가 화학적 변화를 일으켜 트랜스 지방산(트랜스 지방)으로 바뀌는데 흔히 '식물성 경화유'라고 부르는 것들이 여기에 포함된다. 마가린에는 트랜스 지방 함량이 54%까지 들어갈 수 있고, 식물성 쇼트닝의 경우에는 58%까지 이를 수 있다.

치즈, 우유 또는 가공식품을 통해 트랜스 지방을 더 많이 섭취하는 사람들은 트랜스 지방을 거의 섭취하지 않는 사람들에 비해 우울증의 위험이 48% 증가할 수 있다. 이것은 스페인 나바라 대학교, 라스팔마스 데 그란 카나리아 대학교의 연구원들이 1만 2059명의 참가자들을 대상으로 트랜스 지방 섭취의 효과를 연구한 결과물이다. 미국 공공과학 도서관 온라인 국제 학술지(PLoS ONE, 2011년 1월)에 발표된 이 연구에서 저자들은 트랜스 지방의 주요 공급원인 가공식품을 많이 먹는 미국인들 사이에서 트랜스 지방이 기분에 미치는 영향이 더 증폭될 수 있다는 것을 보여준다고 썼다. 미국인들의 트랜스 지방 소비 추정치는 유럽인들에 비해 6.2배 높다.

또 현재 우울증을 갖고 있거나 이전에 우울증 진단을 받은 사람은 그렇지 않은 사람에 비해 비만일 가능성이 60% 더 높고, 흡연 가능성이 2배 더 높다는 연구 결과가 나왔다. 2008년 3·4월 호 종합병원 《정신건강의학》지에 실린 이 연구는 워싱턴 컬럼비아 특별구, 푸에르토리코, 버진아일랜드 등 38개 주 20만 명 이상의 성인을 대상으로 한 자료를 수집했다.

존스홉킨스 대학교에서 행한 또 다른 연구에서 연구원들은 우울증 이력이 있는 참가자들이 유방암에 걸릴 확률이 4배 더 높다는 것을 발견했다.

2003년에 발표된 또 다른 대규모 연구에서 연구원들은 남성 우울증과 췌장암 사이의 흥미로운 연관성을 확립할 수 있었다.

우울증이 실제로 암을 유발할 수 있는지는 아직 확실하지 않지만, 우울증이 면역 체계를 억제하고 비만과 흡연 가능성을 증가시킬 수 있기 때문에 확실히 공동 요인으로 작용할 수 있는데, 이 둘은 모두 암의 위험 요인이다.

식품 포장지에 적힌 영양 성분 표시를 자세히 보면 식물성 경화유가 얼마나 포함되었는지 알 수 있다. 빵, 과자, 도넛, 크래커, 비스킷, 페이스트리, 대부분의 구운 제품들, 케이크와 프로스팅, 베이킹파우더, 냉동식품, 소스, 냉동 채소 그리고 아침 식사용 시리얼 등의 가공식품에는 식물성 경화유가 포함되어 있다. 다시 말하면 마트 진열대에 올라 있는 대부분의 가공식품, 정제 식품, 장기 보관용 식품 등 자연 상태가 아닌 모든 식품에는 트랜스 지방이 들어 있다. 트랜스 지방은 세포가 산소를 활용하는 능력을 억제하는데, 산소는 음식물을 태워 이산화탄소와 물로 바꿀 때 필요하다. 물론 자신들의 신진대사 과정을 제대로 완료하지 못하도록 억제당한 세포가 악성 세포로 바뀔 가능성이 높은 것은 당연한 결과다.

또한 트랜스 지방은 혈소판을 더욱더 고착시킴으로써 혈액의 농도를 높이는데, 이는 심장 질환의 원인이 되는 혈전과 지방 덩어리를 생성할 가능성을 몇 배 이상 증가시킨다. 8년 동안 8만 5000명의 여성들을 관찰한 하버드 의과대학의 연구 팀은 마가린을 먹는 여성들에게서 관상동맥 질환 발병 위험이 증가했다는 사실을 발견했다. 웨일스의 한 연구에서는 이런 인공적인 트랜스 지방이 몸속에 축적되는 것과 심장병에 의한 사망이 서로 관련되어 있다고 보았다. 네덜란드 정부는 이미 트랜스 지방산이 포함된 제품을 생산하지 못하도록 금지하고 있다.

암과 관련하여 심장 질환의 발병 위험이 증가한 것이 그토록 중요한 이유는 무엇일까? 암과 심장 질환이 공통 원인을 갖고 있기 때문이다. 심근경색은 심장의 근육 일부가 산소 결핍 상태가 되어 기능을 상실할 때 발생한다. 암은 몸속의 장기나 기관 일부가 산소 결핍 상태가 되었을 때 세포들이 돌연변이를 일으켜 악성 세포로 바뀌지 않으면 세포 자신이 죽을 수밖에 없는 상황에서 발생한다. 만약 산소의 고갈을 초래하는 폐색이 제거되지 않으면, 암이나 심장 질환 둘 중 하나가 제일 먼저 사람의 생명을 앗아갈 것이다.

암 환자들은 실제로 암 때문에 죽는 것이 아니라, 종종 심장 쇠약으로 사망한다. 수백 명의 암 환자들을 만나본 경험을 통해 나는 그들 모두 주요 심혈관 질환들로 고통을 겪고 있다는 사실을 발견했다.

세포의 만성적인 산소 결핍이 암과 심장 질환 같은 다른 퇴행성 질환의 이면에 숨어 있는 원인이라는 것이 그리 새로운 발견은 아니다. 1930년대에 독일의 오토 바르부르크(Otto Warburg) 박사는 정상 세포와 비교했을 때 암세포는 낮은 호흡수를 보여준다는 사실을 발견했다.

그는 그 이유를 암세포는 산소 농도가 낮은 환경에서 잘 자라고, 산소 농도가 높아지는 것은 암세포 자신에게 해롭고 심지어 자신을 죽일 수도 있기 때문이라고 설명했다. 1931년 노벨 생리의학상 수상자인 바르부르크 박사는 암과 관련한 문제를 다음과 같은 두 줄의 짧은 문장으로 요약했다.

"암이 발생하는 데는 단 한 가지의 중요한 원인이 있다. 우리 몸의 세포들이 산소 호흡 대신 무산소성 세포 호흡으로 바뀌는 것이 바로 암의 원인이다."

다른 과학자들이 곧바로 바르부르크 박사의 뒤를 따랐다.

- 산소 부족은 정상 세포가 악성 세포로 바뀌는 데 있어 확실히 중요한 역할을 한다. ─해리 골드블랫(Harry Goldblatt)

- 산소 부족은 가벼운 피곤부터 생명을 위협하는 질병까지 초

래할 수 있는 생물학적 에너지의 부족을 뜻한다. 산소 부족
과 질병의 인과 관계는 확고히 성립되었다.

— W. 스펜서 웨이(W. Spencer Way)

• 산소는 면역 체계가 질병과 세균 그리고 바이러스에 대항하
도록 정상적으로 구실을 하는 데 있어 중추적인 역할을 한다.

— 패리스 키드(Parris Kidd)

• 우리는 모든 중증 질병에서 산소 부족 상태가 수반되는 것을
발견한다. 몸의 조직 내에 산소가 부족하다는 것은 질병이
있음을 보여주는 확실한 증거다. 저산소증, 즉 조직 내에 산
소가 부족한 것은 모든 퇴행성 질환의 핵심 원인이다.

— 스티븐 레빈(Stephen Levine)

• 암은 우리 몸 안의 산화 작용이 둔화되어 체세포의 생리적인
제어가 격감하는 체내 조건에서 생긴다.

— 웬들 헨드릭스(Wendell Hendricks)

• 인체에 산소가 결핍되면 질병이 되고, 이런 상태가 지속되면
사망할 것이다. — 존 먼츠(John Muntz)

암의 진행 단계 3 - 림프관 폐색

림프는 과연 무엇이고, 그것이 우리 몸의 생체 활동에서 그토록 중요한 이유는 무엇일까? 림프는 원래 혈장에서 비롯되었는데, 항체와 백혈구뿐만 아니라 산소, 포도당, 미네랄, 비타민, 호르몬, 단백질과 같은 모든 종류의 '영양소'로 가득 차 있다. 세포는 조직액으로부터 영양소를 공급받고, 다시 조직액 속으로 신진 대사 노폐물을 방출한다.

조직액의 약 90%는 혈류 속으로 돌아가 다시 혈장이 되고, 나머지 10%가 소위 말하는 림프액이 된다. 림프액에는 이산화탄소를 제외한 세포에서 만들어진 모든 신진대사 노폐물, 각종 병원체, 용해된 단백질 그리고 암세포(암세포는 세포의 정상적인 순환 과정의 일부처럼 자연스럽게 생성된다) 등이 들어 있다. 모세림프관은 림프액을 흡수한 다음 이런 '쓰레기'들을 제거함으로써 세포의 질식과 손상을 방지한다.

세포의 영양 상태와 건강 그리고 효율성은 조직액, 정확히는 림프액으로부터 얼마나 신속하고 완벽하게 노폐물을 제거하느냐에 달려 있다. 대부분의 세포 노폐물은 혈액으로 직접 들어가서 배출될 수 없기 때문에, 림프계에 의해 제거될 때까지 조직액 내에 모여 있어야 한다. 림프관은 잠재적으로 해로운 이 물질들을 여과시키고 독성을 제거하기 위해 림프절로 이동시킨다. 전략적으로 온몸에 분포해 있는 림프절은 약간의 액체를 제거하기도 한다. 이는 몸이 부어오르거나 체중이 늘어나는 것을 방지해준다.

림프계의 핵심 기능 중 하나는 조직액에서 질병의 원인이 되는 독성 물질들을 깨끗이 제거하는 것이므로, 우리의 건강과 안녕을 위해 가장 중요한 기관계라고 할 수 있다. 하지만 환자가 앓고 있는 질병에 대해 이야기를 나눌 때 이러한 사실을 언급하는 의사는 거의 없다.

실질적으로 모든 종류의 암이 발생하기 전에 주요 림프관의 폐색이 선행된다. 림프액의 배출이 지속적으로 불충분한 곳이라면 어디든 악성 종양이 제일 먼저 나타난다. 우리 몸의 더 많은 부분에서 이런 일이 발생하면, 여러 곳에서 암이 생길 수도 있다. 림프계는 몸에 해로운 신진대사 노폐물, 독소, 병원체, 유해 물질 그리고 세포 잔해물 등을 제거한다는 점에서 면역 체계와 비슷한 일을 한다.

원활하지 못한 혈액 순환에 더하여 림프관과 림프절에 폐색이 발생하면 조직액 내에 해로운 노폐물들이 넘쳐난다. 결과적으로 묽은 상태를 유지해야 정상인 생체액이 점점 더 (시럽처럼) 진해지고, 따라서 세포들에 적절한 영양 공급을 하지 못하도록 방해하여 세포들이 약해지고 해를 입는다. 세포의 돌연변이는 혈액을 통해 공급되는 산소가 조직액을 뚫고 세포로 전달되는 것이 지속적으로 방해받았을 때 일어난다.

가장 시급한 질문은 "림프관의 폐색이 어디에서 시작되느냐?" 하는 것이다. 여러 가지 대답이 있을 수 있겠지만, 중요한 것은 담즙 및 음식물과 관련이 있다. 담석이 쌓여 간과 쓸개에서 담즙의 분비가 제한되면 위장과 소장의 소화 능력이 약화된다.

제대로 소화되지 않은 음식물은 자연스럽게 장내 유해 세균들이 분해한다. 그 결과 엄청난 양의 노폐물과 암을 유발할 가능성이 높은 아민(amine), 카다베린(cadaverine), 푸트레신(putrescine) 같은 독성 물질들이 만들어지고, 발효 과정에서 나온 여러 가지 분해 산물과 부패한 음식 찌꺼기들이 장내 림프관으로 스며든다.

생선, 육류, 가금류, 달걀, 유제품 등의 동물성 식품으로부터 나온 독소, 항원 및 소화되지 않은 단백질은 림프관 주머니에 염증을 일으키고 부어오르는 현상(림프 부종)의 원인이 된다. 동물이 죽은 다음 몇 초 후에 세포가 죽으면, 세포 효소는 즉시 세포의 단백질 분자 구조를 분해한다. 달걀, 생선, 육류 등의 동물성 단백질에 열을 가해 조리하거나 기름에 튀기면 단백질이 응고되고 자연적인 3차원 분자 구조가 깨진다. 그 결과로 생긴 소위 '퇴화된' 단백질은 우리 몸에 아무 쓸모도 없을 뿐 아니라, 림프계에서 즉시 제거되지 않으면 해롭기까지 하다. 퇴화된 단백질은 자연스럽게 미생물의 활동성을 엄청나게 강화시킨다. 기생충과 유충, 곰팡이 그리고 세균들이 이렇게 쌓인 찌꺼기들을 먹고 산다. 어떤 경우에는 알레르기 반응이 일어날 수도 있다. 이 모든 것은 신체의 노폐물 제거 시스템에 심각한 영향을 미칠 수 있으며, 따라서 만성 림프 부종을 위한 토대가 될 수 있다.

■ 림프 부종

림프계에서 핵심적인 역할을 하는 유미낭(가슴 림프관의 출발점이 되는 주머니 모양의 림프 기관—옮긴이)에 림프관 폐색이 일어나면, 이 기관은 더 이상 몸의 노폐물과 손상된 세포 단백질을 정상적으로 제거할 수 없게 된다(우리 몸은 매일 300억 개의 낡은 세포를 제거해야 한다는 사실을 기억하기 바란다). 그 결과 림프 부종이 생긴다. 림프 부종이 생겼을 때 등을 대고 누워서 배꼽 주위를 만지거나 문질러보면 딱딱한 덩어리가 잡히는 것을 느낄 수 있다. 어떤 때는 이 덩어리가 주먹만큼 커지기도 한다. 사람들은 이를 두고 배에 '돌멩이'가 들어 있다고 표현한다.

이 '돌멩이'는 복부 팽창과 허리 부분의 비만을 증가시킬 뿐 아니라, 요통의 주원인이 된다. 이러한 증상들은 심장 질환, 당뇨 그리고 암을 포함하여 질병을 갖고 있는 사람들 대부분에게서 나타난다. 그동안 내가 만났던 수백 명의 암 환자들 거의가 정도만 다를 뿐 림프 부종과 복부 팽만 증상을 앓고 있었다. 복부 팽만은 대개 안면 팽윤(달덩이 얼굴), 이중 턱, 부어 있는 눈 그리고 목이 두꺼워지는 증상을 동반하는데, 이것은 림프관 폐색이 진행되고 있음을 보여주는 신호가 된다.

'복부를 키워온' 많은 사람들이 함께 커지는 자신의 허리둘레가 골칫거리이기는 하지만 해롭지는 않다고 생각하거나 혹은 자연스러운 노화 현상의 일부분으로 여긴다. 그들은 오늘날 대부분의 사람들에게 복부 비만이 있으며, 그것이 자연스러운 현상이라고 말한다. 하지만 그들은 자신들이 언젠가는 터져서 중요한 신체 부위에 치명상을 입힐지도 모를 시한폭탄을 키우고 있다는 사실을 깨닫지 못한다. 암은 대개 그런 시한폭탄이 몸 안에 있음을 알려주는 표시다.

림프계의 80%는 장관(腸管, 소화관 중에서 위를 제외한 소장, 대장, 맹장 등 창자 부분—옮긴이) 근처에 있고 장관과 관련이 있기 때문에, 장관은 우리 몸에서 가장 큰 면역 활동의 중심이 된다. 이것은 우연의 일치가 아니다. 우리 몸에서 대부분의 병을 일으키는 요인들과 싸움을 벌이거나 그것들을 길러내는 곳이 바로 장관이다. 림프계에서 중요한 위치를 차지하는 이 장관에서 일어나는 모든 림프 부종과 다른 종류의 림프 폐색은 창자에서 나온 독성 노폐물이 너무 많이 쌓였기 때문인데, 이것들은 몸의 다른 부위 어디에서든 잠재적으로 심각한 문제를 일으킬 수 있다.

어느 부위든 림프관이 막히면, 막힌 부위에서 조금 떨어진 곳에 림프액이 축적된다. 그리고 결과적으로 막힌 곳이 있는 림프관에 연결되어 있는 림프절은 다음과 같은 것들을 더 이상 충분히 중화시키거나 해독하지 못하게 된다. 죽거나 살아 있는 식세포(食細胞)와 그것들이 먹어 치운 미생물, 노화된 조직 세포, 질병으로 손상된 세포, 발효 부산물, 식품 속의 살충제, 몸 안에 흡입된 독성을 가진 입자들, 악성 종양에서 떨어져 나온 세포 그리고 건강한 사람이 매일 만들어내는 수백만 개의 암세포들이 바로 그런 것들이다.

이것들을 완벽하게 파괴하지 못하면 림프절에 염증이 생기고 부어오르면서 혈액에 의한 폐색의 원인이 된다. 게다가 감염된 물질이 혈류 속으로 들어가면 패혈증과 급성 질환의 원인이 된다. 하지만 대부분의 경우에 림프관 폐색은 복부, 손발, 팔다리 혹은 발목이 부어오르거나 얼굴, 눈가가 떨리는 것 이외에 '심각한' 증상 없이 수년간에 걸쳐 점진적으로 일어난다. 이를 만성 질환의 주요 전조 신호인 '체액 저류(體液貯留)'라고 부른다. 많은 암 환자들이 악성 종양이 생겼다는 진단을 받기 오래전부터 하나 혹은 여러 개의 이런 증상으로 고통을 겪는다.

매일 만들어지는 신진대사 노폐물과 세포 잔해물들이 몸의 어딘가에 한동안 갇힌 상태로 있으면 질병의 증상이 나타나기 시작한다. 갇혀 있는 노폐물들이 세포의 비정상적인 성장을 유발하기 때문이다. 아래 나열한 것들은 국부적인 만성 림프관 폐색이 직접적인 원인이 되어 나타나는 전형적인 질병 증세의 일부 예에 지나지 않는다.

- 비만
- 자궁 혹은 난소의 낭종(물혹)
- 전립선 비대증
- 류머티즘성 관절염
- 좌심실 비대증
- 울혈성 심부전
- 기관지 폐색 ·폐부종
- 목 비대증
- 목과 어깨의 경직
- 요통
- 두통 ·편두통
- 어지럼증

- 현기증　　・이명 현상　　・이통(耳痛)
- 난청　　・비듬　　・잦은 감기
- 축농증　　・고초열(알레르기성 비염−옮긴이)
- 특정 유형의 천식　　・갑상선 비대증
- 눈병　　・시력 저하　　・가슴 부어오름
- 유방 종괴　　・신장 질환　　・다리와 발목 부종
- 척추측만증　　・뇌 기능 손상　　・기억력 감퇴
- 위장 장애　　・비장 비대증　　・과민성 대장 증후군
- 탈장　　・대장 용종　　・생식기 계통 장애 등등

이러한 증상들 중 하나 혹은 두 가지 이상이 번갈아가며 몇 년 동안 지속되고 있다면, 암에 걸려 있을 확률이 매우 높다고 봐야 한다.

한 번 더 강조하면 암을 포함하여 림프 폐색이 원인이 되지 않은 질병은 거의 없다. 이것은 여러분이 살고 있는 집의 모든 오수를 내보내는 가장 큰 하수관이 막혔을 때 화장실, 싱크대, 샤워 부스 그리고 욕조의 작은 배수관들까지 함께 막혀서 흘러넘치는 모습을 떠올리면 쉽게 이해될 것이다.

미국에서 비만이 유행하는 것은 (전적으로 그 때문은 아니지만) 몸의 노폐물을 제거하는 일을 방해하는 림프관 폐색에 크게 기인하고 있다. 림프관이 막히는 것은 대부분 폐색된 간과 해로운 식습관 그리고 생활 습관에 원인이 있다. 최악의 경우 악성 림프종이나 암이 발생할 수 있는데, 호지킨병이 가장 일반적이다.

혈액과 림프액이 원활하고 정상적으로 흐르면 질병은 자연스럽게 사라진다. 순환계와 림프계에서 나타나는 문제는 간 청소와 균형 잡힌 식생활 및 생활 습관을 통해 제거할 수 있다.

암의 진행 단계 4 - 만성 소화불량

만성적인 림프 폐색을 경험하는 사람은 반드시 그전에 오랫동안 음식물을 소화하는 데 어려움을 겪는다. 제대로 소화되지 않은 음식물은 발암 물질, 즉 세포의 행동에 영향을 미치는 독성 화합물이 번식하는 장(場)이 된다.

우리 몸의 소화 기관 중 소화관에서는 네 가지 중요한 활동이 일어나는데, 바로 음식물 섭취 및 소화, 흡수 그리고 배설이다. 소화관은 입에서 시작하여 흉곽, 복부 그리고 골반을 지나 항문에서 끝난다. 음식물을 삼키면 일련의 소화 활동을 시작한다. 이것은 씹는 과정을 통한 기계적 분해와 효소를 통한 화학적 분해로 나뉜다. 이 효소들은 소화 기관의 분비샘에서 나온 분비물 형태로 존재한다.

효소는 자신은 변화하지 않지만 다른 물질들이 화학 반응을 일으키거나 반응 속도를 빠르게 하는 아주 작은 물질이다. 소화 효소는 입 안의 침샘에서 분비되는 침, 위장의 위액, 소장에서 분비되는 장액, 췌장에서 분비되는 이자액 그리고 간에서 분비되는 담즙에 들어 있다. 소화 효소와 대사 효소는 오직 몸에서만 만들 수 있는데, 우리 몸 안의 어떤 물질보다 강력한 항암 능력을 갖고 있다. 이러한 효소들을 충분히 만들어내지 못하면 세포의 건강에 악영향을 미칠 뿐만 아니라, 몸 안 어디든 악성 종양이 자라는 요 인이 된다.

흡수는 잘게 소화된 음식물의 영양소 입자들을 몸 안의 세포들에 분배하기 위해 창자벽을 통해 혈관이나 림프관으로 흘러들어가는 과정을 말한다. 대장은 소화되지 않았거나 흡수되지 않은 음식물들을 찌꺼기 형태로 배출한다. 대변에는 담즙도 포함되어 있는데, 이때 담즙에는 적혈구의 분해 과정(이화 작용)에서 나온 노폐물과 다른 해로운 물질들이 들어 있다. 더구나 배설된 노폐물의 3분의 1은 장내 세균으로 이루어져 있다. 우리 몸은 날마다 쌓이는 노폐물들을 대장이 깨끗하게 제거했을 때에만 효율적으로 자신의 기능을 수행할 수 있다. 음식물이 제대로 소화되지 않았을 때에는 장폐색, 즉 창자막힘증이 일어난다. 그 결과 노폐물이 역류하여 림프액, 혈액 그리고 위장, 가슴, 목, 감각 기관 그리고 뇌 등을 포함한 신체의 윗부분으로 흘러들어간다.

건강은 소화 기관에서 일어나는 주요 활동들의 기능이 균형을 이룰 때 나오는 자연스러운 결과물이다. 반면에 이러한 기능 중 하나 혹은 그 이상에 장애가 생기면 우리 몸에서 암을 비롯하여 살아남으려는 유사한 시도들이 나타난다. 간과 쓸개에 담석이 생기면 몸 안의 노폐물을 제거하는 일뿐 아니라 음식물의 소화와 흡수에도 심각한 지장을 준다. 이처럼 신체의 독성이 증가하면서 소화를 통해 영양분을 공급할 수 없게 되면 질병의 진행에 기여하는 것이다.

암의 진행 단계 5-쓸개관 폐색

담석은 쓸개뿐 아니라 간의 쓸개관에서도 발견된다〔존스홉킨스 대학교에서는 담석을 간내 결석(intrahepatic stones)이라고 부른다〕. 실제로 대부분의 담석은 간에서 형성되고, 쓸개에서 만들어지는 것은 상대적으로 아주 적다. 전 세계 인구의 20% 정도가 앞으로 인생의 어느 단계에서든 쓸개에서 담석을 만들게 될 것이다. 하지만 이것이 훨씬 더 많은 사람들이 자신들의 간 속에 담석을 만들거나 혹은 이미 갖고 있는 것을 설명하지는 못한다.

나는 지난 30여 년간 자연의학을 실천하면서 온갖 종류의 질병을 앓고 있는 수천 명의 사람들을 상대했는데, 그중 한 사람도 예외 없이 간 속에 상당한 양의 담석을 갖고 있었다. 암 환자들과 관절염, 심장 질환, 간 질환, 그 밖의 만성 질병으로 고통을 겪는 사람들은 대부분 간에 담석이 있는 것으로 보인다. 그들 중 상대적으로 극소수만 쓸개에 담석이 있는 것으로 보고되고 있다.

간에 있는 담석은 양호한 건강 상태와 젊음 그리고 활력을 만들고 유지하는 데 장애물이다. 담석은 사람들이 질병에 걸리고 암을 비롯한 질병으로부터 회복되는 것을 어렵게 만드는 주요 원인이다.

간은 몸속 모든 세포들의 성장과 기능을 직접 통제한다. 모든 종류의 기능 저하, 결핍 혹은 세포의 비정상적인 성장 유형은 간의 약해진 기능에 크게 영향을 받는다. 간은 독특하고 놀라운 구조 때문에 원래 갖고 있던 기능의 60%를 잃어도 혈액 검사에서 간 효소의 분비량이 정상 수치로 나오는 등 제 기능을 수행하고 있는 것처럼 보이는 경우가 흔하다. 이렇듯 간은 환자뿐 아니라 의사까지 기만하기 때문에 수많은 질병의 근원을 거슬러 올라가 보면 그 자리에는 대개 간이 있다.

모든 질병이나 건강이 악화된 증상은 어떤 부분이 막혀 있기 때문이다. 혈관이 막히면 산소나 영양분을 세포 집단에 빠르게 전달할 수 없으므로, 세포는 생존하기 위해 긴급 조치를 취하도록 강요받을 것이다. 물론 많은 세포들이 고통을 받다가 이러한 '기근'에서 살아남지 못하고 죽는다. 하지만 좀 더 회복력이 강한 세포들은 돌연변이를 통해 가혹한 환경에 적응하는 법을 터득하게 되고, 갇혀 있는 독성 신진대사 노폐물과 다른 세포들에게서 빼앗을 수 있는 모든 것들을 잡아먹으며 살아남는다. 실제로 몸이 패혈증과 장기 부전(장기가 필요한 기능을 하지 못하는 상태—옮긴이)으로 즉각적인 죽음을 맞이하는 것을 방지하는 데 이러한 생존 반응이 도움을 주는데도, 우리는 이들에게 '질병'이라는 이름을 붙이는 경향이 있다. 세포 돌연변이의 경우에는 암이라는 이름을 붙여준다.

중요한 문제는 단순한 담즙 흐름의 막힘이 어떻게 울혈성 심부전, 당뇨병, 암과 같은 복잡한 질병을 일으키느냐 하는 것이다.

황색, 갈색 또는 녹색의 쓴 알칼리성 액체인 담즙은 여러 가지 기능을 가지고 있다. 각각의 기능은 신체의 모든 장기와 기관의 건강에 커다란 영향을 미친다. 담즙은 지방, 칼슘, 단백질 식품의 소화를 돕는 것 외에도 혈액 속의 정상적인 지방 수치를 유지하고, 간에서 독소를 제거하며, 장내에서 산성과 알칼리성의 적절한 균형을 유지하도록 돕고, 대장에서 해로운 미생물의 번식을 막는다.

담즙은 사망의 주요 원인인 암과 심장 질환을 예방하고 치료해준다! 건강을 유지하기 위한 담즙의 중요성은 적어도 주류 의학에서는 충분히 인정되지 않아왔다. 그러나 담즙의 색을 만드는 담즙 색소인 빌리루빈과 빌리베르딘이 인간에게 극히 중요한 생리학적 역할을 한다는 과학적 증거가 속속 드러나고 있다.

2008년 권위 있는 의학 전문지인 《돌연변이 연구(Mutation Research)》에 게재된 연구 결과에 따르면, 담즙 색소는 강력한 항(抗)돌연변이 성질을 갖고 있다. 연구자들은 특히 과거에는 담즙 색소인 빌리루빈이, 축적되었을 때 독성이 생길 수 있는 쓸모없는 대사 부산물로 여겨졌었다고 말한다. "그러나 지난 20년 동안 담즙 색소의 생리학적 관련성을 조사하는 연구가 증가하고 있으며 담즙 색소가 항산화 및 항돌연변이 특성을 갖고 있다는 증거가 제시되고 있다"고 이 연구는 결론짓는다.

의사들은 피부나 눈이 노랗게 변하면(황달) 당신을 공황 상태에 빠뜨리는 경향이 있다. 그들은 여러분의 몸이 위험한 활성 산소와 세포의 발암성을 유발하는 것으로 알려진 많은 종류의 돌연변이 물질(다환 방향족 탄화수소, 헤테로사이클릭아민, 산화제)을 제거하는 과정에 있다는 것을 말하지 않을 것이다. 때때로 몸은 당신을 깨끗이 하고 건강하게 만들어주기 위해 당신을 아프게 만드는 것처럼 보일 수도 있다.

나는 이 연구 결과가 의학 분야에서 가장 중요한 발견 중 하나라고 생각하며, 이것은 가장 오래된 의학 체계로 그 역사가 6000년이나 된 아유르베다(Ayurveda) 의학이 항상 알고 있었던 것이다. 담즙관이나 담낭(쓸개)의 돌에 의해 막히지 않는 한, 담즙은 건강한 세포가 암세포로 변이되는 것을 막을 수 있다. 실제로 체내에 빌리루빈과 빌리베르딘의 농도가 높은 사람은 암과 심혈관 질환 발생률이 더 낮다는 연구 결과들이 있다.

일본에서 수행된 연구에 따르면, 황달 중 담즙 색소 농도가 높아지면 급성 B형 간염으로 인한 지속적인 조절이 어려운 천식까지 해결할 수 있다고 한다.

이런 비슷한 발견들은 의학에서 질병으로 간주하는 것들이 사실은 신체에 의한 복잡한 생존과 치유의 시도가 아닐까 하는 의문을 자연스럽게 제기하게 만든다. 의약품으로 치료하고 억제할 경우 신체의 치유 노력이 완전히 훼손될 수 있다. 우리는 약물을 사용하여 신체와 전쟁을 치르는 대신에, 불필요하고 누적된 장애물을 제거함으로써 신체를 지지하는 편이 나을지도 모른다. 담즙과 담즙의 성분이 체내에서 수행하는 엄청나게 중요한 역할을 감안할 때, 담즙의 흐름이 항상 방해받지 않게 하는 것이 이치에 맞다.

간과 담낭에 축적된 모든 돌을 깨끗이 청소하면 몸의 항상성 회복에 도움이 되고 체중의 균형을 잡으며 신체가 스스로 치유될 수 있는 전제 조건이 마련된다. 간 청소는 미래에 발생할지도 모르는 질병으로부터 자신을 보호하기 위해 우리가 취할 수 있는 가장 좋은 예방책 중 하나다.

가공식품과 음료

미국에서 식품 산업은 4만 개가 넘는 식료품들을 생산하는데, 대부분 영양가가 전혀 없거나 아주 적다. 많이 가공된 식품, 정제된 식품, 무언가 '강화된' 식품, 저장 식품, 향이 가미된 식품, 인스턴트식품, 유전자 조작으로 만들어진 식품, 탄산음료, 방사능에 오염된 식품, 전자레인지로 데운 식품 그리고 기타 변형된 식품들은 인간의 세포를 기아에 빠뜨리는 공통된 효과가 있다.

암은 세포 단계에서 점진적으로 기근이 발생한 결과물이다. 우리 몸이 성장하는 데 필요한 에너지를 원래 설계된 방식대로 더 이상 공급받지 못할 때 암이 발생한다. 심각한 영양실조와 에너지 소모로 장기가 기능을 완전히 상실하는 것을 방지하고 살아남기 위해, 세포핵은 돌연변이를 일으켜 산소가 없는 환경에서 기능을 수행하는 것 이외에 달리 선택의 여지가 없다.

혐기성 세포는 사회로부터 소외당한 아프고 집 없는 사람이 부유하고 건강한 사회 구성원들이 쓰레기로 버린 부패하고 독성 있는 음식에 의지해 살아가는 것과 같다. 현대인들이 섭취하는 전형적인 식품들의 영양가는 쓰레기와 다름없다. 예를 들면 프렌치프라이, 즉 가늘게 썰어 만든 감자튀김이 있다. 이것은 발암성 지방, 해로운 첨가물이나 보존료 등을 함유하고 있는 것으로 알려졌음에도, 미국의 수많은 어린이들과 어른들이 매일같이 엄청난 양을 소비하고 있다.

다음과 같은 실험을 해보기 바란다. 맥도널드나 패스트푸드 레스토랑에서 감자튀김을 주문한 뒤 일부를 남겨 집으로 가져와 공기 중에 방치해놓는 것이다. 그것들은 부패되지도 않고, 색깔도 변하지 않을 것이다(신선한 감자로 만든 감자튀김은 금방 오그라들고 색깔이 회색으로 변하면서 오래된 것처럼 보인다). 이제 햄버거로 똑같은 실험을 다시 해보자. 햄버거 역시 부패되지 않은 채로 몇 년이 지나도 끄떡없을 것이다. 어떤 세균도 그것을 부패시킬 수 없다. 햄버거나 감자튀김뿐만 아니라 마가린과 같은 대부분의 '가공식품'들은 오랜 기간의 제조 과정이나 유통 과정에서 완벽한 보존이 가능하고 소비자들에게 '안전'을 강조하기 위해 영원히 상하지 않도록 만들어진다.

이런 식품들에는 도대체 어떤 종류의 화학 물질이 가득해서 세균이나 곰팡이의 공격에도 그렇게 오랫동안 버틸 수 있는지 궁금하지 않은가? 식품 포장지에 일부 보존료의 이름이 눈에 보이지 않을 정도로 조그맣게 적혀 있지만 자기가 무엇을 먹고 있는지 제대로 이해하는 소비자는 거의 없다. 그리고 우리 몸이 그런 화학 물질을 소화시키기 위해 할 수 있는 일은 아무것도 없다.

만약 여러분이 운이 좋은 경우라면 설사가 나서 그것들이 소화되지 않은 상태로 장관을 통해 빠져나갈 수도 있지만, 그런 괴물 같은 음식을 날마다 먹는 사람들의 축 늘어진 배를 보면 알 수 있듯이 대개 그런 화학 물질들은 변비에 걸리게 하는 효과가 있고 우리 몸의 내장 속에 축적된다. 이런 음식을 섭취하면 심각한 영양 결핍을 초래하기 때문에 절대로 충족될 수 없는 음식에 대한 욕구가 생긴다.

식품 산업은 이와 같은 '감추고 싶은 비밀'을 알면서도, 비만과 과체중인 사람들에게 더욱더 다양하고 군침 도는 제품들을 공급함으로써 그런 간편 식품에 대한 끝없이 증가하는 수요를 만족시키고 있다. 그것들은 저콜레스테롤, 무지방, 저염분, 저칼로리, 무설탕 같은 문구로 사람들의 눈길을 사로잡는다. 그런 식품이라면 당연히 맛이 없어야 정상이지만, 화학적 식품 첨가물과 향미료가 사람들의 미각을 만족시키는 맛을 만들어낸다. 현재 이런 범주에 속하는 가공식품은 수천 가지에 이른다. 물론 그런 제품의 포장지 어디에도 이러한 화학 물질이 발암 물질이라는 경고는 찾아볼 수 없다.

대부분의 사람들은 미국의 식료품점이나 레스토랑이 특정한 음식을 제공한다면, 그것은 당연히 안전할 것이라고 믿는다. 또한 음식을 조리하기 위해 전자레인지를 사용하는 것이 안전하고 해롭지 않다고 믿는다. 전자레인지에 대해서는 제5장에서 더 자세히 다룰 것이다.

정부 보건 당국이 생명을 앗아가는 약품이나 기술이 시장에서 대량으로 유통되도록 허용하는 데는 그들만의 사악한 비밀이 있다. 미국 식품의약국(FDA)에서 왜 유전자 조작을 통해 생산된 카놀라유가 사전 검증도 없이 미국의 식품 산업과 식당들을 휩쓸도록 허용하는가에 대해 의문을 품는 사람이 과연 얼마나 될까? 정부 기관의 공공 기록에 의하면, FDA는 이 식용유를 먹인 실험용 쥐에서 치명적인 뇌종양이 발생한다는 사실을 보여주는 캐나다의 연구 결과를 알고 있는 것으로 보인다. 하지만 당국에서는 카놀라유를 허용함으로써 얻어내는 엄청난 '허가료'를 포기할 생각이 없다.

이와 마찬가지로 인공 감미료인 아스파탐(Aspartame)이나 수크랄로스(Sucralose) 그리고 MSG와 같이 유해성 있는 화학 물질들이 FDA가 승인했기 때문에 현재 미국 내에서 많이 팔리는 대부분의 가공식품과 음료에 들어가게 된 것이다. 이러한 화학 물질들은 헤로인이나 커피 혹은 니코틴을 합친 것보다 중독성이 강하다. 따라서 이 물질들의 '피해자'들이 과식을 자제하기란 거의 불가능하다. 이 화학 물질들이 인간의 몸에 가하는 처참한 효과는 문서화된 관련 증거들이 많이 있으며, FDA와 질병통제예방센터(CDC) 그리고 식품 산업 관련자들도 오래전부터 이 사실을 잘 알고 있다.

MSG는 비만에 관한 한 특별한 문제다. 최근의 연구는 MSG를 규칙적으로 섭취하는 사람들이 과체중이나 비만일 가능성이 30% 더 높다는 것을 보여준다. MSG로 인한 비만의 덫에 빠지지 않으려면 가공식품은 모두 피하는 것이 좋다. MSG는 중독성이 매우 강하다는 것을 기억하라. MSG를 함유한 음식은 당신을 중독시킨다.

식품 산업은 오직 한 가지 목적을 갖고 있는데, 바로 사람들이 더 많은 식품을 소비하도록 하는 것이다. 대부분의 유명한 식품과 음료에 이런 중독성 있는 화학 물질을 첨가함으로써 식품 산업은 대다수 구성원들이 식습관을 통제할 수 없는 지경에 이른 사회를 만들어놓았다. 현재 미국인의 75%가 과체중이거나 비만이기 때문에 미국 사회 전체로 보면 엄청난 비율의 사람들이 '암'으로 고통받고 있으며, 그로 인해 대다수 국민들의 좋지 못한 건강 상태와 치솟는 의료비가 뒤따르고 있다.

암이 미국의 국가 자원을 집어삼키는 비율은 날이 갈수록 증가하는 추세에 있다. 2007년에는 의료 서비스로 2조 3000억 달러가 지출되었는데, 이는 미국 방위비의 4.3배에 달한다. 미국처럼 국내총생산(GDP)의 16%를 의료 서비스에 지출하는 나라는 세계 어디에도 없으며, 더구나 그러한 지출이 확실한 효과를 보고 있다고 말할 수도 없다. 미국처럼 아픈 사람들이 넘쳐나는 나라는 세계 어디에도 없다.

개인의 건강 문제를 정부 기관에 맡기는 것은 무모한 접근법이라는 사실이 확실해졌으므로 모든 심각한 건강 위기의 핵심인 세포의 아사(餓死) 문제로 돌아가보자. 우리 몸의 세포들은 그것이 무엇이든 자신들의 성장에 도움이 되지 않는 것을 활용하는 데는 관심이 없다. 정제되고 과열된 지방이나 식용유에 들어 있는 발암성 기름 덩어리, 착색료, 화학적 첨가물, 식품 보존료, 살충제 그리고 그 밖의 모든 인공적인 물질들은 뚫고 들어가기 어려운 끈적끈적한 막으로 세포막을 덮어버린다.

여기에 우리가 날마다 먹는 수많은 독성 가득한 영양 보조제들은 포함되지도 않았다. 일반인들이 매년 얼마나 많은 비타민제를 복용하는지 생각해보라. 비타민제에는 각종 결합제, 충전제, 인공 색소, 아스파탐 혹은 기타 해로운 감미료 등이 들어 있다. 만일 여러분이 갓 태어난 아기의 세포를 현미경으로 볼 기회가 있다면, 아마도 매우 투명하고 얇고 깨끗한 세포막을 보게 될 것이다. 반면에 전형적인 미국인의 음식을 먹고 한 가지 혹은 몇 가지 질병으로 약물 치료를 받고 있는 65세 노인의 세포막을 본다면, 여러분은 아마도 어둡고 두꺼우면서 뒤틀린 세포막을 보게 될 것이다.

그런 세포가 암세포로 바뀌는 데는 오랜 시간이 걸리지 않는다.

악성 종양 세포는 건강한 세포에 비해 15배나 두꺼운 피브린 층으로 둘러싸여 있다. 피브린(fibrin)은 혈액 응고 과정에 관여한다. 이것은 응혈을 위한 망상 조직을 형성하거나 상처가 난 곳에 응어리를 만들기 위해 젤처럼 바뀐 단백질이다. 모든 암세포는 손상을 입은 세포다. 피브린층은 치명적인 포식 세포(phagocyte), 킬러 림프구(killer lymphocyte) 그리고 사이토카인(cytokine) 등으로부터 암세포를 보호한다.

이런 식으로 면역 반응이 제대로 발휘되지 못하게 된 세포는 자연스레 자신이 속한 '지역 사회', 즉 몸 안의 다른 세포들로부터 격리된다. 이렇게 외톨이가 된 세포들이야말로 진정한 '홈리스(homeless)'다. 홈리스 세포들은 통제되지 않기 때문에 의사들은 독을 주입하고 자르고 불태우도록 고안된 치명적인 무기로 그들을 공격한다. 의사들의 목적은 이 세포들을 쓸어버리는 것인데, 그들은 아마도 암세포를 공격할 때 주변의 다른 세포들에게 미치는 심각한 결과를 알지 못하는 듯싶다. 건강한 세포에 가해질지도 모를 손상을 깨달은 사람들은 이것이 유죄 판결을 받은 세포를 죽이기 위해 어쩔 수 없이 감당해야 할 위험으로 느낄지도 모른다.

의사들이 환자들에게 항암 화학요법 약물을 투여하거나 방사선 치료를 하는 것은 실제로 환자들의 생명을 걸고 '러시안룰렛 게임'을 하는 것과 같다. 의사들은 환자가 그 공격에서 살아남을 것인지 아니면 공격 중에 사망할 것인지 절대 알지 못한다. 자신의 고국으로 돌아가기 전까지 미국에서 수년간 의학을 연구하고 의사 활동을 했던 그리스 출신의 디미트리스(Dimitris)가 자신의 말기 간암을 치료하기 위해 키프로스에 있는 나를 방문했다. 6개월 동안의 치료를 통해 그는 자신의 몸에 암이 발병하게 만든 모든 근본 원인들을 제거했는데, 그의 간에 생겼던 달걀 만하던 종양이 나중에는 아주 작은 알갱이 크기로 줄어들었다. 그러던 어느 날, 그의 전 직장 동료가 미국 식품의약국에서 얼마 전에 인증된 강력한 항암 화학요법 약물을 사용해보라고 그를 설득했다.

디미트리스는 남아 있는 작은 암세포를 모두 없애버리면 암이 재발하지 않을 것이라는 확신을 갖게 되었고, 결국 치료를 위해 다시 미국으로 날아갔다. 그리고 3일 후 그는 관 속에 안장되어 고국인 그리스로 돌아갔다. 약물의 독성 때문에 사망한 것이다. 나는 그가 빠른 치유 과정을 겪고 있을 때, 독성이 강한 약물을 사용하여 이전의 치료 과정을 중단하는 것은 치명적일 수 있다고 경고했다. 몸은 치유되는 단계에서는 보호 모드(이 사례의 경우에는 악성 종양이 성장하고 있는 단계를 말한다)일 때에 비해 화학적 독성에 몇 배 더 취약하다. 나는 이와 똑같은 현상을 다른 암 환자에게서도 목격했는데, 그 역시 마지막 남은 암세포 조각을 '끝장'내자는 유혹을 받았다. 그들의 잘못된 결정이 치명적인 결과를 만들어낸 것이다.

몸이 스스로를 치유하려는 시도를 하고 있을 때 독성 물질로부터 스스로를 보호하는 것은 지극히 어려운 일이다. 항암 화학요법이나 방사선 치료를 이용하여 암세포를 파괴하는 과정에서 건강한 세포에 손상을 주면 반드시 좀 더 공격적인 새로운 암세포를 만들어내게 되어 있다. 암으로부터 생존할 수 있는 유일한 가능성은 환자가 몸의 고유한 치유 노력을 강화시키기 위해 얼마나 많은 힘을 쏟느냐에 달려 있다.

암을 질병처럼 치료하려는 접근법은 위험하고 불필요한 고통일 뿐만 아니라 식습관이라는 기본적인 문제를 제대로 다루지 못하고 있는 것이다. 아이들과 자기 자신에게 세포막을 두껍게 하고 세포가 무산소 환경에서 제 기능을 수행하기 위해 돌연변이를 일으킬 수밖에 없도록 만드는, 곰팡이도 살 수 없게 만든 감자튀김이나 햄버거처럼 생명을 앗아가는 음식을 먹임으로써, 우리는 말 그대로 모든 것을 싹 쓸어버리는 질병을 만들어내고 있는데, 이러한 추세는 이미 진행된 지 오래다.

현대 사회에서는 암 때문에 많은 고통을 받는다. 죽음보다 삶에 가까운 선택을 하는 것은 우리 스스로 결정할 몫이다. 우리가 입속에 무엇을 넣느냐 하는 것은 우리 사회가 어떻게 생존할 것인가 하는 문제와 잇닿아 있다. 미국인 2명 중 1명꼴로 암에 걸릴 수 있다는 통계를 고려하면, 그리고 암을 피할 가능성이 해마다 줄어든다는 사실을 안다면, 가능한 한 가공식품을 (그리고 다른 암의 원인들을) 멀리하는 것만이 분별 있는 선택이 될 것이다.

만약 여러분이 지금 암에 걸려 있다면, 여러분은 식품 산업에 의해 조작되거나 변형되지 않은 자연에서 나온 식품만 먹었을 때 암으로부터 회복될 가능성이 극적으로 증가하게 될 것이다. 나는 여러분이 유기농으로 기른 식품만을, 더 이상적인 것은 회복 기간 동안 자기가 살고 있는 지역에서 기른 식품만을 섭취할 것을 권하고 싶다. 그렇게 하면 우리 몸이 화학적 첨가물이나 살충제와 싸우느라 이미 망가진 면역 체계에 연연하는 대신 오로지 치유에만 집중하게 된다.

식습관을 바꾸면 암에 걸릴 위험을 크게 줄일 수 있다. 만약 이미 암에 걸려 있더라도 종양을 영구적으로 축소시키는 데 있어 식습관이 매우 중요한 역할을 한다. 모든 악성 암의 60% 이상에서 잘못된 식습관이 가장 큰 발병 원인이었다. 따라서 암을 예방하는 식습관은 여러분이 암에 걸릴 위험의 3분의 2 이상을 효과적으로 제거해준다. 특히 가장 성공적으로 암을 예방할 수 있는 식습관은 바로 채식주의자들에게서 찾을 수 있다.

어떻게 국가 전체가 암으로부터 안전해지는지를 보여주는 강력한 증거가 인구 연구를 통해 나온다. 지금까지 전 세계 서로 다른 지역에 사는 사람들의 암 발생 빈도 차이에 관한 연구가 200여 건 이상 있었다. 이 연구 결과들에 의하면, 개발도상국의 암 발병 비율이 미국의 경우보다 현저히 낮은 것으로 밝혀졌다.

평범한 미국인들이 섭취하는 기름기 많고, 단백질이 풍부하며, 많이 가공된 식품들은 개발도상국 주민들이 일반적으로 섭취하는 식품들과 공통점이 거의 없다. 가공된 음식과 패스트푸드를 그들의 도시와 마을에 가져온 서구 사회의 영향으로 그들의 식습관에 변화가 생기고 있음에도 불구하고, 대부분의 개발도상국에서는 아직도 과일류, 채소류, 콩류 그리고 곡물류가 표준 식품군으로 자리 잡고 있다. 그들의 대도시에서는 새롭게 들어와 많은 사람들에게 '유행'하고 있는 식습관들로 인해 전에는 들어보지 못했던 골다공증, 피부암, 심장 질환, 관절염 같은 질환들과 또 다른 문제들이 점점 더 일반화되어가고 있다.

국가 전체를 자기 파괴로부터 구하려면 애초에 자연이 우리에게 먹도록 정해준 식품으로 돌아가는 일 이외에 다른 선택의 여지가 없다. 이 말은 또한 자연이 만들지 않은 식품은 피해야 한다는 것을 의미한다. 한 예로 우리 몸과 마가린 사이에는 자연적인 유사성이 전혀 없다. 마가린은 자연 상태의 재료를 하나도 사용하지 않은 실험실에서 만들어진 '음식'이다. 이것은 플라스틱과 분자 하나만 다를 뿐이다! 마가린을 세균이 잘 번식하는 따뜻하고 어둡고 습한 곳에 놓고 관찰해보면 세균들이 거들떠보지도 않는다는 사실을 알게 될 것이다. 세균들이 이 인공의 물질을 플라스틱처럼 대하는 것이다.

지난 수백만 년 동안 인간의 몸은 자기 주변에서 자라는 자연의 음식물에 의지해 생명을 유지해왔기 때문에, 우리 몸이 갑자기 지금과 같이 넘쳐나는 가공식품을 먹으면서 연명하는 법을 배울 수 있다고 생각하는 것은 망상이다. 심지어 우리가 먹고 있는 옥수수, 대두, 감자 등도 사람이 만든(유전자 조작이 된) 것인지 아닌지 알 수가 없다.

대부분의 가공식품에는 유전자 조작이 된 재료가 일부 포함되어 있다. 사실 자연이 키우지 않은 음식은 음식으로서의 역할을 전혀 할 수가 없다. 우리 몸은 진짜 음식의 '특징'과 부합되지 않는 가공식품들과 아무 관련이 없고, 또 그것을 인식하지도 못한다. 가공식품은 우리 몸의 세포들에 영양분을 공급하는 대신 기관과 조직에 축적되면서 그것들을 서서히 굶겨 죽이고 있다. 따라서 우리 몸이 오로지 가공식품만 섭취하도록 하는 것은 자살행위다. 많든 적든 붉은 육류, 튀긴 음식, 가공 유제품, 정제된 곡물 등 미국인이 섭취하는 전형적인 식품을 먹는다는 것은, 실제로 자신도 모르게 스스로를 죽이고 있는 것이나 다름없다.

생명을 위협하는 휴대전화와 무선 통신기기

점점 더 많은 의학 연구자들과 환경 보호 단체들 그리고 정부 기관들과 개인들까지 무선 통신 기술이 사람과 환경에 심각한 해를 끼칠 수 있다고 염려하고 있다. 다음과 같이 발표된 연구에 따르면 휴대전화는 암을 유발한다고 한다.

- 독일에서는 2007년 국민들에게 무선 통신기기 사용을 자제하라고 경고했다. 이스라엘 정부 또한 휴대전화 수신에 사용되는 안테나를 주거용 건물에 배치하는 것을 금지했다.

- 2007년 9월, 유럽연합(EU)의 유럽환경청(EEA)은 15개의 서로 다른 실험실에서 진행된 연구를 분석한 결과를 바탕으로 언제 어디서든 무선 통신 기술을 사용하는 것이 흡연, 석면 그리고 자동차 연료의 납 성분과 같은 수준으로 시민들의 건강에 재앙을 불러올 가능성이 있다는 이유를 들어, 모든 유럽인들이 와이파이와 휴대전화 사용을 중단할 것을 권고하는 발표를 했다[이 내용은 전파 방사가 건강에 미치는 영향에 대한 국제 보고서(The Bio Initiative Working Group)에 실려 있다].

- 캐나다 공영방송(CBC)의 2008년 7월 12일자 보도 내용에 따르면, 토론토 공공보건국은 건강에 대한 잠재적인 위험을 피하기 위해 청소년과 어린이들의 휴대전화 사용 제한을 권고했다. 캐나다에서 이런 종류로는 최초인 이 권고안에 따르면, 8세 미만의 어린이들은 위급한 상황에서만 휴대전화를 사용해야 하고 청소년들은 하루에 10분 이상 통화하지 말아야 한다.

- 이스라엘의 바이츠만 과학연구소(Weizmann Institute of Science) 연구 팀에 의해 수행되고, 그 결과가 《생화학 저널(The Biochemical Journal)》에 발표된 연구 보고서에서는 휴대전화를 10분 정도 사용하는 것으로도 뇌세포의 변화로 인한 세포 분열과 암세포의 발생을 유발할 수 있다고 주장했다. 그들이 관찰한 변화는 조직에 열을 가해서 생긴 변화가 아니었다.

- 최근에 연구가 완료되어 《국제암학회 저널(*International Journal of Cancer*)》 웹사이트에 발표된 연구 보고서에 의하면, 휴대전화를 장시간 사용할 때 사용자들의 뇌종양 발병 위험을 증가시킨다. 여러 대학에서 온 연구원들에 의해 수행된 이 연구에서 휴대전화를 주로 사용하는 쪽의 뇌에 신경교종이라 불리는 뇌종양이 발병할 위험이 반대쪽에 비해 40%에서 270%까지 증가한다는 증거가 발견되었다. 특히 2000시간 이상 휴대전화를 사용한 사람들의 발병 위험이 가장 많이 증가했다. 또한 놀랍게도 20세 미만 청소년들의 발병 위험이 가장 높았다. 이것은 의사들이 에드워드 케네디(미국 제35대 대통령인 존 F. 케네디의 형이자 정치인으로 2009년에 뇌종양으로 사망했다―옮긴이)에게서 발견한 것과 같은 유형의 뇌종양이다. 미국 국립암연구소(NCI)에 의하면, 악성 신경교종은 미국에서 해마다 악성 뇌종양으로 진단받는 환자의 절반 이상을 차지할 정도로 뇌종양 중에서 가장 빈도가 높다.

- 오하이오주 케이스 웨스턴 리저브 대학교의 클리블랜드 클리닉 러너 의대 연구 팀에 의해 수행된 연구에서는 남성들이 장기간 휴대전화를 사용했을 경우 정자에 문제가 생길 수 있다고 발표했다. 이러한 사실은 미국 내 5만 1000명의 건강한 남성 전문직 종사자를 대상으로 계속 진행 중인 연구에서 발견되었다.

- 매일 2~3시간씩 휴대전화를 사용하는 임신부는 세포의 기

능이 정상적이지 못한 아이를 출산하는 것으로 밝혀졌다.

- 어린아이들은 성인보다 두개골이 얇고 아직 발달 중인 신경계가 있어 방사선에 더 취약하기 때문에 휴대전화의 전자파에 노출되었을 때 심각한 성장 문제가 나타나는 것으로 밝혀졌다.

- 열복사 외의 전자파는 생물학적으로 무해하다는 (특히 휴대전화 업계의) 주장은 과학적으로 잘못된 것이다. 이러한 유형의 전자파에 노출되었을 때 인간 세포의 스트레스 반응을 증명하는 연구 결과는 널리 알려져 있고, 동료 심사 과정에서 정확성이 검증되었다.

- 과학자들은 휴대전화와 다른 무선 장치에 의해 노출되는 전자파가 DNA, 혈액 세포, 신경 세포, 눈, 골밀도를 손상시키고 수면 장애를 일으키며, 자폐증과 알츠하이머병에 기여하고 전자기 과민성 증후군을 유발하며, 심장 박동 수와 혈압에 영향을 줄 수 있다는 것을 발견했다.

오늘날과 같은 시대에는 휴대전화 사용을 완전히 포기하는 것을 상상하기 어렵지만, 우리는 여러 가지 방법으로 자신을 보호할 수 있다. 예를 들어 휴대전화를 몸에 지니는 대신 가방이나 핸드백에 보관하는 것이다. 또 가능하면 통화를 짧게 하고, 전화기를 머리에서 최대한 멀리 떨어뜨리고, 사용하지 않을 때는 꺼둔다. 휴대전화마다 안전성에 차이가 있지만, 이러한 간단한 조치만으로도 위험을 최소화하는 데 도움을 준다.

미디어 산업은 석유 산업보다 훨씬 큰, 전 세계에서 가장 크고 가장 수익성 좋은 산업이다. 중요한 미디어의 대부분은 5∼6개의 거대 미디어 기업들에 의해 운영되거나, 소유되거나, 혹은 그 영향권 아래 있다. 휴대전화는 그들과 밀접한 유착 관계를 형성하고 있다. 전 세계적으로 암 발병률이 엄청나게 증가하고 있는 것을 휴대전화 탓으로 돌리려는 시도는, 그리 멀지 않은 과거에 흡연 문제가 그랬던 것처럼, 비웃음을 사거나 조롱거리가 된다.

어떤 사람들은 휴대전화를 포기하기보다는, 최종적으로 휴대전화에서 나오는 전자파가 암을 유발할 수 있다는 명백한 '증거'가 나올 때까지 기다리는 것이 더 좋겠다는 생각을 한다. 또 어떤 사람들은 흡연의 위험이 이미 알려졌음에도 불구하고 많은 이들이 담배를 끊지 못하는 것처럼 휴대전화를 끊지 못하고 계속 사용한다. 휴대전화와 관련하여 어떤 결정을 내리든 그것은 각자 알아서 할 일이다. 개인적으로 나의 경우에는, 그것에 대해 의문의 여지가 없다. 나는 아주 가끔씩만 휴대전화를 사용하는데, 그것도 1∼2분 안에 사용을 마친다.

한편 미국 일부 주들과 유럽의 여러 나라들에서는 운전 중에 휴대전화 사용을 금지하고 있다. 특히 영국에서는 핸즈프리마저도 금지하는 새로운 법률을 시행하려 하고 있다. 영국 정부는 핸즈프리도 운전자의 방향 감각에 혼란을 주어 사고 위험을 증가시킨다는 사실을 발견했다. 휴대전화 사용을 마쳐도 10분 이상 방향 감각의 혼란이 지속된다.

반면에 차에 동승한 사람과 대화를 나누는 것은 그런 부작용이 나타나지 않는다. 이러한 사실은 정신 집중과 반응 속도 그리고 전방 주시를 방해하는 것은 (핸즈프리를 이용한) 대화가 아니라 뇌가 전자파에 노출되기 때문이라는 사실을 보여준다. 따라서 핸즈프리를 사용해도 여러분은 겨우 몇십 센티미터 떨어진 휴대전화의 전자파에 노출되는 것이다.

휴대전화나 다른 무선 통신기기를 사용하는 이들은 대부분 실제로 느낄 수도 없고 아주 예민한 극소수의 사람들만 부작용을 경험하는 정도여서 그렇게 적은 전자파가 자신들에게 어떤 영향을 미치는지에 대해 전혀 신경 쓰지 않는다. 여러분이 만약 레이더 장치 바로 앞에 서 있다면 마치 전자레인지에서 음식물이 데워지는 것처럼 땀이 나고 몸이 안에서부터 익기 시작할 것이다. 이 열은 분자들이 빠르게 움직여 마찰이 일어나고 분자 결합이 끊어지기 때문에 발생하는 것이다.

해마다 수많은 새들이 기지국에 가까이 가거나 거기에 앉아 있다가 목숨을 잃는다. 그리고 이런 종류의 전자파에 지속적으로 노출된다면 인간의 몸에도 똑같은 일이 발생할 수 있다. 왜냐하면 인간의 세포는 분자로 이루어져 있고, 방사선에 노출되었을 때 분자 결합이 끊어지고 파괴될 수 있기 때문이다. 강한 방사선은 사람의 피부를 안에서부터 태워버릴 수 있다. 약한 방사선도 이것을 좀 더 천천히 드러나지 않게 진행시킬 뿐이다. 하지만 여러분도 알듯이 엑스레이나 CT 촬영을 할 때 나오는 방사선과 전자레인지의 방사선은 몸속에 축적되기 때문에 우리 몸에 암과 같은 재앙이 언제 발생할지는 아무도 알 수 없다.

많은 사람들이 자신의 건강에 전혀 의심이 없거나 관심이 없거나 혹은 순진한 생각을 갖고 있다. 만성 질환 발생률이 100년 만에 10%에서 90%로 증가했다. 이러한 퇴행성 질환은 여러 가지 요인이 복합적으로 작용하여 일어나는 것이다. 그러나 각각의 요인이 다른 요인들과 합쳐졌을 때는 심각한 영향을 미칠 수 있다.

사람은 무엇이 자신에게 도움이 되고, 어떤 것이 그렇지 않은지를 각자의 판단에 따라 선택해야 한다. 누군가를 설득하려 한다면 그것이 오히려 방사선이나 흡연보다 더 심각한 질병의 원인인 분노를 일으킬 수 있기 때문에 전혀 그럴 필요가 없다.

잇몸 질환과 암

1986년부터 2002년 사이에 수집한 자료를 살펴보았을 때 연구자들은 담배를 피우지 않는 경우에도 잇몸 질환을 앓고 있는 남성이 그렇지 않은 경우에 비해 췌장암에 걸릴 확률이 63% 더 높다는 사실을 발견했다. 과학자들은 잇몸 질환과 암 사이에 왜 이런 연관성이 있는지 정확히 밝히지 못했지만, 일부 과학자들은 잇몸 질환이 염증을 증가시켜 그것이 온몸에 퍼질 수 있다는 이론을 제시했다. 이미 다른 많은 연구에서도 잇몸 질환이 심장 질환, 뇌졸중, 당뇨, 호흡기 질환 및 폐 감염을 비롯한 다른 여러 가지 질병들과 관련 있다는 사실이 밝혀졌다.

미국의 원주민들은 식품을 보존하고 세균을 죽이기 위해 농축된 소금물을 사용했다. 잇몸 감염을 예방하기 위해 소금물을 이용하여 세균을 제거하는 방법이 똑같이 쓰일 수도 있다. 예로부터 많은 사람들이 구강 염증이나 잇몸 염증을 치료하기 위해 따뜻한 소금물로 입 안을 헹구는 방법을 이용했다.

따뜻한 소금물은 잇몸 세포에서 많은 독성 액체들을 제거함으로써 부기를 가라앉히고 통증을 완화시키며 해로운 세균을 죽이는 데 분명 도움이 된다. 또한 이것은 잇몸을 치료하고 치아를 건강하게 유지하도록 해준다. 구강 세척 장치와 함께 사용하면 따뜻한 소금물이 모든 잇몸 틈새와 치주낭까지 들어가 잇몸 질환과 충치를 치료하는 데 큰 도움이 된다.

대개 따뜻한 소금물로 매일 여러 차례 입 안을 헹구거나 구강 세척을 하는 것만으로도 잇몸 질환을 예방하거나 치료하기에 충분하다. 하지만 잇몸 질환이 심한 경우에는 서양톱풀이라는 허브 추출물을 사용하는데, 이것은 원주민들 사이에서 수 세기에 걸쳐 입 안을 헹굴 때 사용해온 방법이다.

잇몸 질환은 몸 안에, 특히 입에서 시작하여 항문까지 이어지는 소화관 안에 많은 양의 독소가 있음을 보여준다. 앞에서 설명한 것처럼 입 안을 헹구는 과정과 함께 영양 결핍, 수분 부족, 불규칙적인 생활 습관, 간과 장관의 폐색 그리고 정신적인 스트레스와 같은 근본적인 원인을 바로잡는 것이 중요하다.

선글라스와 자외선 차단제 – 암의 주요 원인

불행히도 햇빛 속에 포함된 자외선은 창문, 벽, 안경, 선글라스, 선크림이나 의복에 의해 쉽게 차단된다. 그런데 자외선 차단은 왜 나쁜 것일까? 바로 자외선에는 인류가 지금까지 가진 것 중에 가장 강력한 천연 의약품이 들어 있기 때문이다. 1933년까지 연구자들이 밝혀낸 바에 따르면 햇빛은 결핵, 고혈압, 당뇨 그리고 모든 종류의 암을 비롯해 165가지 이상의 질병을 치료하는 데 도움이 되는 것으로 증명되었다. 오늘날 우리가 알고 있는 어떤 치료법도 햇빛만큼 광범위한 치료 효과를 가져다주지 않는다.

게다가 건강을 위해 필요하다고 광고하는 자외선 차단제는 독성 화학 물질로 가득 차 있어 문제를 더욱 악화시킨다. 미국 질병통제예방센터(CDC)의 2008년 연구 결과에 따르면, 미국인의 약 97%가 옥시벤존(oxybenzone)이라는 화학 물질에 오염되어 있다고 한다. 자외선 차단제의 흔한 첨가제인 이 화학 물질은 알레르기, 호르몬 파괴, 세포 손상, 출생 시 낮은 체중과 관련이 있다.

그리고 피부암을 예방하는 데 있어 자외선 차단제의 효과는 의심스럽기 그지없다. 유럽《피부미용과학회지(*Journal of Cosmetic*

Dermatology)》는 2010년 보고서에서 "자외선 차단제는 피부암을 예방하기 위해 개발된 적이 없으며, 실제로 자외선 차단제가 인간의 피부암을 예방한다고 권장될 만한 증거는 없다"고 주장했다. 자외선 차단제는 피부가 필수 비타민 D를 생산하는 데 필요한 햇빛을 흡수하는 것을 막는다. 게다가 일반적으로 사용되는 이러한 자외선 차단 크림의 독성은 피부 건강을 해친다.

자외선 차단제는 피부암을 예방하지 못할 뿐만 아니라 상업용 자외선 차단제의 레티놀과 레티닐팔미테이트 같은 많은 성분이 광발암성 물질(빛에 노출되었을 때 발암성을 띠는 물질—옮긴이)이며, 햇빛에 노출되면 독성을 띤다는 사실이 계속 밝혀지고 있는데, 이는 자외선 차단제가 실제로 피부 종양과 병변을 일으키는 역할을 한다는 것을 의미한다. 미국의 비영리 환경 시민 단체인 EWG(Environmental Working Group)에서 테스트한 것처럼, 자외선 차단제의 8% 미만이 그들의 기준에 따라 안전하고 효과적이다.

몸속 비타민 D의 수준을 유지하기 위해서는 자외선 차단제를 사용하지 않고 정기적으로 태양에 노출되는 것이 필수적이다. 여러분은 아마 "하지만 해로운 자외선은 어떻게 하느냐?"고 물을 것이다. 화상을 입기 쉬운 체질이라도 규칙적이고 제한적인 수준으로 태양에 점진적으로 노출되면 태양에 대한 내성을 발달시키는 데 도움이 된다. 또한 태양 과다 노출로 인한 산화 피해를 줄이는 천연 자외선 차단제 역할을 하는 천연 항산화제인 아스타잔틴 보충제를 사용할 수도 있다.

필자의 책《햇빛의 선물》에서, 나는 태양이 피부암을 일으킬 수 없다는 것을 분명히 보여주는 과학적 연구 결과들을 인용한 바 있다. 태양이 피부암을 유발한다는 것을 증명하는 과학적 연구는 현재까지 없다. 피부암과 햇빛에 의한 손상은 서로 별개의 문제다. 또 햇빛 때문에 알레르기가 생길 수는 없다. 그러나 이 책에서 설명한 것처럼 섭취하거나 피부에 도포되었을 때 자외선과 산(酸) 혹은 다른 화학 물질과 서로 반응하여 염증 반응을 일으키는 특정 식품(튀긴 음식, 고기, 녹인 치즈, 감자칩, 탄산음료, 알코올 등)이나 화학 물질(발암 물질이 가득한 자외선 차단제)이 있다. 이것이 알레르기나 햇빛에 대한 높은 민감성을 흉내 낼 수 있다.

나는 간 청소와 관련해 오랫동안 연구하면서 간을 간내 담석으로 가득 채우면 햇빛에 매우 민감해진다는 것을 알게 되었다. 담석이 가득 차 있는 간은 혈액을 제대로 해독하지 못해 피부를 통해 독소를 제거해야 되고, 이로 인해 멜라닌 생성을 방해할 수 있다. 피부가 햇빛에 노출되면 붉어지고 염증이 생길 수 있다. 나는 인생의 대부분을 아프리카와 인도, 키프로스 등의 더운 나라에서 살았다. 간을 깨끗이 청소한 이후 나는 햇빛에 대한 민감성이 사라지고 더 이상 햇빛에 타지도 않게 되었다. 더 많은 독소가 피부 속으로 유입될수록, 피부는 더 많이 탈 것이다.

또 선글라스를 착용하면 피부 속 멜라닌 생성을 조절하는 뇌 호르몬 생성을 방해하는데, 멜라닌은 자외선이 피부 깊이 침투하는 것을 막아주는 역할을 한다. 따라서 선글라스를 쓰면 자외선이 피부의 가장 깊은 층으로 더 철저히 침투하여 세포를 손상시키고 유전자를 변이시키게 된다. 이것은 또한 피부암을 포함한 모든 종류의 암에 대한 가장 강력한 예방 요인 중 하나인 비타민 D 생성을 방해한다. 다시 말하지만 피부암은 햇빛과는 상관이 없고, 오히려 선글라스 착용과 관련이 있다. 영국, 미국, 오스트레일리아에서 실시된 대규모 연구에 따르면 주로 실내에서 사는 사람들이 피부암 발병률이 가장 높은 것으로 나타났다. 더군다나 암은 햇빛에 노출되지 않는 신체 부위에서 나타나는 경향이 있다.

연구 결과는 마지막으로, 자외선이 매년 증가하는 것이 아니라 감소하고 있음을 보여준다. 어떤 해에는 전년 대비 0.4%까지 감소한 적이 있다. 우리가 건강을 유지하기 위해 필수적인 양의 비타민 D를 만들기 위해서는 그 어느 때보다도 태양에 더 많이 노출될 필요가 있다는 점에서 더욱 우려된다. 감사하게도, 의사들은 이제 태양을 비난하는 오래된 정책이 구루병, 암, 심장병, 골다공증, 다발성 경화증, 인플루엔자 그리고 비타민 D 결핍과 관련된 모든 다른 질병들의 대유행을 야기했다고 경고하고 있다.

태양은 피부암, 시력을 잃게 만드는 백내장 그리고 피부 노화를 일으키는 주범으로 인식되고 있다. 햇빛에 노출되는 '위험'을 감수하는 사람들만 선글라스나 선크림을 사용하지 않고 있으며, 태양 광선의 화상을 입지만 않는다면 햇빛이 기분을 좋아지게 만든다는 사실을 알고 있다. 햇빛에 포함된 자외선은 갑상선을 자극하여 호르몬의 생산을 늘리고, 그 결과로 신체의 기초 대사율이 증가하게 된다. 이는 체중 감량과 근육량 증가에 도움이 된다. 가축들은 실내에 갇혀 있을 때 더 빨리 살이 찌는데, 햇빛을 쬐지 않는 사람도 마찬가지다. 따라서 체중을 줄이고 근육의 힘을 키우고 싶은 사람은 규칙적으로 햇빛을 쬐어야 한다.

누구든 햇빛을 쬐지 못하면 몸이 약해지고 그 결과 정신적으로나 육체적으로 문제가 발생한다. 시간이 흐를수록 생체 에너지가 줄어들고, 그것이 그 사람의 삶의 질에 반영된다. 노르웨이나 핀란드 같은 북유럽 국가의 경우 1년에 몇 개월씩 해가 잘 들지 않기 때문에 그곳 주민들은 해가 잘 드는 곳에 있는 나라 사람들에 비해 성격이 급하고, 피로, 질병, 불면증, 우울증, 알코올 중독 그리고 자살 등의 발생 빈도가 훨씬 높다. 또 피부암 발생률 역시 상대적으로 더 높다. 스코틀랜드 북방의 오크니 제도와 셰틀랜드 제도의 흑색종(피부암) 발생 빈도는 지중해의 섬에 비해 10배 이상 높다.

자외선은 솔리트롤(solitrol)이라는 피부 호르몬의 생성을 촉진시키는 것으로 알려져 있다. 솔리트롤은 우리 몸의 면역 체계와 여러 가지 조절 중추에 영향을 미치고, 송과선(뇌 속에 있는 솔방울 모양의 내분비 기관─옮긴이)에서 분비되는 호르몬인 멜라토닌과 함께 밤과 낮의 길이나 계절에 따른 일조 시간의 변화 등을 감지하여 계절과 밤낮의 길이에 반응하는 생체 리듬에 관여한다. 우리 몸의 적혈구 속에 있는 헤모글로빈은 모든 세포 기능의 필수 요소인 산소를 묶어두기 위해 자외선을 필요로 한다. 따라서 햇빛을 잘 쬐지 못하는 것은 피부암과 다른 형태의 암들을 포함해 거의 대부분의 질병에 대한 공동 책임을 지게 된다. 그러므로 자외선 차단제를 사용하는 일은 여러분의 피부나 생명을 보호하는 것이 아니라, 자외선 차단제 제조업체와 암 산업이 벌어들일 수십억 달러의 이익을 보호하는 것이다. 아래에 있는 과학적으로 검증된 놀라운 사실들을 잘 생각해보기 바란다.

자외선의 효과는 다음과 같다.

- 심전도 수치 개선
- 혈압 안정 및 안정 시 심박 수 강하
- 필요시 심박 출량의 증가(안정 시 심박 수를 낮추는 것과 모순되는 것이 아님)
- 필요시 콜레스테롤 감소
- 간의 글리코겐 저장량 증가
- 혈당 조절
- 지구력과 근력 향상
- 림프구와 식균지수(환자의 혈액에서 포식 세포 하나에 잡아먹히는 세균의 평균수)의 증가로 인한 신체 감염에 대한 저항력 증가
- 몸 전체에서 강력한 광역 항생 물질을 생산하는 유전자 조절
- 혈액의 산소 운반 능력 향상
- 성호르몬의 증가

- 감염에 대한 피부의 저항성 증가
- 스트레스에 대한 내성 증가 및 우울증 감소

반면에 햇빛이 피부암이나 다른 질병을 일으킨다는 사실을 증명할 수 있는 과학적 연구는 단 하나도 없다. 이러한 질병들에는 (동물성 단백질, 트랜스 지방산, 가공식품 및 음료처럼 산성화가 강한 음식의 섭취로 인한) 조직의 산성 혈증, 약물 남용, 조직 내 중금속 및 유해 화학 물질의 축적, 독소가 쌓인 혈액, 심하게 폐색된 간, 불규칙한 생활 습관 그리고 무엇보다 중요한 것은 선글라스와 자외선 차단제 같은 다른 요인들이 항상 존재한다.

인간의 몸은 여러 가지 유익한 목적으로 자외선을 흡수하도록 설계되어 있다. 그렇지 않다면 우리 몸의 피부와 눈이 태생적으로 자외선을 차단하도록 만들어졌을 것이다. 가장 중요한 이유 중 하나가 자외선이 정상적인 세포 분화에 꼭 필요하다는 사실이다. 햇빛이 부족하면 세포의 정상적인 성장에 지장을 주고, 이것이 암을 유발한다. 일반 자외선 차단 안경이나 콘택트렌즈를 비롯한 선글라스는 황반 변성과 같은 퇴행성 안구 질환의 원인이 된다. 평상시 선글라스를 착용하는 많은 사람들이 지속적으로 시력이 나빠지는 것으로 보고되고 있다.

여러분의 눈에 적절한 양의 자외선 노출이 부족해지면 피부에 심각한 결과를 초래할 수 있고 생명에도 위험 요소가 될 수 있다. 보통의 경우 우리 눈의 시신경이 햇빛을 감지하면 곧바로 뇌하수체에서 멜라닌 형성 세포를 촉진하는 호르몬이 생산된다. 멜라닌 형성 세포는 피부에 자연스러운 색을 만들어주고 태양 광선의 화상으로부터 피부를 보호하는 멜라닌이라는 색소를 생산한다. 피부가 태양광에 노출되면 멜라닌 형성 세포가 더 많은 색소를 생산하여 피부가 햇빛에 그을리고 어두운 색을 띠며, 멜라닌을 대량으로 생산하게 된다. 하지만 선글라스를 쓰면 이러한 과정이 방해받는다. 뇌하수체는 피부를 햇빛으로부터 보호하기 위해 멜라닌 형성 세포의 생산에 시동을 거는 대신, 바깥이 점점 어두워진다고 생각하여 멜라닌 형성 세포를 촉진하는 호르몬의 생산을 급격히 줄여버린다. 결과적으로 여러분의 피부에 훨씬 적은 양의 멜라닌이 생산되고, 이로 인해 피부가 햇빛으로부터 제대로 보호받지 못하고 손상을 입게 되는 것이다.

(실제로는 선글라스를 착용했기 때문이지만) 겉으로 보기에는 햇빛 때문인 것처럼 보이는 피부 손상은 자외선 차단제 제조업체들과 암 산업에 의해 더욱 과장되고 있다. 피부 미용 관련 업계에서 자외선 차단제를 홍보하는 주된 이유는 자외선 차단제 생산업체들로부터 엄청난 자금 지원을 받기 때문이다.

이쯤에서 제약 산업과 의학 산업이 돈벌이가 일차적인 목표인 대기업으로 구성돼 있다는 점을 주목할 필요가 있다. (주식) 공개 기업인 이들은 주주에게만 의무가 있다. 예를 들어 제약 회사들은 질병의 증상을 일시적으로 완화시키거나 억제할 수 있는 약을 설계하고 생산하지만 실제로 질병을 치유하는 일은 결코 없다.

사실 습진, 당뇨병, 암과 같은 질환에 대해 효과적인 치료법을 발견한 독립 연구자들의 제안을 거절하는 것이 그들의 공식 정책이다. 이 사업이 번창하고 영속적인 수익을 거두기 위해서는 거대 제약 회사의 제품을 복용하는 환자들에게 부작용을 일으키도록 해야 한다. 물론 그런 약으로 인한 장애는 의료 산업 전체에 혜택을 주는 추가적인 의료 검사와 치료를 필요로 한다. 이전에 투여된 약물에 의해 생성된 부작용을 치료하기 위해 처방되는 새로운 약들이 두루 갖춰져 있다.

지금까지 예로 든 햇빛의 경우에도, 제약업체와 의학 산업은 먼저 햇빛의 위험성을 널리 알린 다음 선글라스와 자외선 차단제 사용을 권장하는데, 그렇게 함으로써 이들 산업은 여러 가지 피부암과 수많은 기타 건강 문제를 증가시키는 것이다. 그다음엔 이러한 질병들과 싸우는 치료법을 추천하고, 그것이 또다시 똑같은 질병들을 더욱더 확대시키는 결과를 초래하게 된다. 이러한 심리적인 기만의 원리는 해당 업계에 이미 잘 알려져 있고, 소위 질병이라 불리는 모든 것들에 적용되고 있다. 그 결과 미국인 대부분이 그들 인생의 어느 단계에서든 한 가지 이상의 심각한 질병을 앓거나 앞으로 갖게 되는 것이다. 선글라스나 자외선 차단제와 같이 '무해해' 보이는 것들이 상상할 수조차 없는 규모로 건강의 재앙을 만들어왔다.

내추럴뉴스(NaturalNews)라는 웹사이트에 실린 건강 관련 기사에 따르면, 질병통제예방센터(CDC)의 연구 결과, 미국인의 97%

가 독성이 강한 자외선 차단용 화학 물질인 옥시벤존에 오염된 것으로 나타났다. 어린이용 제품을 포함한 600여 개의 자외선 차단 제품에 이 화학 물질이 들어 있다. 많은 선블록 크림과 로션에도 피부 손상의 주범으로 오해받고 있는 자외선으로부터 피부를 보호하기 위해 옥시벤존이 들어가 있다. 대부분의 자외선 차단제에는 10여 개 이상의 발암성 방향제와 수많은 석유화학 합성 물질이 들어 있다. 이런 발암성 화학 물질 중 많은 것들이 피부를 통해 쉽게 흡수되기 때문에 '피부 보호용' 자외선 차단제를 덧발라야 하는 사용자들에게는 골칫거리가 아닐 수 없다(자외선 차단제는 로션, 크림, 오일, 연고, 스틱 타입, 젤 타입, 스프레이, 액상 그리고 붙이는 패드 등 다양한 형태로 제조된다).

이런 제품을 생산하는 업자들은 유해한 화학 물질들이 햇빛에 노출되었을 때 유해성이 약화되어 소비자가 사용해도 안전하다고 주장하지만, (미국 질병통제예방센터의 자료에 의하면) 대부분의 미국인들이 자외선 차단제의 화학 물질에 오염되어 있으므로 이 주장은 명백히 잘못된 것이다. 특히 아보벤존(자외선 차단을 목적으로 화장품이나 자외선 차단제에 첨가하는 화학 물질－옮긴이)과 옥시벤존은 빠르게 피부 속으로 침투해 들어간다. 자외선 차단제에 사용되는 다른 화학 물질로는 벤조페논-3, 파라아미노벤조산(글리세릴파바, 페디메이트-O, 옥틸디메틸파바), 계피산염(시녹세이트, 에틸헥실메톡시신나메이트, 옥토크릴렌, 옥틸메톡시신나메이트), 살리실산염(에틸헥실살리실레이트, 호모살레이트, 옥틸살리실레이트), 디갈로일트리올레이트 그리고 멘틸안트라닐레이트 등이 있다. 이 같은 화학 물질에 대한 안전성 테스트는 거의 이루어지지 않고 있다. 화장품에도 이런 화학 물질들이 들어 있는데, 우리 몸은 마치 스펀지처럼 이것들을 흡수하고 있다.

자외선 차단제에 많이 사용되는 화학 물질의 경우 활성 산소를 발생시키는 강한 효과가 있는데, 이것이 바로 피부암의 주원인이 된다. 과학자들은 화학 합성 실험에서 활성 산소 반응을 위해 이와 같은 화학 물질들을 사용한다. 이런 화학 물질들은 실험실에서 다룰 때에도 피부에 닿지 않도록 조심해야 하는 매우 위험한 물질이다. 이 화학 물질들은 다른 화학 물질들과 결합하면서 자외선에 노출되었을 때 원하는 화학 반응을 일으키기에 충분한 엄청난 양의 활성 산소를 만들어낸다. 하지만 이런 화학 반응이 여러분의 피부에서 일어나는 것은 결코 바람직한 일이 아니다.

한 대규모 연구에서 자외선 차단제가 어떻게 흑색종 발생 위험을 증가시키는지 알아본 적이 있었다. 세드릭 F. 갈런드(Cedric F. Garland)를 비롯한 연구원들은 전 세계적으로 의료 기관과 제약업체 및 화학업체들에 의해 화학적 자외선 차단제의 판매가 활발한 나라들에서 눈에 띄게 흑색종이 증가했다는 사실을 발견했다. 오스트레일리아의 퀸즐랜드는 현재 지구상의 어느 지역보다 인구에 비례한 흑색종의 발생 빈도가 높다. 이 연구 결과는《미국 공공보건 저널(American Journal of Public Health)》에 실려 있다.

자외선 차단제 판매가 급증한 이후 피부암의 발병 빈도가 왜 그토록 빠르게 증가했는지에 대한 의문이 소비자들에게 경각심을 불러일으켜야 하는데, 오히려 이러한 치명적인 화학 약품을 그들의 피부에 더 바르도록 부추겼다. (거대 제약업체들로부터 자금 지원을 받는) 대중매체는 시민들이 다음과 같은 중요한 연구 결과들을 보지 못하도록 방해해왔다.

캘리포니아의 고든 아인슬레이(Gordon Ainsleigh) 박사는 1981년에서 1992년 사이에 유방암의 발병이 17% 증가한 것은 과거 10년 동안 자외선 차단제의 사용이 만연한 결과라는 사실을 발견했다. 또 다른 연구 결과에 의하면, 자외선 차단제를 자주 사용하는 남성은 흑색종이 발병할 확률이 높고, 여성의 경우에는 기저세포암이 발병할 확률이 높다.

자외선 차단제를 옹호하는 제약 산업의 가장 큰 논거는 자신들이 태양 광선의 화상을 방지함으로써 피부암을 예방한다는 것인데, 이는 피부암이 태양 광선의 화상 때문에 발병한다는 뜻이다. 하지만 그 둘은 인과 관계라기보다는 상호 관계다. 영국과 오스트레일리아에서 좀 더 최근에 진행된 연구의 경우 주로 실내에서 지내는 사람들의 피부암 발병 비율이 대부분의 시간을 야외에서 지내는 사람들보다 훨씬 높다는 사실이 밝혀졌다.

캘리포니아 대학교의 세드릭(Cedric) 박사와 프랭크 갈런드(Frank Garland) 박사가 지적했듯이 자외선 차단제가 사람들을 흑색종이나 기저세포암으로부터 보호한다는 과학적 증거는 어디에도 없다.(《미국 공공보건 저널》) 갈런드 박사에 의하면, 화학적 자외선 차단제 사용의 증가는 피부암 확산의 주요 원인이다. 국제 암연구 운동 자선 단체(Cancer Research Campaign)의 마이크 브라운(Mike Brown) 박사와 유럽종양연구소(European Institute of Oncology)의 필리프 오티에(Philippe Autier) 박사는 자외선 차단제를 사용하고 휴가에서 돌아온 어린이들의 피부에 두드러기가 많이 생겼다면 암의 발병 위험이 높아졌음을 나타내는 신호일 수도 있다는 연구 결과를 발표했다.

이제 자외선 차단제가 여러분에게 해줄 수 있는 것이 무엇인가 하는 문제로 돌아가보자. 그것들은 흑색종뿐만 아니라 다른 여러 암과 기능 장애의 원인이 된다. 가장 충격적인 것이 일반적으로 사용되는 자외선 차단제의 많은 화학 물질들은 강력한 에스트로겐(여성 호르몬) 활성 작용을 하는데, 이것이 어린이들의 성적 발달과 성인들의 성 기능에 심각한 영향을 미치고, 암 발병 위험을 증가시킨다는 사실이다. 호르몬 균형을 깨뜨릴 수 있는 화학 물질에 노출되는 것은, 조심스럽게 표현하면 여러분의 건강에 엄청난 위험 요소를 만드는 것이다.

비타민 D의 역할

선글라스와 자외선 차단제는 우리 몸에서 비타민 D를 생산하는 데 필요한 자외선의 흡수를 막기 때문에 건강에 위험한 제품

중 하나다. 선글라스와 자외선 차단제 사용은 눈과 피부에 꼭 필요한 태양광에 노출되지 못하도록 가로막을 뿐만 아니라 미국 인구의 80%를 괴롭히고 있는 비타민 D 결핍증에도 한몫을 한다. 비타민 D 결핍은 우울증, 전립선암, 유방암, 골다공증 그리고 대부분의 퇴행성 질병과 관련이 있다. 메이오 클리닉의 발표에 따르면, "해가 비치는 곳에서 거의 시간을 보내지 않고 자외선 차단제를 자주 사용하는 노인들은 비타민 D 결핍증에 걸릴 위험이 매우 높다"고 한다. 비타민 D 결핍은 골(骨) 질환 및 골절과 밀접한 연관성을 갖고 있다. 왜 그토록 많은 노인들이 골 장애로 고통을 겪고 있는지 궁금할 것이다.

미국 《내과학 기록》에 발표된 연구 결과들에 의하면, 적절한 양의 비타민 D가 양호한 건강 상태를 유지하는 데 결정적인 요인이라는 것을 보여주는 증거들이 점점 늘어나고 있다. 적절한 양의 비타민 D는 매일 20분씩만 햇빛을 쬐면 얻을 수 있다. 비타민 D가 부족한 남성들은 고혈압, 비만 그리고 고지혈증과 같은 요인이 없는 경우에도 심근경색으로 고통을 겪거나 사망할 가능성이 2배 이상 높은 것으로 밝혀졌다. 북부 지역 국가에 사는 사람들은 일사량이 부족하여 비타민 D를 제대로 생산할 수 없기 때문에 태양 빛이 강렬한 남부 지역 국가에 사는 사람들에 비해 심장 질환 발생 빈도가 훨씬 높다. 게다가 일사량이 부족한 겨울철에 더 많은 심근경색이 발생한다. 뿐만 아니라 비타민 D 부족은 당뇨병에 걸리거나 유방암으로 사망할 위험을 증가시킨다.

독일 암연구센터(DKFZ)의 과학자들과 함부르크-에펜도르프 대학교 의학센터(University Hospital in Hamburg-Eppendorf)의 연구자들에 의해 공동으로 진행된 연구에서는 폐경이 지난 여성들의 경우 혈액 속에 비타민 D의 농도가 낮으면 유방암에 걸릴 가능성이 매우 높다는 증거를 제시했다. 이 연구 결과는 2008년 4월 옥스퍼드 저널에서 출간하는 암 관련 전문지인 《발암(Carcinogenesis)》에 발표되었다. 다른 암 억제 효과들 중에서 특히 햇빛을 이용해 만들어지는 비타민 D는 돌연변이 세포의 자멸을 증가시키고, 암세포가 확산되거나 복제되는 것을 감소시킨다.

충분한 양의 햇빛을 쬐는 것만으로도 췌장암, 폐암, 유방암, 난소암, 전립선암 그리고 대장암을 포함하여 16가지 암을 예방하는 데 도움이 된다. 연구 결과는 햇빛을 쬐는 것이 이러한 암에 걸릴 위험을 60%나 줄일 수 있다는 것을 명확하게 보여준다. 하지만 많은 사람들이 충분한 양의 햇빛을 쬐지 못하는 까닭에 이로 인한 비타민 D 결핍이 해마다 100만 명이 넘는 사람들을 죽음으로 몰아가고 있다.

사람들이 많은 햇빛에 노출될 수 있는 적도에 가장 가까운 나라에서 암 발병률이 가장 낮은 것은 우연이 아니다. 이것은 1940년대부터 알려져 있고 검증되어온 사실이다. 후속 연구에서는 50~80ng/ml 범위의 혈중 비타민 D 수치가 암 위험의 현저한 감소와 관련이 있다는 것을 강력히 시사했다. 적절한 비타민 D를 확보하기 위해서는 규칙적이고 아무 방해를 받지 않는 태양 노출이 필수적이다. 추운 기후와 겨울철에는 비타민 D 보충제가 건강한 혈중 수치를 유지하는 데 도움을 줄 수 있다.

상대적으로 햇빛 때문에 피부가 손상을 입을 위험은 아주 미미하다. 피부암 중에 가장 위험한 흑색종은 대개 햇빛이 전혀 닿지 않거나 거의 닿지 않는 피부에 나타난다.

행복과 건강의 물질 – 세로토닌

오랜 시간을 (자외선과 태양으로부터 오는 다른 치유의 빛들이 모두 차단되는) 건물 안에서 보내는 것은 우리의 몸과 마음과 정신에 엄청난 도전을 안겨준다. 근본적으로 몸 안의 모든 호르몬들은 24시간 주기 리듬(밤과 낮의 주기)에 의해 조절된다. 강력한 신경 전달 물질이자 장내 호르몬인 세로토닌(serotonin)은 지구를 중심으로 본 태양의 움직임과 밀접하게 관련되어 있다. 즉 햇빛이 가장 강한 정오 무렵에 가장 많은 분비가 일어난다.

세로토닌은 신경 전달 물질(혹은 호르몬)로서 중추신경계 안에서 분노, 우울, 공격성, 체온, 기분, 수면, 성적 성향, 식욕 그리고 신진대사 등을 조절하는 중요한 역할을 한다. 위장 기관에는 몸속 세로토닌의 90%가 들어 있는데, 이곳의 세로토닌은 균형 잡힌 소화 기능을 담당한다. 혈액 속에 세로토닌이 가장 많이 저장되어 있는 곳은 혈소판인데, 상처가 난 자리에 혈관 수축이 일어나도록 하기 위해 세로토닌을 모아둔다. 최근의 연구에서는 세로토닌이 간의 재생에 중요한 역할을 하고 몸 전체에서 미토겐(mitogen, 세포 분열을 유발하는 물질) 역할을 한다는 점을 알아냈다.

게다가 최근 이탈리아의 유럽분자생물실험실에서 진행된 연구를 통해 뇌에서 세로토닌의 잘못된 신호가 나오는 것은 영·유아 돌연사 증후군(SIDS)의 근본 원인이 될 수 있다는 사실을 발견했다. 이것은 꽤 타당성 있는 주장이다. 갓 태어나 어두운 방에서 보살핌을 받으며 햇빛을 거의 쬐지 못하는 아기들은 어머니의 모유를 통해 공급받지 못하는 한, 비타민 D가 부족해 세로토닌을 거의 생산하지 못한다.

전 세계적으로 해마다 암, 심장 질환, 폐렴, 아동 학대, 낭포성 섬유증(백인에게 높은 비율로 나타나는 치명적인 유전성 질환―옮긴이), 근육위축병 등으로 사망하는 아기들을 합친 것보다 더 많은 아기들이 SIDS로 죽어가고 있다. 이 연구에서 실험 대상이 된 생쥐들은 심박 수가 떨어지는 SIDS 증세로 고통을 겪었고, 많은 실험용 생쥐들이 생후 얼마 지나지 않아 목숨을 잃었다.

연구 팀은 2008년 7월 4일자 《사이언스》 기사에서 동물의 뇌줄기(좌우 대뇌 반구와 소뇌를 제외한 뇌의 가운데 부위로, 뇌와 척수를 이어주는 줄기 역할을 하는 부분―옮긴이)에 심장 박동과 호흡을 조절하는 세로토닌의 부족이 갑작스러운 죽음의 원인이 될 수 있다고 주장했다. 연구원들은 인간의 몸에 있는 세로토닌 역시 실험용 쥐와 마찬가지로 동일한 기능을 수행하기 때문에, 똑같은 현상이 아기들에게서도 나타날 수 있다고 믿고 있다.

세로토닌과 관련해 현재까지 진행된 모든 연구 결과들이 암시하는 의미는 그 범위가 매우 넓다. 세로토닌의 지속적인 불균형은 우리 몸의 기본적인 기능들에 영향을 미친다. 과일이나 채소에도 세로토닌이 들어 있지만 이러한 식품들을 소화시키려면 우선 소화 기관들이 건강해야 한다. 소화 기관들은 세로토닌의 주기에 따라 조절되는 자신들만의 일정표를 갖고 있다. 또한 세로토닌은 24시간 주기 리듬의 영향을 받는다. 따라서 햇빛이야말로 가장 강력하고 자연스럽게 우리의 삶과 건강을 지켜주는 존재다.

■ 주의 사항

햇빛을 많이 가리는 옷이나 선글라스 그리고 자외선 차단제와 마찬가지로, 더운 날 한낮에 필요 이상의 햇빛을 쬐거나 오랫동안 햇빛을 쬐는 것은 피해야 한다. 고지혈증 약인 리피토(LIPITOR®), 경련을 진정시켜주는 벨라돈나(belladonna), 이뇨제 푸로세마이드(furosemide), 해열진통제 퀴닌(quinine), 항생제로 사용되는 테트라사이클린(tetracycline)과 독시사이클린(doxycycline) 같은 약들은 여러분의 눈과 피부를 햇빛에 민감하게 만든다. 약, 카페인과 같은 흥분제, 니코틴, 아드레날린 그리고 기분 전환 약제 등은 동공을 확장시켜 지나치게 많은 빛이 눈에 들어가게 할수 있기 때문에, 그 부작용으로 부적절한 선글라스 사용을 부추길 수도 있다.

육류, 달걀, 치즈, 튀김 그리고 설탕과 같은 산성이 강한 식품들 역시 눈과 피부가 햇빛에 쉽게 손상을 입게 할 수 있다. 그런 이유로 여러분은 선글라스 없이는 한 발짝도 밖으로 나갈 수 없다고 느낄 수도 있을 것이다. 여러분이 꼭꼭 숨어야 할 정도로 태양이 위험한 존재가 된다는 것은 너무나 심각한 상황이다. 최종적인 결론은 충분한 양의 햇빛을 쬐지 못하면 비타민 D와 세로토닌 부족으로 암과 다른 많은 질병에 걸릴 위험이 증가한다는 것이다.

또한 현재 대부분의 화장품에는 자외선을 차단하는 화학 물질들이 함유되어 있다는 점을 알아야 한다. 그러한 화장품에는 얼굴에 바르는 크림, 메이크업 제품들, 피부보습제, 로션 그리고 주름 방지 크림 등이 모두 포함된다.

한낮의 직사광선을 피할 수 없어 자외선 차단제가 반드시 필요하다고 느낀다면, 사용하는 제품이 천연 유기농 성분으로 만들어졌는지 확인하기 바란다. 코코넛 오일, 시어버터 또는 알로에베라도 햇빛에 타지 않도록 보호하기에 충분하다.

제약 회사에서 만든 약 바로 알기

직접적이든 간접적이든 암을 일으키는 강력한 원인 중 하나가 제약 회사에서 만든 약들이다. 대부분의 약은 몇 가지 이유 때문에 더 이상 자연적으로 일어나지 않는 특정 반응을 이끌어내거나 혹은 억누르기 위해 세포 수용체에 달라붙는 합성 화학 물질들의 조합으로 구성되어 있다. 이렇게 세포 수준으로 개입하는 것이 타당하고 바람직한 것처럼 보이지만 오히려 심각한 결과를 낳을 수도 있다. 약은 여러분이 건강 문제에 대한 근본 원인을 밝히려고 할 때, 여러분의 몸이 스스로의 자연스러운 반응을 회복하지 못하도록 방해한다. 그렇게 시간이 흐르다 보면 여러분의 몸은 자신만의 천연 화학 물질을 만드는 것을 포기하고 약에 의존하는 방법 외에는 선택의 여지가 없게 된다.

예를 들어 대부분의 사람들은 건강한 식습관과 생활 습관을 유지함으로써 콜레스테롤이 자연스럽게 감소한다는 것을 알고 있다. 그러나 많은 사람들이 이를 거부하고 콜레스테롤 문제를 해결하기 위한 예방의약품으로 스타틴 계열의 약물을 복용한다. 이러한 약들은 당뇨, 심부전, 고혈압에 걸릴 위험의 증가와 더불어 몸이 햇빛으로부터 자체적인 비타민 D를 만들어내는 것을 막는 것을 포함한 수많은 건강 문제들과 관련이 있다.

거대 제약 회사의 선전에도 불구하고 신체는 세포막, 호르몬 그리고 지방 소화를 돕기 위한 담즙산을 생산하는 것과 같은 수많은 기능을 수행하기 위해 콜레스테롤을 필요로 한다. 뇌는 기억을 형성하기 위해 콜레스테롤이 필요하다. 이제 심장병을 유발할 수 있는 약을 심장 질환 예방약으로 사용하는 것이 말이 되는지 자문해보는 것이 옳다.

당신이 자연스럽게 콜레스테롤 수치를 적절히 유지하기를 거부하고 스타틴 계열의 약을 예방약으로 복용하기로 결정했다고 한번 생각해보자. 이제 스타틴 약물은 당신에게 당뇨병을 일으킨다. 당뇨병을 치료할 약은 시중에 많이 있다. 그렇지 않은가? 그러나 메트포르민(metformin), 시타글립틴(sitagliptin), 글리피지드(glipizide)와 같은 당뇨 치료제들은 빈혈, 근육 경련, 피로, 기억력 손실, 부정맥뿐만 아니라 여러 형태의 암을 유발하는 것과 연관되어 있다. 다른 부작용도 암의 발병에 간접적으로 기여할 수 있으므로 이것은 어떻게든 피해야 한다.

고혈압, 심부전, 부종 등의 질환에 처방되는 이뇨제는 인체의 탈수증을 유발하여 중요한 비타민과 미네랄이 손실되고 혈액이 탁해지도록 만들 수 있다. 또한 체중 증가와 우울증을 일으킬 수도 있다. 이 모든 공통적이고 잘 알려진 부작용들은 앞으로 암에 걸릴 가능성을 증가시킬 수 있다.

제약 시장에서 직간접적으로 위험한 또 다른 약품들 중 하나가 항우울제다. 세로토닌 재흡수 억제제(SSRI)는 우리 몸에서 강력한 두 가지 뇌 호르몬인 세로토닌과 멜라토닌 생산의 자연적인 상호 작용 주기를 방해한다. 앞서 언급했듯이 세로토닌은 긍정적인 기분, 식욕 그리고 포만감과 관련이 있고, 멜라토닌은 여러 가지 기능이 있지만 수면 유도체로서 몸이 기력을 회복할 수 있도록 깊은 잠을 자게 해준다.

그런데 항우울제를 사용하면 몸에서 정상적인 세로토닌의 파괴를 억제함으로써 멜라토닌 분비 주기를 방해하여 적절한 수면 유도에 지장을 준다. 지금도 연구가 진행 중인 '간호사 건강 연구(Nurse's Health Study)'와 암에 관련된 최근의 연구 결과들은, 혈액에 멜라토닌이 부족할 때 암 발병 위험이 크게 증가한다는 사실을 보여준다. 이 중 1976년 프랭크 스파이저(Frank Speizer) 박사에 의해 시작된 간호사 건강 연구와, 1989년 월터 윌릿(Walter Willett)박사에 의해 시작된 간호사 건강 연구 2는 지금까지 고령의 여성들을 대상으로 진행된 연구들 중에서 가장 완벽한 장기 역학 조사 연구다. 이 연구는 암과 심혈관 질환의 위험 요소들을 평가하기 위해 1970년대 중반부터 12만 1700명의 여성 정규 간호사들을 추적, 조사해왔다. 멜라토닌은 정상적인 세포의 죽음을 유도하는 기능을 갖고 있는 유전자를 조절하는데, 혈액 속의 멜라토닌 농도가 낮으면 그러한 유전자의 활동이 줄어들고 그 결과 세포들이 정상적인 수명보다 훨씬 더 오래 살아남게 된다. 이렇게 통제를 벗어난 세포는 악성 세포가 된다.

신체의 자연스러운 멜라토닌 순환을 방해하는 것은 작은 문제가 아니다. 사실 이 호르몬은 그 자체로 효과적인 암 치료제가 될 수 있다. 많은 연구 결과들이 멜라토닌이 암세포의 성장을 막고 암세포가 퍼지는 것을 통제할 수 있다는 점을 시사해왔다. 가령 뇌암인 교모세포종(뇌의 교세포에서 발생한 종양 중 악성도가 가장 높은 종양─옮긴이)과 관련된 연구에서, 환자들은 방사선과 멜라토닌에 노출되거나, 그냥 방사선에만 노출되었다. 멜라토닌을 복용한 환자의 약 25%가 1년이 지난 시점까지 살아 있는 반면, 방사선 치료만 받은 환자는 모두 사망한 것으로 나타났다. 소세포 폐암에 대한 유사한 이탈리아의 연구에서도 비슷한 수치가 나왔다. 더 많은 연구들이 멜라토닌이 췌장암 치료에 효과적이라는 것을 보여주었다.

멜라토닌은 여러 가지 방법으로 이런 일들을 한다. 첫째, 멜라토닌은 암세포가 스스로를 파괴하도록 유도할 뿐만 아니라 그들을 직접 죽이기도 한다. 또한 종양의 성장을 억제하고 염증을 감소시키며 암세포에 대한 에스트로겐의 영향을 차단한다(특히 자궁암이나 유방암처럼 호르몬의 영향을 받는 암에 중요하다). 아마도 가장 중요한 것은 면역 체계를 자극한다는 점일 것이다.

그런데 왜 의료업계가 아직도 멜라토닌에 관심을 기울이지 않는 것일까? 멜라토닌 보충제는 한 달에 11달러 정도밖에 들지 않는 반면, 이러한 암을 치료하는 데 가장 일반적으로 사용되는 약은 한 달에 4000달러 이상의 비용이 든다는 사실과 관련이 있다.

항우울제는 음식물의 소화와 세포의 신진대사를 비롯한 우리 몸의 핵심적인 기능에 문제를 일으킨다. 예를 들어 대표적 항우울제인 파록세틴(paroxetine)을 복용하는 환자는 갑자기 평상시보다 배가 고파지고 음식을 먹은 이후에도 포만감을 느끼지 못한다. 결국 그들은 점점 더 많은 음식을 먹게 되면서 체중이 증가하고 비만이 된다. 비만은 현재 심장 질환, 암 그리고 당뇨를 비롯한 대부분의 만성 질환의 주요 원인으로 여겨지고 있다.

올란자핀(olanzapine)과 같은 일부 향정신성 약물은 단기간에 체중을 13kg 이상 늘릴 수도 있다. 이 약물은 음식을 탐닉하는 원인이 되는 호르몬인 도파민(dopamine)을 활성화시키고, 식욕을 억제하는 단백질인 렙틴(leptin)의 농도를 감소시킨다. 다시 말해 항우울제를 복용하는 사람은 비정상적으로 강한 식욕이 생겨 자기도 모르게 많은 음식을 먹게 되는 것이다. 이것은 인슐린 및 염산, 담즙 그리고 효소와 같은 소화액을 더 많이 분비하는 일에서부터 끊임없이 늘어나는 해로운 노폐물들을 제거해야 하는 일까지 우리 몸의 나머지 부분들에 엄청난 혼돈과 혼란을 불러일으킨다. 또한 인슐린의 분비가 증가하는 것만으로도 암의 발병 위험이 증가한다.

호르몬 대체 요법에 쓰이는 약물, 그리고 복용하거나 주사로 맞는 피임약 등 다른 약물들은 사용자의 70% 이상에서 체중 증가를 불러일으키고, 우리 몸의 기본적인 기능에 악영향을 미친다. 이것들은 또한 유방암 발병 위험을 높인다. 호르몬 제제의 사용으로 이러한 위험이 증가했을 경우, 호르몬 제제의 복용을 중단하고 5년 정도의 시간이 지나야 원래의 수준으로 되돌아올 수 있다. 이것은 하이델베르크에 있는 독일 암연구센터와 함부르크-에펜도르프 대학교 의학센터의 공동 연구 결과다.

호르몬 대체 요법이나 피임약을 사용하면 유방암 외에도 자궁(내막)암, 난소암, 질 출혈, 뇌졸중, 치매, 혈전, 심부정맥 혈전증(DVT), 심장 질환을 일으킬 수 있다. 그것들은 또한 소화 기관의 유익한 박테리아를 파괴하여 비타민 B_6와 아연의 흡수에 영향을 미친다. 특히 이러한 영양소의 장기간 결핍은 심장병, 불면증, 기억력 상실, 과민성뿐만 아니라 암의 위험을 증가시킬 수 있다. 2011년 6월 현재, 독일 제약사 바이엘(Bayer)은 세계에서 가장 잘 팔리는 피임약 야즈(YAZ®)로 인한 끔찍한 부작용을 광고에 조그맣게 표시한 것 때문에 2만 5000건의 소송에 직면해 있다. 하루에 한 알씩 복용하는 작은 알약이 수백만의 젊은이들 사이에서 고통과 죽음을 초래한다는 것을 상상해보라.

뼈를 튼튼하게 해주는 약물이 체중 증가의 원인이 되기도 한다. 프리드니손(prednisone), 코르티손(cortisone) 그리고 천식, 루푸스(면역 체계의 이상으로 만성 염증이 일어나고 면역력이 떨어지는 난치성 전신 질환－옮긴이), 암과 같은 여러 경우에 사용되는 스테로이드 계열의 약물들은 식욕을 증가시키고 몸이 수분을 유지하도록 강제하기 때문에 종종 체중 증가를 유발한다. 스테로이드는 사용하는 조건에 따라 간암, 심장 질환, 우울증, 공격성의 증가, 식이 장애, 발육 장애, 인간 면역 결핍 바이러스(HIV)의 증가, 여드름 등을 포함한 많은 장애의 원인이 된다.

의사나 환자를 막론하고 많은 사람들이 현대 의약품이 '의학적 기적'으로서 우리 몸의 세포 단계까지 영향을 미치는 능력이 크다는 것을 알고 있지만, 이 기적은 자신들이 막아내거나 제거한 위험보다 더 많은 것들을 파괴해왔다. 우리는 질병을 치료하는 것이 또 다른 질병을 유발하여 결국 더 많은 치료를 요구하는 끝없는 악순환을 만들어냈다. 이렇듯 질병의 발생이 저절로 반복되는 구조에 대한 책임은 증상의 빠른 회복을 약속하는 대신 오랫동안 다른 질병들로 고통받거나 심지어 죽음에 이르게 할 수도 있는 '의학적 기적'에 있다.

제약 회사 임원들까지 목소리를 내기 시작하는 상황이다. 2003년 글락소스미스클라인(GlaxoSmithKline)의 고위 간부인 앨런 로지스(Allen Roses) 박사는 처방약을 복용하는 환자의 절반 미만만이 실제로 효과를 본다고 인정했다. 그의 마지막 분석은 이러한 약의 90%가 약 30~50%의 환자에게만 효과가 있다는 것이었고, 그것은 플라세보보다 효과가 덜한 것이라 할 수 있다! 한편 이들 기업의 주가는 지난 3년간 50%나 치솟았고, 납세자들이 지불하는 비용은 연 23억 달러에서 72억 달러로 급등했다.

해마다 100만 명 가까운 사람들이 의학적 치료나 의료 과실로 사망함에도 불구하고, 대부분의 사람들에게 너무나도 설득력 있게 그들이 앓고 있는 질병의 증상에 대한 빠른 회복을 약속하는 과학자, 의사, 약사, 정부 기관 그리고 제약 회사의 환상을 포기하기란 매우 어려운 일이다. 자기 자신을 믿는 것만큼이나 우리 몸의 선천적인 지혜를 믿고 오로지 자신의 힘으로 병을 치유할 수 있다고 믿기 위해서는 많은 용기가 필요하다. 암을 치유하려면 여러분의 육체, 정신, 감정 그리고 영적인 자아가 모두 하나가 되어야 한다.

■ 대중적인 항암제 바로 알기

가장 널리 사용되는 항암제 중 하나가 제약 회사 제넨테크 (Genentech)에서 만든 아바스틴(AVASTIN®)이다. 이 약은 2007년 한 해 동안 전 세계적으로 무려 35억 달러어치, 미국에서만 23억 달러어치가 판매되었다. 아바스틴으로 치료를 받으려면 연간 10만 달러의 큰돈이 들어간다. 엄청난 비용이 들어가는데도 잘 팔리는 것을 보면 이 약이 매우 효과적이거나 혹은 많은 사람들이 그렇게 믿고 있는 것이 틀림없다. 하지만 제넨테크가 웹사이트 (www.avastin.com)에 올린 아바스틴에 관한 글을 읽어보면 도대체 무슨 소리인지 의아해질 것이다.

"현재 유방암에 아바스틴을 사용했을 때 질병과 관련한 증상을 개선시키거나 생존 가능성을 증가시킨다는 것을 증명하는 자료는 전혀 없다."

이는 아바스틴이 약물에 의해 생길 수 있는 최악의 몇 가지 부작용들을 만들어내면서 사업이 번창하는 이유에 대한 답이 될 것이다. 이 죽음의 약을 지지하는 수많은 의사들과 병원 경영자들 그리고 보건 당국은 사기에 속아 넘어갔거나 혹은 알면서도 그랬거나 둘 중 하나다.

아바스틴을 이용한 치료는 잠재적으로 치명적인 위장관 천공, 상처 치유 문제, 출혈, 누공(보통 두 개의 내장 사이에 또는 내장에서 신체 표면으로 통해 있는 비정상적인 통로로, 대부분 염증에 의해 생김—옮긴이) 형성, 뇌졸중 혹은 협심증(혈병), 고혈압성 위기(심각한 고혈압), 가역적 후두부 뇌병증 증후군(신경계 장애 및 시력 장애), 백혈구 감소증(백혈구 수의 감소로 인한 감염 가능성 증가), 신증후군(신장의 심각한 장애를 나타내는 신호), 울혈성 심부전 그리고 여러 가지 특이 증상 혹은 심각한 질병을 초래할 수 있다.

최근 미국 식품의약국(FDA) 자문단은 엄청난 압박을 받은 끝에 아바스틴이 위험 부담을 안고 사용하기에는 치료 효과를 충분히 기대할 수 없으므로(실제로는 아무 효과도 없기 때문에) 유방암 치료에 사용되어서는 안 된다고 권고했다. FDA는 약품 효능에 대한 조사에서 아바스틴이 환자의 수명을 유의미한 정도로 연장시키지 못한다는 결론을 내렸다. 이 약은 그와는 반대로 수많은 환자의 생명을 빼앗았다.

2008년 7월 5일자 《뉴욕 타임스》는 이 약에 대한 의문을 제기했다. 기사에서는 다음과 같이 말하고 있다. "이 약이 효능 있다는 것은 무엇을 의미하는가? 환자의 수명을 연장시키거나 삶의 질을 의미 있는 수준으로 개선시키지 못한다면 종양의 성장 속도를 늦추는 것이 무슨 의미가 있는가? 이 약에 수십억 달러의 비용을 치르기 전에 얼마나 많은 증거가 필요한가? 그리고 언제쯤 그 비용을 감안한 효과가 나오는 것일까?" 이 질문에 대한 나의 대답은 한 암 환자의 답변으로 대신하겠다.

2007년 진 세이더(Jeanne Sather)는 자신의 블로그에 다음과 같은 글을 올렸다.

"3주에 한 번씩 화요일 오후가 되면 나는 정맥 비타민 주사 치료(IV Therapy)를 받기 위해 암센터로 산책하듯이 걸어간다〔나는 알약 형태로 된 항암 화학요법 치료제인 사이톡산(cytoxan)을 비롯해, 여기에 추가로 불안감, 고혈압, 가끔씩 나타나는 우울증, 불면증 등을 억제하고 암 치료에 부가 효과가 있는 다른 알약들도 날마다 먹고 있다〕. 암센터에 한 번씩 갈 때마다 비용은 대략 2만 달러다. 따라서 암 치료를 위해 내가 매년 지불해야 하는 비용은 30만 달러가 넘는다. 1년에 무려 30만 달러다. 살아 있기 위해 한 달에 거의 3만 달러나 필요하다니……. 허셉틴(herceptin)과 아바스틴은 모두 '고맙게도' 샌프란시스코만 지역에 위치한, 잘나가는 제약 회사 제넨테크의 제품이다. 이 약들이 이처럼 고가인 이유는 모두 신약이고 값싼 복제약이 없기 때문이다. 그래서 제넨테크에서는 생명을 구하는 이 약들에 아무런 경쟁 없이 얼마든지 자기들이 원하는 가격을 매길 수 있는 것이다. 허셉틴과 아바스틴의 높은 가격 때문에 나는 2007년 말까지 의료보험료로 최대 100만 달러를 납부해야 한다."

■ 관절염 치료제 바로 알기

'관절염 치료제가 암을 유발하는가?' 이것은 2008년 6월 5일 자 《뉴욕 타임스》의 기사 제목이다. 이 기사에서 언급된 것처럼 미국 식품의약국은 류머티즘성 관절염, 건선, 크론병(소화관의 어느 부위에서나 발생하는 만성 염증성 질병—옮긴이) 그리고 다른 여러 가지 면역 질환 치료를 받은 어린이들과 젊은이들에게 발병하는

30가지 암에 대한 보고서를 제출받았다. 이들 질병과 관련된 약은 다음과 같다.

1. 엔브렐(Enbrel), 암젠(Amgen) 및 와이어스(Wyeth) 제품
2. 레미케이드(Remicade), 존슨앤드존슨(Johnson & Johnson) 및 세링플라우(Schering-Plough) 제품
3. 휴미라(Humira), 애벗래버러토리스(Abbott Laboratories) 제품
4. 심지아(Cimzia), 벨기에 제약 회사인 UCB제약 제품

이 약들은 면역 체계의 일부 기능을 막기 때문에 자연적으로 암 발병과 감염의 위험을 증가시키는 데 기여한다. 이 약들의 설명서에는 림프종의 발병 위험에 대한 경고문이 적혀 있는데, 림프종은 면역 체계를 담당하는 세포에 생기는 암이다. 관절염 치료제를 사용함으로써 생기는 암 발병 위험은 성인들에게도 마찬가지다. 한 연구에서는 류머티즘성 관절염을 치료하기 위해 휴미라 혹은 레미케이드를 처방받은 사람들이 아무런 처치를 하지 않은 통제 집단에 비해 암 발병 비율이 2.4배 높다는 결과를 발표했다. 이런 약들에 의해 가장 일반적으로 발병하는 암으로는 림프종, 피부암, 위장관암, 유방암, 폐암 등이 있다. 또한 결핵도 이들 약의 부작용으로 명시되어 있다. 문제는 건선이나 관절염을 앓으면서 사는 게 더 좋은지, 혹은 이들 다른 질병 중 하나로 죽는 게 더 좋은지 따져봐야 하는 것이다.

그렇다면 이런 약으로 이익을 얻는 이들은 누구일까? 결론은 여러분도 알고 있을 것이다. 레미케이드로 치료를 받으려면 1년에 대략 1만 2000달러가 필요하다. 제약 회사들은 2007년 한 해 동안 레미케이드, 휴미라 그리고 엔브렐의 판매로 총 130억 달러를 벌어들였다. 여러분은 균형 잡힌 생활 습관을 유지하면서 음식물의 섭취를 통해 들어온 동물성 단백질을 제거하고 영양분이 풍부한 채소를 많이 먹는 방법으로 간과 신장, 대장을 깨끗이 청소함으로써 관절염, 크론병 그리고 건선의 원인을 쉽게 치료할 수 있다. 나는 35년 이상 류머티즘성 관절염으로 고통을 겪어왔지만, 그 원인이 무엇인지 알고 난 이후에는 어떤 의학적 도움 없이도 그것을 빠르게 치유할 수 있었다. 나는 자녀들이 관절염이나 크론병 혹은 이와 유사한 질병으로 고통받고 있는 환자들에게 성장 중인 아이들의 몸을 파괴하도록 설계된 의학적 치료로부터 자녀들을 보호할 것을 호소한다. 이러한 약들이 보여주는 '성공'의 척도는 얼마나 진정한 의미의 치유를 유도할 수 있는지가 아니라, 오로지 그 약으로 인해 겉으로 나타나는 증상을 어느 정도 사라지게 하거나 억제할 수 있는지를 측정하는 것뿐이다.

■ 아스피린과 타이레놀 바로 알기

많은 사람들이 매일 혹은 매주 복용하는, 인체에 '무해한' 아스피린이 실제론 가장 심각한 암들을 유발할 수 있다는 사실을 과연 누가 생각이나 했겠는가? 미국 매사추세츠주 보스턴에 위치한 브리검 여성병원(Brigham and Women's Hospital)에서 18년 동안 9만여 명의 여성을 대상으로 진행된 연구에서는 실험 참여자가 일주일에 두 알 이상의 아스피린을 복용할 경우 췌장암의 발병 위험이 58% 증가한다는 사실을 보여주었다. 복용량이 일주일에 14알을 넘을 경우에는 발병 위험이 86% 증가했다. 아스피린은 발기부전과도 연관되어 있다. 2011년 3월 3일 《로스앤젤레스 타임스》에 보도된 토머스 H. 모 2세(Thomas H. Maugh II)의 '아스피린 및 비스테로이드 항염증제(NSAIDs)와 연결된 발기부전'이라는 제목의 기사에 따르면, 아스피린을 매일 복용하는 것은 발기부전 발생의 22% 증가와 관련이 있다.

처방전 없이 살 수 있는 또 다른 진통제인 아세트아미노펜(타이레놀뿐만 아니라 엑시드린, 테라플루 등의 유효 성분)을 장기간 복용하면 혈액암 발병 위험이 높아지는 것으로 나타났다. 워싱턴 대학교의 연구에 따르면, 4년 동안 일주일에 적어도 4일 동안 이 약을 복용한 사람들은 비호지킨림프종, 형질 세포 질환, 골수성 종양 등 특정 혈액암에 걸릴 확률이 2배나 높았다. 이것은 아세트아미노펜이 간에 독성이 강하다는 미국 식품의약국의 경고보다 더 무서운 것이다.

■ 약의 함정을 피하라!

제약 회사에서 만든 약들이 엄청난 위험 요소를 갖고 있다는 사실은 점점 더 분명해지고 있다. 그것들은 미국에서만 한 해에 최소한 10만 명의 목숨을 앗아가고 있다. 전문 의료진에 의해 보고되는 약물에 의한 사망자 수가 전체의 일부분일 것이므로 실제로는 그 수가 더 늘어날 수도 있다. 사망증명서에 의사들은 사망 원인으로 질병을 '치료'하기 위해 사용한 약의 이름 대신 질병 이름을 기록한다. 만약 의사들이 갑자기 오늘날 판매되고 있는 약들의 처방을 중단한다면 수많은 환자들의 생명이 구원받을 것이다. 이러한 진실은 이미 오래전부터 알려져왔다.

1976년 로스앤젤레스 카운티에서 많은 의사들이 의료 과실에 대한 의료보험료 인상에 항의하여 파업을 일으켰을 때 사망률이 갑자기 18%나 감소했다. 로스앤젤레스에 있는 캘리포니아 대학교의 밀턴 로머(Milton Roemer) 박사에 의해 진행된 연구에 따르면, 카운티 내에 있는 17개의 대형 병원에서 파업 기간 동안 수술이 60%나 감소했다. 파업이 끝나고 의사들이 다시 일을 시작하여 의료 활동이 원래대로 돌아가자 사망률 역시 파업 이전 수준으로 돌아왔다.

비슷한 사건이 1973년 이스라엘에서도 일어났다. 의사들이 한 달간 파업할 때 그들이 진찰하는 환자 수가 하루에 6만 5000명에서 7000명으로 줄어들었다. 파업 기간 동안 이스라엘의 사망률은 50% 가까이 감소했다. 의사들이 파업할 때마다 이러한 일이 발생하는 것으로 보인다. 콜롬비아의 수도 보고타에서는 의사들이 두 달 동안 일을 멈추자 사망자 수가 35%나 줄었다. 이는 병원과 함께 의사들이 가장 큰 사망 원인을 제공하고 있다는 사실을 보여준다.

제약 회사에서 만든 약은 환자들을 죽음으로 몰아갈 뿐 아니라 면역 체계, 간, 신장, 심장, 뇌 그리고 다른 장기들에 영구적인 손상을 줄 수 있다. 심지어 처방받은 약을 복용하고 응급실로 실려 갈 수도 있다. 캐나다 밴쿠버에서 진행된 한 연구에서는 응급 환자의 12%가 제약 회사에서 만든 약을 먹고 생긴 문제가 직접적인 원인이었다고 기록되어 있다. 더욱이 약 때문에 응급실을 찾은 환자들이 병원에 머문 기간은 다른 환자들에 비해 훨씬 길었다. 《캐나다 의학협회 저널(*Canadian Medical Association Journal*)》에 발표된 이 연구는 995개의 병상을 보유하고, 응급 환자들을 포함해 여러 가지 진료를 하고 있는 밴쿠버 종합병원(Vancouver General Hospital)에서 이루어졌다. 이 병원은 매년 6만 9000명 이상의 환자를 진료한다.

제약 회사에서 만드는 약은 질병 치료가 목적이 아니다. 그 약들은 몸이 겪고 있는, 아직 해결되지 않았거나 해결하려는, 육체적·정신적 불균형을 대하는 우리 몸의 방편인 '증상'을 완화시키도록 만들어졌다. 이 약들은 기본적으로 여러분의 몸이 스스로 치유하려는 노력을 방해하도록 만들어진 것이다. 정말 문제 되는 것은 여러분의 몸에 질병의 증상이 만들어진 것이 아니라, 증상 자체가 질병이고 그 증상을 없애는 것이 건강을 회복하기 위해 여러분이 해야 할 유일한 방법인 것처럼 믿도록 세뇌당하고 있다는 사실이다. 의사가 처방했다는 이유로 두통이 생기거나 속이

쓰릴 때마다 아무 생각 없이 알약을 집어 드는 사고방식으로는 이러한 증상의 원인이 무엇인지 찾아보려는 마음가짐이 나오기 어렵다. 고통이 사라지면 문제도 함께 사라진다는 생각은 대부분의 사람들이 그렇게 믿고 있는 것이고, 많은 의사들이 설교하는 방식이다. 이 같은 사고방식의 문제점은 이러한 증상들이 몸으로 하여금 치유 반응(증상)을 나타내도록 강압하는 무엇인가를 여러분이 지금 하고 있거나, 거기에 노출되어 있거나, 먹고 있거나, 혹은 가볍게 여기고 있다는 것을 알려주려는 경고 신호라는 사실을 무시한다는 점이다.

고통스럽거나 불편을 느끼게 만드는 증상은 '약'으로 잘못 알려진 정제 한 알을 먹고 '치료'해야 하는 질병이 아니다. 진정한 약은 몸이 (증상을 통해 신호를 보낸 것처럼) 이미 시작한 치유 과정을 스스로 끝낼 수 있도록 도움을 주고 용기를 북돋우는 것이다. 제약 회사의 약은 우리 몸의 치유 능력을 억누를 목적으로 만들어졌기 때문에 증상을 감소시키거나 제거하기만 하는 것이 아니라 질병의 근원을 강화시킨다. 바로 이것이 잦은 대증요법(의학적 치료)을 암을 포함한 여러 질병의 주된 원인으로 만들었다. 나는 여러분이 약의 함정에 빠지지 않기를 바란다. 약은 빠져나오기 어려운 악순환 속으로 여러분을 밀어 넣을 뿐이다.

암을 이기고 싶다면 먼저 받아들이고 포용하라.

암으로부터 자유로워지고 싶다면 자유로워지는 것에 집중하라.

인생에서 더 많은 웃음을 원한다면 더 많이 웃어라.

더 이상 두려워하고 싶지 않다면 두려운 그 일을 하라.

더 나은 세상을 원한다면 더 나은 세상을 만들어라.

만약 자신을 어떤 종류의 희생자로 본다면,

당신의 인식을 바꾸어라.

자신의 삶에 더 많은 평화를 원한다면, 당신의 주위에

더 많은 평화를 퍼뜨려라.

당신이 '알아서는 안 될 것'은 단 한 가지,

자신과 타인에게 바라지 않는 것에 당신의 관심과 에너지를

집중시키지 말라는 것이다.

대신에, 당신이 원하는 것에 당신의 생각을 집중하라.

건강, 기쁨, 풍요, 자유와 평화는 우리가 삶에서 내리는

선택들 가운데 하나이지,

우리와 분리되어 존재하는 것들이 아니다.

조각 맞추기

메리는 서른아홉 살 때 나를 찾아왔다. 그녀는 1년 전에 유방 암 진단을 받았다. 그녀의 주치의는 암에 대해 일반적으로 사용하는 치료법, 즉 방사선 치료와 항암 화학요법 치료를 시도했지만 모두 헛수고였다. 얼마 지나지 않아 주치의는 그녀에게 오른쪽 유방을 절제하자고 제안했다. 천만다행으로 주치의는 그녀에게 "종양을 완벽히 제거했으며 수술이 잘됐다"고 말해주었다.

유방 절제술을 받은 지 1년 후 놀랄 것도 없이 메리는 척추 아랫부분과 왼쪽 무릎에 극심한 고통을 호소하기 시작했다. 그녀는 10년 전에 비정상적인 성장과 척추 연결 부위에 있는 연골의 골화(骨化)로 인해 척추 아랫부분에 경부척추증(척추증은 척추의 퇴행과 두 개 이상의 척추뼈 관절 부분에 생긴 기형을 의미한다) 진단을 받은 적이 있었다. 그러나 이번에는 진단 결과 척추 아랫부분과 왼쪽 무릎에 골암(骨癌)이 생긴 것으로 밝혀졌다. 다른 사례에서도 자주 그런 것처럼 오른쪽 유방 절제술과 그로 인한 면역 체계 약화가 수백만 개의 암세포로 하여금 메리의 몸 중에서 이미 약해져 있는 다른 부위로 전이되도록 부추긴 것이다. 따라서 암세포는 암 발생에 대한 저항성이 특히 낮은 척추 아랫부분에서 자라기 시작했다.

메리는 꽤 오랜 기간 생리 불순으로 고통을 겪어온 데다 빈혈 진단도 받았었다. 하지만 여러 해 동안 잦은 메스꺼움과 위경련을 일으키는 철분 보충제를 규칙적으로 복용했는데도 빈혈은 좀처럼 개선되지 않았다. 그녀는 "지금까지 소화가 잘된 적이 한 번도 없었다"며 3일에서 5일까지 대변을 보지 못한 적도 종종 있었다고 털어놓았다. 검사해보니 그녀의 간은 수천 개의 간내 결석으로 가득 차 있었다.

메리는 또한 여러 해 동안 모든 종류의 감염에 대하여 수십 차례의 항생제 치료를 받았다고 말했다. 항생제를 자주 사용하면 유방암 발병 위험이 급격히 증가한다는 것은 잘 알려진 사실이다. 암 관련 연구에 의하면, 어떤 종류의 항생제든 17년 동안 25회 이상 항생제 치료를 받았을 때 항생제 치료를 전혀 받지 않은 여성에 비해 유방암 발병 위험이 2배 이상 높아진다고 한다.

메리는 어려서부터 사탕이나 케이크, 아이스크림, 초콜릿 등을 즐겨 먹었다. 최근의 수많은 연구에서는 설탕(특히 청량음료나 달콤한 디저트)을 많이 섭취하는 여성에게서 유방암 발병 위험이 높다는 사실이 밝혀졌다. 과학자들은 현재 이러한 종류의 음식에 많이 들어 있는 탄수화물이나 당분을 처리하기 위해 지나치게 많이 분비된 인슐린이 세포의 분화를 촉진하고 혈액 속의 에스트로겐 농도를 증가시킨다고 믿고 있다. (세포의 분화와 혈액 속의 에스트로겐이라는) 이 두 가지 요인은 암세포의 성장에 기여하는 것들이다. 실제로, 설탕을 과도하게 섭취하는 생활 방식에서 오는 인슐린 저항성은 모든 암의 80%까지를 일으키는 돌연변이를 몰고 올 수 있다.

이러한 상황에서 또 다른 요인은 감정적인 스트레스인데, 이것은 코르티손 호르몬 수치의 변동을 유발한다. 코르티손은 항염증 반응과 탄수화물, 지방, 단백질의 신진대사를 포함한 많은 생리적인 과정을 조절하는 역할을 한다.

2007년 10월 10일자 《미국 의학협회 저널》에 실린 카네기 멜런 대학교의 연구에 따르면, 연구자들은 스트레스가 면역 체계를 약화시키고 심장병, 상부 호흡기 감염, 천식, 특정 바이러스 감염, 자가면역 불균형 그리고 심지어 상처가 치유되는 방식에 직접적인 역할을 한다는 것을 규명했다.

게다가 스트레스는 우리를 점진적으로, 그리고 주기적으로 건강하지 못하게 만드는 방식으로 우리의 일상 습관에 영향을 줄 수 있다. 예를 들어 강박적으로 음식을 먹고, 술을 마시거나, 담배를 피우는 습관을 형성시킬 수 있는데, 이것은 결국 우리의 건강을 더 나쁘게 만들고, 따라서 더 스트레스를 받게 한다. 종합적으로 볼 때, 정서적 불균형은 그 자체로 암의 발병에 가장 위험한 기여 요인 중 하나다.

암의 정서적인 원인들

다시 메리의 이야기로 돌아와보자. 메리는 부모의 불화로 인해 불행한 어린 시절을 보냈다. 내가 그녀에게 질문했을 때 그녀는 부모님의 관계가 좋았던 적이 한순간이라도 있었는지 전혀 기억할 수 없다고 말했다. 이런 마음속 상처 때문에 그녀는 외향적인 오빠에 비해 모든 것을 심각하게 받아들였고, 그 결과 소심하고 겁이 많으면서 우울한 사람이 되었다. 그녀는 고통스러운 미소를 띤 채 자신이 항상 어머니와 아버지 사이에서 괴로움을 느꼈고, 누구를 더 좋아해야 하는지 선택할 수가 없었다고 말했다.

메리는 특히 부모와 함께 식사할 때 큰 불편을 느꼈다. 그녀는 긴장된 분위기 속에 정신적인 고통을 느끼며 그저 자리에 앉아 말없이 식사만 할 수밖에 없었다. 새로운 다툼을 만들지 않으려고 가족들이 아무 소리도 내지 않고 식사한 적도 자주 있었다고 했다. 현재 그녀는 음식을 먹는 것에 대해 강한 혐오감과 두려움을 느끼고 있으며, 식사를 할 때도 앉지 않고 서서 먹거나 운전하면서 허겁지겁 먹어 치우는 습관을 갖고 있다.

메리는 식사뿐 아니라 자신의 일에서도 엄청난 어려움을 겪고 있었다. 그녀의 직업은 교사인데, 학생들은 자신에게 아무 거리낌 없이 불만을 털어놓지만 정작 자신은 모든 것을 가슴속에 품고 있다고 했다. 퇴근하고 집에 돌아와서는 자녀들에게 소리 지른다는 사실에 대해 그녀는 심한 죄책감을 느끼며 좋은 엄마가 되고 싶지만 자녀들에게 다정하게 대하는 방법을 모르기 때문에 자신이 좋은 엄마가 아니라고 믿고 있었다. 이외에도 메리는 자신의 원래 꿈은 학생들을 가르치는 것이 아니라, 체조 코치가 되는 것이라고 털어놓았다.

자신의 바람을 충족시키지 못하는 데서 오는 좌절감이 메리의 몸에 발병한 암의 주요 원인이라 할 수 있다. 그녀의 인생이 시작될 때부터 그녀는 사회 체제를 따르도록 교육받았는데, 이는 다른 사람이 지시하는 것은 절대 어겨서는 안 된다는 의미였다. 그녀는 다른 사람들과 갈등을 만들거나, 다른 사람들이 자신을 나쁘게 생각하는 것을 원치 않았기 때문에 마음속 깊은 곳에 절대로 충족시킬 수 없는 꿈을 갖고 있었다.

그녀는 가정의 화목을 위해 부모가 원하는 대로 자신의 삶을 살아왔지만, 그녀의 잠재의식 속에는 분노가 들끓고 있었다. 메리가 내 사무실에 방문하던 그날 아침에 보여준 아름다운 미소는 그녀가 내면 깊숙한 곳에서 느끼고 있을 고통을 전혀 드러내지 않고 있었다. 그녀는 지금까지 바깥세상에 자기 내면을 드러내지 않도록 길러졌던 것이다. 그녀를 아프게 하는 것은 육체적인 고통이 아니었다. 그것은 바로 억눌린 좌절감과 두려움 그리고 그녀의 가슴속에 있는 사랑과 평화의 예민한 감정을 위협하는 불안감이었다. 육체적인 고통은 그녀를 그토록 오랫동안 괴롭혀왔던 엄청난 심적 고통을 상기시키는 것일 뿐이었다. 어릴 때부터 성인이 될 때까지 자신의 내적 감정을 억누르거나 숨기려는 끊임없는 시도가 결국 질병을 만들어낼 수밖에 없는 그녀의 인격을 형성했다.

오랫동안 부모 사이에서 괴로움을 느끼며 양쪽 모두의 기분을 맞추려고 노력하다 보니, 메리는 오로지 자기 자신만을 만족시키는 선택을 할 만한 용기를 내본 적이 없었다. 그녀의 가슴속에 있는 분열은 그녀의 모든 에너지와 행복을 서서히 무너뜨렸다. 암은 그녀의 갈라진 마음과 표현되지 않은 슬픔 그리고 어린 시절부터 그녀를 지배하던 좌절감 속에서 자라기 시작했다.

모든 것은 심리적인 문제다

위의 말이 억지스럽게 들릴지도 모른다. 어떻게 그럴 수가 있지? 그것은 일반적인 통념에 어긋날 수도 있지만, 바로 그런 통념이 만성 질병과 비효과적이고 독성이 있고 비용이 많이 드는 증상 위주의 치료 체계를 만들어냈다. 그런 길을 계속 가는 대신에, (기본적으로 의학적 효과가 없는 것으로 고안된) 플라세보가 제약회사의 약품보다 더 효과적이라는 것이 일관되게 증명되었듯이, 내면의 감정은 좋든 나쁘든 사람의 신체에 엄청난 영향을 미칠 수 있다는 점을 생각해야 한다.

우리의 감정의 몸에 나타나는 것은 육체의 몸에서도 똑같이 나타난다. 진정한 암은 갇혀 있고 고립되어 있는 감정, 즉 '선택의 여지가 없다'는 느낌이다. 그리고 마찬가지로, 신체적으로 폐색이 일어나는 것은 당신을 정서적으로도 갇히게 만든다. 정신과 육체는 결코 각자 고립된 상태로 존재할 수 없다. 한 쪽에 영향을 미치는 것은 다른 한 쪽에도 영향을 미치며, 이것은 자동으로 동시에 일어난다.

정신과 육체는 서로 연결되어 있기 때문에 조화, 평화, 안정을 원하는 마음과 인생의 즐거움을 바라는 소박한 감정이 억눌리면 언제든 우리 몸에서 그에 상응하는 생화학적 반응이 일어난다. 그것은 육체를 구성하고 있는 세포에서 긍정적인 기능들까지 빼앗는 결과를 초래한다. 세포는 아무 감정도 없고 '나'라는 느낌도 없는, 외부의 변화나 위협에 아무 반응도 할 줄 모르는 물리적인 기계가 아니다.

메리에게 내재해 있는 많은 분노와 좌절감에 의한 감정의 질식, 즉 부모를 비롯하여 다른 사람들로부터 사랑받지 못하거나 그들이 자신을 좋아하지 않을지도 모른다는 두려움과 같은 부정적인 감정들은 그녀의 육체를 목표로 삼았다. 메리의 '독성' 있는 감정이 육체로 옮겨갔고, 결국 그것이 그녀의 생존을 위협하게 되었다. 그녀는 자신이 갖고 있는 중요한 생각과 감정들을 스스로 가둠으로써 자신의 몸을 구성하고 있는 세포들의 건강을 위협했다.

무엇이든 비난받거나 상처를 입을지도 모른다는 두려움으로 자기 자신 안에 가둬놓게 되면, 그것은 우리 몸에서 독으로 변한다. 이렇게 만들어진 독은 매우 강해서 만약 여러분이 슬픔에 젖은 눈물을 뱀의 피부에 떨어뜨리면 금세 피부가 타들어가 구멍이 뚫릴 것이다(나는 아프리카에 살 때 이것을 증명하는 현상을 실제로 목격한 적이 있다). 이와 반대로 기쁨의 눈물은 뱀의 피부에 아무런 해도 입히지 않는다.

메리가 부모와 살면서 저녁 식사 때마다 경험한 지속적인 긴장 상태는 그녀의 소화 기능에 엄청난 장애를 안겨주었다. 스트레스를 받거나 긴장 상태가 되면 소화 기관에 공급되는 혈관이 좁아지고 막혀서 아무리 건강에 좋은 음식을 먹어도 소화 기관이 제대로 기능할 수 없다. 뿐만 아니라 불안감을 느낄 때 음식을 먹으면 소화액이 정상적으로 분비되지 않는다. 분노를 느끼거나 화가 났을 때는 담즙 세균총(담즙의 균형을 맞춰주는 유익한 세균)에 변화가 생기는데, 이것은 담즙을 응고시킨다. 정신적 긴장이 지속되면 간에 있는 쓸개관과 쓸개에 결석이 형성된다. 결과적으로 담즙의 분비가 억제되고 소화 능력이 급격히 떨어진다.

메리는 혼자 식사할 때도 부모와 함께했던 저녁 식사 자리에서 겪은 긴장감을 느끼고 있었다. 음식이나 식사와 관련된 모든 것들을 피하려는 그녀의 무의식적인 시도가 그녀의 몸까지 똑같은 행동을 하도록 만든 것이다. 그녀의 몸은 음식물들을 정상적으로 소화시키거나 영양분을 흡수할 수 없어 그녀의 소장과 대장에는 엄청난 양의 독성 노폐물들이 쌓였다. 만성적인 변비와 함께 지방, 칼슘, 아연, 마그네슘 그리고 비타민 등의 영양소를 제대로 흡수하지 못하면서 그녀의 뼈조직과 골수, 재생 기능들이 갈수록 약해졌다.

세포의 유전자 설계도(DNA)를 유지하는 재생 조직에 산소와 영양소가 고갈되었을 때, 건강하고 정상적인 세포가 '기근'에서 살아남기 위해 유전자의 돌연변이를 일으켜 비정상적으로 분화하는 것은 시간문제다. 정상적인 경우라면 몸의 어디에서든 암세포가 나타나는 즉시 수많은 면역 세포와 췌효소(췌장에서 분비되는 효소—옮긴이) 그리고 비타민이 암세포를 파괴한다.

하지만 소고기, 돼지고기, 가금류, 생선, 달걀, 치즈, 우유 등의 동물성 단백질이 많은 음식물이나 설탕이 많이 들어간 음식물을 섭취하면 대부분의 소화 효소가 빠르게 '고갈'된다. 실제로 메리는 이런 음식들에 의지해 살아왔다. 인생 대부분을 소화불량과 만성 변비에 시달리면서, 메리의 몸은 암에 대항하는 천연 해독제가 턱없이 부족한 상태가 되어 있었다. 암은 소화를 잘 시키고 행복한 마음 상태를 유지하는 사람들보다 지속적으로 소화 기능에 장애가 있고 정신적으로 풍요롭지 못한 사람들에게서 자주 발생하는 경향이 있다.

메리의 척추 아랫부분에 나타난 척추증은 그녀의 내적·외적 지원 시스템이 약해졌음을 보여준다. 즉 부모의 지원과 격려가 부족한 것이 직접 나타난 결과라고 볼 수 있다. 앉아 있을 때 메리의 몸은 앞으로 기울어 있었고 매우 왜소해 보였다. 그녀는 확신과 믿음도 없는, 겁먹은 어린아이 같았다. 그녀의 이런 자세는 또다시 상처를 받지 않기 위해 스스로 마음을 닫고 있음을 보여주고 있었다. 더욱이 그녀의 호흡은 마치 그녀의 부모가 자신을 혼내거나 탐탁잖게 생각할 것 같아서 그들의 눈에 띄기를 원치 않는 것처럼 가늘고 힘이 없었다. 무릎은 몸 전체를 지탱하는 역할을 한다. 그녀의 무릎에 생긴 문제로 나타난, 굴복하며 살아온 인생과 혼자 힘으로 그리고 자신의 의지대로 일어서지 않으려는 태도는 오랜 세월 동안 그녀 스스로 만들어온 것이다.

메리의 성공적인 치료 방법

일본의 한 연구 결과는, 악성 종양이 하루도 지나지 않아 저절로 치료된 암 환자들의 경우, 갑작스러운 치유가 일어나기 전에 자신을 바라보는 그들의 태도에 엄청난 변화를 경험한다는 사실을 보여주고 있다.

메리는 그녀의 인생에서 몇 가지 중요한 변화가 필요했다. 그중 하나가 수입이 줄어들더라도 새로운 직업을 찾는 것이었다. 메리가 스트레스 많은 환경과 소음에 극도로 민감한 상태를 계속 유지할 경우, 학교가 그녀에게 주는 긴장된 분위기는 치료 과정에 전혀 도움이 되지 않는다. 그녀는 더 많은 시간을 자연 속에서 지내며, 햇빛이 내리쬐는 곳이나 해변에서 산책을 하고, 자신의 감정을 그림으로 표현하고, 그녀가 좋아하는 음악을 듣고, 때로는 명상을 하며 지낼 필요가 있었다.

메리는 아유르베다(고대 인도의 전통 의학으로, 생활 습관의 조절을 통해 건강을 유지한다—옮긴이)의 생활 습관과 식이요법을 따르는 한편, 그녀의 대장에 쌓여 있는 숙변을 제거하고 혈액과 간을 깨끗이 하면서 결합 조직에 쌓인 독성 물질을 제거하는 몸속 청소 작업을 시작했다. 간 청소를 시작하자 그녀의 간과 쓸개에 15년에서 20년 가까이 붙어 있던 수천 개의 결석이 빠져나왔다.

메리에게 가장 중요한 것은 그녀의 인생과 관련된 모든 것들을 제대로 인식하는 것이었다. 여기에는 먹는 것, 감정의 표출 그리고 목이 마르거나 배가 고프거나 피로를 느낄 때 그녀의 몸이 보내는 신호를 듣는 것 등이 포함된다. 그녀는 자신이 필요로 하는 것과 바라는 것들을 더 잘 인식하고 가능한 한 그것들을 충족시킬 필요가 있었다. 그녀가 깨달아야 할 가장 중요한 것은 그녀를 기쁘게 하지 않는 일이라면 그 무엇도 할 필요가 없다는 사실이었다. 스스로에게 실수를 용납하고, 설령 실수해도 자책하지 않는 것이 그녀에게는 가장 핵심적인 치료였다.

메리의 회복 단계에서 친구들과 가족들도 그녀가 젊었을 때는 한 번도 경험해본 적이 없는 긍정적인 생각과 감정들이 엄청난 힘을 발휘할 매우 중요한 시기에 있다는 것을 이해할 필요가 있었다. 나의 조언 중 60% 정도를 받아들이고 6개월이 지나자 메리의 상태는 점차 호전되기 시작했다. 현재 그녀는 자신의 질병이 인생에 대한 더 깊은 이해를 가져다주었고, 전에는 한 번도 경험하지 못한 것들을 깨치도록 만들어주었다고 생각한다. 이제 메리는 암을 떠나 확신을 갖고 스스로를 인정하면서 자신의 삶을 개선해가고 있다.

암은 거부 반응이다

제로미(Jeromy)는 대표적 림프종인 호지킨병을 앓고 있다. 림프종은 림프 조직에 생기는 악성 종양인데 성장 속도가 빠르며 림프계의 암으로 알려져 있다. 현대 의학은 아직도 이 병의 원인이 무엇인지를 설명하지 못하고 있다. 호지킨병은 청소년기나 50~70세의 노년층에서 주로 나타난다.

제로미는 스물두 살 때 목 두 군데에서 림프절이 부어올라 있는 것을 알았다. 그리고 며칠 후 호지킨병에 걸렸다는 진단을 받았다. 어떤 사람들은 이 병으로 몇 개월 안에 사망하기도 하지만, 또 어떤 사람들은 몇 년 동안 병에 걸린 사실조차 알아차리지 못한다. 그는 단단한 몸을 가졌고, 강한 체력과 지구력을 타고났다. 병이 천천히 진행된 것은 선천적으로 낮은 그의 대사율 때문으로 생각할 수 있다.

림프종 진단을 받고 얼마 지나지 않은 1979년, 제로미는 첫 번째 항암 화학요법 치료를 받았지만 상태가 호전되는 기미는 보이지 않았다. 1982년에 그의 주치의는 늘 해오던 항암 화학요법 치료에 여러 차례의 방사선 치료를 추가했는데, 몸에 있는 모든 털이 빠지고 미각을 잃는 등 부작용을 일으켰다. 그가 겪은 고통은 말할 수 없을 정도로 심각했다. 그 후 14년 동안 이어진 여러 가지 치료로 인한 충격적인 경험들에도 불구하고, 제로미는 그것에 굴복하여 우울증에 빠지거나 스스로 포기하기를 원치 않았다. 그는 강한 투지로 경영자로서의 업무를 해내며 사업체를 성공적으로 이끌었다.

아유르베다 의학의 특별한 기법과 홍채 진단법(눈의 홍채를 보고 몸과 마음에 존재하는 질병을 알아내는 진단법―옮긴이)을 통해 나는 제로미가 어렸을 때부터 소화 기능과 림프의 흐름이 빠르게 악화된 것을 알 수 있었다. 그의 간에는 엄청나게 많은 간내 담석이 자리 잡고 있었다. 나중에 알고 보니, 제로미 자신도 처음에는 잘 기억해내지 못했지만, 네 살 때 대단히 충격적인 경험을 한 적이 있었다. 그의 인생에서 가장 큰 정신적 충격을 준 사건은 스물한 살 때 일어났는데, 당시 오랫동안 사귀던 여자 친구가 갑자기 다른 남자에게 떠나버린 것이었다. 그녀가 떠나고 정확히 1년 후, 제로미는 자신의 목에서 림프절이 부어올라 있는 것을 발견했었다. 여자 친구로부터 버림받은 기억은 그의 인생에서 가장 가슴 아픈 경험 중 하나였다. 그리고 그 경험은 더 고통스러울 수도 있는 부모로부터 버림받음에 대한 아픈 기억을 떠올리게 해주었다.

기억의 망령과 싸우다

제로미는 정치적 상황이 불안정한 개발도상국에서 태어났다. 네 살 때, 제로미의 부모는 그의 안전을 위해 또 다른 개발도상국의 기숙학교로 그를 보냈다. 자기가 왜 다른 나라로 가야 하는

지 이유도 모른 채, 그는 자신의 부모가 더 이상 자신을 사랑하지 않으며 곁에 두고 싶어 하지 않는다고 느꼈다. 그가 기억하는 것은 오로지 자신이 생명줄로 여긴 부모와의 친밀한 관계가 떨어져 나갔다는 느낌뿐이었다. 부모님은 그를 멀리 떠나보내는 것이 최선의 길이라고 생각했지만, 제로미는 자기 인생에서 가장 중요한 사람들의 사랑을, 그것도 그 사랑이 가장 필요한 나이에 잃어버린 것이다. 그 첫 번째 '비극의 날'에 그의 작은 세상은 산산조각 났고, 그 결과 몸의 주요 기능들이 악화되기 시작했다.

제로미는 인생의 상당 부분을 자신이 사랑받을 만한 가치가 있는 자식이라는 것을 부모님에게 증명하는 데 바쳤다. 하지만 그는 자신의 그런 끊임없는 노력이 인생의 성공을 가져왔다는 사실을 알지 못했다. 그는 자신이 인생에서 한 번도 포기해본 적이 없을 뿐만 아니라 어떤 것도 자신을 우울하게 만들 수 없다고 자랑스럽게 얘기했다. 제로미의 또 다른 자아는 자신이 중병에 걸렸다는 사실을 조금도 인정하지 않고 있는 것이다. 겉으로 보이는 그의 모습은 머리가 벗어졌다는 점만 빼고는 그의 몸이 힘겨운 싸움을 벌이고 있다는 것을 전혀 드러내지 않고 있었다. 그는 자신의 모든 에너지와 시간을 사업에 쏟아부은, 크게 성공한 사업가였다.

그러나 제로미가 스스로의 육체를 치유하기 위해서는 먼저 자기 내면의 '버림받은 아이'를 이해할 필요가 있었다. 그는 그런 부분의 자신을 잠재의식 깊은 곳에 묻어버렸는데, 네 살 때가 첫 번째였고, 두 번째는 스물한 살 때 여자 친구가 떠났을 때였다. 두 번째의 버림받음은 자신이 부모로부터 버림받았다는 생각 때문에 이미 생겨 있던 가슴속의 깊은 상처를 더 크게 만드는 역할을 했다.

우리의 몸은 눈에 보이지 않는 일종의 '서류 캐비닛' 같은 곳에 모든 경험들을 쌓아놓는다. 즉 분노와 관련된 감정들이 모이는 서류함, 슬픈 사건들이 모이는 서류함, 그리고 버림받음과 관련된 감정들이 모이는 서류함이 각각 존재한다. 그리고 이렇게 모인 감정이나 인상들은 시간 순서에 따라 차례로 기록되고 쌓이는 것이 아니라 비슷한 것들끼리 한데 모인다. 이것들은 '기억의 망령'을 살찌우고 점점 더 많은 에너지를 공급한다. 일단 서류함이 가득 차면, 아주 작은 사건일지라도 대단히 파괴적인 폭발을 일으켜 기억의 망령을 일깨우고 생명을 불어넣는데, 바로 제로미의 인생에서 그런 일이 벌어진 것이다.

제로미가 네 살 때 겪은 버림받음의 경험이 여자 친구가 떠나갔을 때 그의 의식 속에서 되살아났다. 이런 사건이 전에도 일어났다는 사실을 무시하거나 부인함으로써 그는 무의식적으로 자신의 몸이 똑같은 반응을 나타내도록 유도했는데, 그것은 바로 몸 안의 해로운 노폐물들을 중화하고 제거하는 역할을 하는 림프계에 암이 발생하는 것이었다.

제로미는 버림받았다는 느낌에서 오는 뿌리 깊은 두려움과 분노로 이루어진 기억의 망령을 제거할 수 없었으므로 몸 안의 죽거나 낡은 세포 혹은 신진대사 노폐물 역시 제거할 수 없었다(인간의 몸은 건강을 유지하기 위해 날마다 300억 개 이상의 낡은 세포와 엄청난 양의 신진대사 노폐물들을 제거해야 한다). 그의 간과 쓸개에는 수천 개의 담석이 쌓여 거의 질식할 지경에 이르러 있었다. 몸은 그의 마음에 그토록 오랫동안 심한 고통을 안겨준 것들에 암이라는 신체적 의사 표현을 하는 것 외에는 달리 선택의 여지가 없었다.

싸울 필요가 없도록 만들기

인생에서 부정적으로 보이는 사건들은, 사실은 좀 더 완벽하게 내면을 채우면서 인생을 나아가게 만드는 특별한 기회들이다. 우리가 스스로에게 더 많은 사랑이나 시간 혹은 감사의 마음을 느껴야 한다고 생각할 때마다 우리 인생의 어떤 것 혹은 누군가가 우리를 그 방향으로 밀어붙이게 될 것이다. 누군가에게 버림받았다는 느낌 혹은 다른 사람에 대한 실망감이나 분노는 우리에게 부정적인 사건들에 대해 책임지려는 태도가 부족함을 강조하는 것이다. 불행한 상황에 대해 자기 자신이나 다른 누군가를 비난하면 피해 의식을 낳게 되고 그것은 결국 질병의 형태로 스스로를 드러내려 한다. 더구나 우리의 질병에 수반되는 메시지를 이해하지 못하면, 우리는 인생이나 삶에 감사하기 위해 죽음과 직면해야 할지도 모른다.

관습에 얽매이지 않은 시각으로 볼 때 암은 사람의 마음을 무력하게 만드는 꽉 막힌 교착 상태로부터의 탈출구다. 암은 빈약한 자아 존중감으로 계속해서 사람의 마음을 가두려 하는 오래되고 단단한 죄책감과 부끄러움을 깨는 데 도움을 준다. 그러나 현대 의학의 접근법은 암의 이면에 숨어 있는 이러한 쟁점들을 다루려 하지 않고, 병이 예정된 과정을 따라 진행된다는 가정 아래 오직 '병이 진행되는 양상'에만 관심을 갖는다. 항암 화학요법, 방사선 치료 그리고 외과적 수술은 환자의 마음속에 피해 의식만 키울 뿐, 고통의 근본 원인은 치유하지 못한다. 기적적인 치유는 환자 스스로 피해 의식과 자기 공격에 대한 필요성을 제거했을 때 나타난다. 환자의 마음속에 건강하게 살고자 하는 의지와 스스로를 사랑하는 마음이 강할 때는 겉으로 드러나는 문제가 그 사람에게 큰 피해를 주지 못한다. 따라서 인생에서 겉으로 드러나는 문제만 제거하는 일은 자발적인 치유를 유도하기에 충분하지 않기 때문에, 반드시 내부의 변화가 함께 수반되어야 한다.

제로미는 부모에게 받지 못했다고 느끼는 사랑과 존중을 스스로에게 줄 필요가 있다. 또 기쁨과 즐거움을 느낄 수 있는 여유를 가지면서, 명상을 통해 스스로를 성찰하고 자연 속에 머물면서 자연이 선사하는 즐거움과 에너지를 느낄 수 있는 시간을 가져야 한다. 암세포는 혹독한 환경에서 살아남기 위해 필사적으로 싸우고 있는, 독성이 가득한 세포들이다. 우리의 삶을 암세포가 힘겹게 싸울 필요가 없도록 만든다면, 암세포는 우리 몸의 DNA를 다시 프로그래밍하고 전투의 방향을 바꿔 궁극적으로는 스스로 소멸함으로써 건강한 세포로 재탄생하게 된다. 암세포가 생존을 위해 싸울 필요가 없게 만들어주면 그들은 다시 한번 우리 몸 안에서 세포들의 '가족'의 품으로 돌아올 기회를 갖게 되는 것이다. 암세포는 그들이 안락한 가정이라고 생각했던 곳에서 버림받은 정상 세포들이다. 그들에게는 적절한 영양 공급과 지원이 매우 부족했다. 이 때문에 생존을 위한 필사의 몸부림으로, 그것이 세포의 노폐물이나 독성 물질일지라도 잡아먹을 수 있는 것은 무엇이든 움켜잡는다. 이러한 것들이 그들을 버림받은 '천덕꾸러기'로 만드는 것이다.

하지만 우리가 사랑받기를 원하듯, 암세포들도 자신들이 사랑받고 있다는 것을 알 필요가 있다. 수술을 통해 몸에서 그들을 떼어내거나, 독성 강한 약물이나 방사선으로 그들을 파괴하는 행위는 원래 가지고 있던 것보다 더 심하게 몸에 대한 폭력성을 갖도록 만들어준다. 우리가 건강하고 평화롭게 살기 위해 특별히 필요한 것이 있다면, 그것은 바로 암세포를 비롯한 우리 몸의 모든 세포들과 친구가 되는 것이다. "원수를 사랑하라"는 말은 암세포에도 적용할 수 있다. 제로미에게 발병한 암의 원인은 자아 존중의 부족, 아무도 자신을 사랑하거나 원하지 않는다고 느끼는 감정 혹은 자신이 가치 있는 존재가 아니라고 느끼는 감정들이다. 부모님이 사랑을 보여주기만 기다리면서, 그는 자신에 대한 부모님의 사랑을 스스로 부인했다. 제로미는 난생처음으로 자신의 병이 자신을 찾고 스스로를 사랑하도록 도와준 전화위복의 계기가 되었다는 사실을 깨달았다.

소위 질병이라 불리는 것들이 우리의 내면세계를 완벽하게 반영하고 있다는 사실 하나만이라도 제대로 볼 수 있다면, 우리는 고칠 필요가 없는 것들을 고치느라 애쓰는 대신 우리의 내면에서 어떤 일이 벌어지고 있는지에 대해 좀 더 관심을 기울일 것이다. 암은 이해하기 어려운 것이지만 그 안에는 심오한 의미가 담겨 있다. 암은 파괴가 아니라 더 이상 온전하지 않은 무엇인가를 치유하는 것이다.

암은 강력한 치유자다

몇 년 전 한 여성이 '안드레아스 모리츠에게 묻기'라는 토론장에 암 진단을 받은 쌍둥이 언니를 어떻게 돌봐야 하는지 묻는 글을 올린 적이 있다. 그녀는 쌍둥이 언니가 평생 동안 자신을 따돌려왔다는 사실을 언급했다. 그녀는 또한 언니를 위해 좀 더 강해지려 노력하고 있다는 말도 했다. 나는 이 시점에서 강해진다는 것은 그녀와 그녀의 언니에게 별 의미가 없다고 답변했다.

내가 그녀에게 쓴 답장은 다음과 같다.

"대부분의 사람들이 자기 내면에서 느끼는 상처와 나약함을 표현하지 않거나 인식하지 못하는 상태에서 겉으로 보기에만 강해지려 하다가 암이 발생합니다. 당신의 언니가 지금 당신에게서 가장 필요로 하는 것은 그녀의 내면을 비춰줄 거울을 만들어주는 것입니다. 당신의 내면에서 진짜로 느끼고 있는 것을 보여주세요. 당신의 죄책감과 빈약한 자아 존중 그리고 거듭되는 따돌림 때문에 흘린 당신의 눈물을 보여줘야 합니다. 그렇게 함으로써 언니는 이러한 것들을 자신의 시각에서 바라보기 시작하고, 그녀가 자신의 몸에 채워둔 갇혀 있는 감정들을 놓아줄 용기를 얻을 것입니다. 그녀가 치유되기를 원한다면 당신의 나약함을 보여주고 그녀와 당신 자신을 위해 눈물을 흘릴 수 있어야 합니다. 그러면 당신의 언니도 똑같이 할 것입니다."

나는 계속해서 그녀의 언니에게 생긴 암은 그저 음식물, 노폐물, 억울함, 분노, 두려움 그리고 부정적인 느낌과 감정들을 포함한 모든 것들을 내부에 가둬놓으려는 무의식적인 시도일 뿐이라고 설명해주었다. 나의 답변은 다음과 같이 이어졌다.

"이런 이유로 암을 치유하기 위해서는 모든 것들을 펼쳐놓고 그 사람이 (부끄러움과 죄책감이라는 잘못된 인식으로) 무엇을 숨기고 있는지 온 세상이 볼 수 있도록 해야 합니다. 모든 것들을 큰 그림으로 바라보지 않으면 이것을 이해하는 일이 거의 불가능하지만, 실제로 인간은 잘못된 행동을 할 수 없기 때문에 죄책감은 부당하고 불필요한 감정입니다. (자기 동생을 사랑하지 않거나 제대로 돌보지 못했다는) 죄책감은 강한 부정적 에너지로 이루어져 있어 그녀의 몸속 세포들을 질식시키고 공격하기 시작했을 것입니다. 암은 자기 마음속에 있는 죄책감을 없애기 위해 그녀가 선택한 또 다른 방법입니다."

암 환자들과 대화하면서 나는 종종 그들이 필연적으로 맞닥뜨리게 될 죽음과 관련된 주제를 꺼낸다. 우리의 인생에서 사랑하던 사람이 갑자기 사라지면 우리는 자연스럽게 그 사람으로 인해 슬픔을 느끼고 가슴속에 공허감을 가지게 된다. 그런 비통함과 슬픔은 실제로 존재하지만, 그러한 감정이 생겨난 원인은 실제로 존재하는 것이 아니다. 누군가가 사라진다는 것은 관찰자의 입장에서 보았을 때만 그런 것일 뿐, '사라진' 사람에게는 아무 일도 생기지 않는다. 그 사람은 자신이 머물던 육체에서 없어졌을 뿐, 자신이 항상 머물던 그대로 존재하고 있을 것이다.

만일 사랑하는 누군가가 암에 걸려 있다면, 여러분은 그 사람의 치료 과정에서 매우 중요한 역할을 할 수 있다. 그에게 마음을 열어 보이고 여러분 자신의 두려움과 나약함을 공유한다면 그 사람 역시 자신의 마음을 열어 보일 용기를 얻을 것이다. 그가 울고 싶어 할 때는 울도록 해주고, 그를 진정시키려 할 필요도 없으며 "다 괜찮아질 거야"라는 말로 위로할 필요도 없다. 그가 겪는 고통, 실망, 혼란, 외로움, 절망, 분노, 두려움, 죄책감, 부끄러움을 있는 그대로 받아들여야 한다. 실제로 암이 이런 감정들을 만들어내는 것은 아니지만, 이러한 감정들을 무의식의 세계에서 의식의 세계로 옮겨올 수는 있다. 고통받고 있는 사람이 이러한 모든 감정들을 여러분에게 숨기지 않고 드러낼 수 있으며 그것들을 다시 감춰야 할 필요가 없다는 사실을 깨닫는다면, 암은 스스로를 치유하는 강력한 도구가 될 것이다. 아무것도 판단하지 않고, 그의 고통을 없애주려는 어떤 시도도 하지 않은 채 여러분이 사랑하는 그의 곁에 머물러주기만 해도 여러분은 그에게 어떤 의사들보다 훌륭한 치유자가 될 수 있다.

갈등을 해결하는 힘

해결되지 않은 갈등이야말로 암을 포함한 모든 질병의 출발점일 것이다. 우리 몸은 정신적 외상을 초래하는 갈등에 대처하기 위해 스트레스 반응을 이용한다. 2007년 3월 12일자 《생리화학 저널(*Journal of Biological Chemistry*)》에 발표된 연구 결과에 의하면, 스트레스 호르몬인 에피네프린(epinephrine)은 전립선암과 유방암의 암세포가 세포 사멸에 저항할 수 있도록 바꿔놓는다고 한다. 연구자들은 스트레스가 많은 상황에서는 에피네프린의 분비가 급격히 증가하여 스트레스나 우울증이 지속되는 한, 높은 수준을 유지한다는 사실을 발견했다. 그들은 암세포가 에피네프린에 노출되었을 때 세포의 죽음을 유도하는 BAD(Bcl-2-antagonist of cell death) 단백질의 활동이 멈춘다는 사실을 알아냈다. 이는 정신적인 스트레스가 암이 발병하는 데 기여할 뿐 아니라 암 치료의 효율성을 약화시키거나 감소시킨다는 것을 의미한다.

독일의 대학교수인 리케 게르트 하머(Ryke Geerd Hamer) 박사는 2만 명이 넘는 암 환자를 대상으로 한 일반 CT 촬영에서 그들 각자가 뇌의 특정 부위에 사격 표적지의 동심원이나 돌멩이를 물에 던졌을 때 나타나는 물결무늬처럼 보이는 병변을 갖고 있다는 사실을 발견했다. 현재 스페인에서 살고 있는 하머 박사는 이런 병변들이 환자들이 겪고 있는 극심한 갈등의 충격에서 비롯되었다는 사실을 밝혀냈다. 갈등이 해소되었을 때는 CT 촬영 영상에 변화가 일어났다. 즉 부종이 생기고 반흔 조직(손상을 입어 죽은 세포와 그 주변부의 비삼투성 보호 물질로 형성된 세포로 구성된 조직—옮긴이)이 형성된다. 암이 자연스럽게 성장을 멈추고 활동을 중지하다가 사라지는 것이다.

하머 박사는 환자들이 겪고 있는 극심한 갈등을 해결하고 치료 과정이 이루어지는 동안 몸 상태를 유지하도록 도와주는 것만으로도 암 치료에서 큰 성공을 거두었다. 공식 기록에 의하면, 그의 간단한 치료를 받은 암 환자 6500명 중 6000명이 4~5년이 지난 뒤에도 생존해 있다고 한다.

그때까지 나는 암이 신체가 부자연스러운 육체적·정신적·감정적 상황을 다루기 위해 꼭 필요한 수단이라고 여겨왔다. 이런 내 평생의 신념을 동조하는 이가 아무도 없고 나 혼자라고 느꼈기 때문에, 하머 박사의 성과를 접했을 때 흥분하지 않을 수 없었다. 내가 암이 질병이 아니라고 처음 쓴 것은 나의 책《건강과 치유의 비밀》1995년 초판에서였다. 1981년부터 암을 다루면서 일한 이후로, 나는 항상 내 환자들에게 치료를 필요로 하는 것은 암이 아니라 그 사람의 전체라고 말했었다. 실제로 그것을 뒷받침하는 새로운 연구 결과가 나오고 있으며, 지금 여러분이 읽고 있는 이 책의 최신판에 모두 들어 있다.

암이 발병하고 몸 전체의 치유가 시작되려면, 최소 2~3개의 위험 요인이 있어야 한다는 명백한 증거가 있다. 이런 공동 요인 중 가장 흔한 것이 일상적인 엑스선 촬영, 유방 촬영, CT 촬영 등에서 나오는 이온화 방사선이다.

실제로 연구 결과에 따르면, 적어도 한 가지 이상의 다른 공동 요인이 함께 존재해야 하지만, 모든 암의 75%가 그러한 방사선 손상에 의해 발생한다고 한다. 이것은 이전의 감정적 또는 심리적 갈등 없이도 일어날 수 있으며, 나는 그것을 입증할 수 있다. 마찬가지로 만성 비타민 D 결핍이 트랜스 지방으로 가득한 식습관과 같은 한두 가지 더 많은 공동 요인들과 결합하여 흑색종과 같은 암을 유발할 수 있다. 암은 몸에 강력한 해독 반응을 유발하고 사라질 수도 있지만, 만약 그 사람이 계속해서 햇빛 노출을 피한다면 쉽게 재발할 수도 있다. 나는 또한 현재의 삶에서 심각한 갈등 상황으로 나타나는 이전의 트라우마들도 함께 다룬다. 이와 같은 과거의 불균형을 바로잡지 않으면 아무리 좋은 약으로도 치유할 수 없다.

암의 근본적인 원인이 아직 남아 있는 상태이기 때문에, 특히 화학요법 치료는 다른 방법보다 더 공격적이고 빠르게 성장하는 새로운 암을 만들어내는 것으로 알려져 있다. 항암 화학요법에 사용되는 약들은 간내 담관에 담석을 많이 만들어내기 때문에 이를 깨끗이 청소하지 않으면 신체의 면역 체계와 치유 능력이 너무 낮아져 가장 튼튼한 사람들만이 그런 시련에서 살아남을 수 있다. 항암제가 종양의 크기를 줄이는 것은 기적이 아니며, 또한 암세포를 모두 제거할 수 없기 때문에 많은 경우 암이 재발하는 원인이 되는 것이다.

연구에 따르면, 명상요법(명상을 통해 질병을 치료하고 건강을 유지하는 대체의학—옮긴이)이 전통적인 건강 관리의 필요성과 비용을 엄청나게 줄여준다고 한다. 노인 환자들을 대상으로 하는 한 연구에서는 명상요법을 실천한 65세 이상의 사람들을 연령, 성별, 기타 요인에 일치하는 대조군과 비교했다. 연구원들은 명상을 하는 그룹이 5년 동안 대조군보다 70% 적은 의료비를 지출했다는 것을 발견했다. 특히 이 연령대가 전체 연령대에서 의료비 지출이 불균형적으로 높기 때문에 이 결과는 매우 고무적이다. 노인들을 돌보는 데 필요한 비용은 전 세계 많은 정부와 의료 보험 회사들의 주요 관심사다.

그렇다면 명상이 왜 가장 아프고 가장 취약한 환자들 사이에서 일반적인 건강 관리에 대한 필요성을 줄이는 데 그처럼 획기적으로 효과적일까? 우리의 정서적 행복은 육체적 건강과 별개라는 일반적인 인식이 잘못되었다는 것을 말해주는 건 아닐까?

'자신을 사랑하지 않는 것'이 암이다

암 환자들은 자신들의 삶을 다른 이들을 돕는 데 바쳐왔던 사람들이다. 그들의 이타적인 봉사는 이면에 숨은 동기에 따라서는 고결한 행동이 될 수도 있다. 만약 그들이 내면에 있는 부끄러움이나 죄의식 혹은 스스로 가치 없다고 느끼는 감정을 피하기 위해 자신의 행복을 돌보지 않으면서 희생하는 것이라면, 그들은 자신들이 매달려 있는 나뭇가지를 잘라내는 것과 같은 행동을 하고 있는 것이다. 그들은 그렇게 함으로써 그에 대한 보답으로 자신들이 사랑을 받고 자신들의 기여에 대한 존경을 얻기 위해 '사심 없이' 다른 사람들을 기쁘게 하는 일에 헌신한다. 하지만 그것은 자신을 사랑하지 않음을 무의식적으로 승인하는 역할을 한다. 이것은 해결되지 않은 쟁점이나 두려움 혹은 스스로 가치 없다는 느낌을 우리 몸의 기관과 조직을 구성하는 세포의 기억 속에 집어넣고 자물쇠로 채워버리는 것이나 다름없다.

"내 몸을 사랑하는 것처럼 이웃을 사랑하라"는 성경 구절은 암을 치유할 때 가장 필수적인 것을 나타내는 말이다. 이 문구가 의미하는 것은, 우리가 더도 덜도 아니고 자신을 사랑하고 인정하는 만큼, 딱 그만큼만 다른 사람을 사랑할 수 있다는 것이다. 일말의 집착이나 소유욕 없이 누군가를 진정으로 사랑할 수 있으려면, 자신의 모든 결점이나 실수 혹은 부족함을 완전히 받아들일 수 있어야 한다. 우리가 스스로의 몸과 마음 그리고 정신의 풍요로움을 위해 얼마만큼 노력하느냐에 따라 다른 사람을 위해 얼마만큼 희생할 수 있는지도 결정된다. 스스로에게 비판적이거나 자신의 외양, 행동 혹은 감정을 싫어한다면, 우리는 닫힌 마음을 갖게 되고 스스로를 가치 없다고 느끼거나 부끄럽게 여길 것이다. 타인에게 버림받을 것 같은 두려움 때문에 우리의 어두운 자아(우리가 좋아하지 않는 우리 자신의 일부)를 감추기 위해, 우리는 그들의 기분을 맞춰주는 것으로 그들의 사랑을 얻으려 한다. 우리는 이런 방법으로 스스로에게 주지 못하는 사랑을 다른 사람에게서 받을 수 있을 것으로 기대한다. 그러나 이러한 접근법은 장기적으로 볼 때 실패할 수밖에 없다.

여러분의 몸은 언제나 여러분의 마음이 내리는 명령에 복종한다. 여러분의 생각, 감정, 느낌, 욕망, 믿음, 동기, 호오(好惡)와 같은 내면의 자극들은 여러분의 세포들이 날마다 사용하는 프로그램의 소프트웨어 역할을 한다. 마음과 몸은 서로 연결되어 있기 때문에 몸의 세포는 여러분의 잠재의식 혹은 의식을 통해 전달된 명령에 복종하는 것 외에는 선택의 여지가 없다. DNA에 관한 연구가 최근에 밝혀냈듯이 여러분은 DNA의 유전적 세팅과 행동 방식을 한순간에 바꿀 수 있다. 여러분의 DNA는 여러분이 스스로에게 하는 모든 말을 들을 수 있고, 여러분이 경험하는 모든 감정을 함께 느낄 수 있다. 더 중요한 것은 그러한 모든 것들에 반응한다는 점이다. 의식적이든 무의식적이든 여러분은 하루의 매 순간 스스로를 프로그래밍하고 있는 것이다.

여러분이 원한다면, 진정으로 스스로를 이해한다는 것을 전제로 자신의 선택에 따라 이 프로그램을 원하는 대로 다시 설계할 수도 있다. 자신이 어떤 사람인지 진정으로 깨친다면, 스스로를 사랑하고 받아들이고 존중하지 않을 수 없게 될 것이다. 더 이상 인생에서 실수한다거나 완벽하지 못하다는 이유로, 혹은 다른 사람들이 원하는 모습을 항상 유지하지 못한다는 이유로 자신을 심판할 수 없게 된다는 말이다. 이런 식으로 생각하면 여러분은 자신의 세포들에 사랑의 신호를 보내게 된다. 사랑의 효과는 불협화음을 없애주고 여러분의 몸을 구성하는 세포들을 비롯한 모든 것들이 조화를 이룰 수 있도록 해준다. 이때 사랑을 갈구하거나 집착하는 마음과 혼동해선 안 되는데, 이러한 사랑이 더 이상 날마다 실제로 경험하는 것이 아닐 때 우리 몸은 무너지고 병들게 된다.

충만한 사랑이야말로 우리가 이 땅에서 살아가는 첫 번째 이유다. 자기 자신을 사랑하는 이들이 다른 사람을 사랑할 수 있고, 반대로 다른 사람을 사랑할 수 있는 이들이 자기 자신을 사랑할 수 있다. 사람들은 타인과 반려동물 그리고 이 세상 모든 자연과 온 마음을 다해 사랑을 나누기를 원하고 있다. 자기 자신을 있는 그대로 받아들이는 사람은 죽음에 대한 두려움이 없기 때문에, 죽음의 순간이 다가와도 아무런 후회나 회한 없이 평화롭게 떠날 수 있다.

스스로에게 마음의 문을 닫을 때마다 우리는 점점 외로워지고,

우리의 몸은 약해지고 결국 병들게 된다. 암은 미망인들이나 사회적으로 고립되어 있는 사람들 혹은 가슴속의 깊은 감정을 나눌 만한 이가 아무도 없는 사람들에게서 잘 생기는 것으로 알려져 있다.

여러분 몸의 세포들은 가장 가까운 '이웃'이다. 그들은 자신들이 여러분의 일부이며 여러분이 자신들을 돌보고 있다는 사실을 알기 위해 여러분의 사랑과 자기 인정을 느낄 필요가 있다. 여러분 자신에게 오일 마사지를 받게 하고, 제시간에 잠자리에 들게 하고, 영양이 풍부한 음식을 먹게 하고, 그리고 날마다 규칙적으로 건강을 돌보게 하는 것은 여러분 몸의 세포들이 각자 조화롭게 기능할 수 있는 동기를 부여하는, 간단하지만 매우 강력한 사랑의 메시지다. 또한 그것들은 독성 물질을 언제나 빈틈없이 효과적으로 제거할 수 있도록 해주는 메시지다.

지금 내가 하고 있는 말들은 절대 비과학적인 것들이 아니다. 지금 당장 병원을 찾아가 많은 환자들에게 병에 걸리기 전까지 자신들의 인생에 만족하고 있었는지를 물어보면 내 말의 의미를 잘 알게 될 것이다. 그들은 대부분 "만족하지 않았다"고 대답할 것이다. 의학 연구자는 아니지만 여러분도 누구나 한 번쯤은 경험했을 가장 중요한 실험을 해봤을 것이다. 즉 좋지 못한 건강의 가장 일반적인 원인 때문에 비틀거려보았을 것이다. 그것은 바로 '자신을 사랑하지 않는 것', 달리 표현하면 '자신의 인생에 행복을 느끼지 못하는 것'이다. 행복을 느끼지 못하거나 인생에 만족하지 못하는 것은 여러분도 한 번쯤은 겪어보았을 가장 심각한 형태의 정신적 스트레스다. 사실 이것은 암을 포함한 많은 질병의 위험 요인이다.

최근에 발표된 한 연구 결과에서는 심각한 정신적 스트레스가 유방암의 발병 위험을 3배 이상 증가시키는 것으로 보고하고 있다. 이 연구에서는 유방 종괴(유방에 생긴 모든 덩어리―옮긴이)가 있는 여성 100명이 자신에게 유방암이 있다는 사실을 알기 전에 인터뷰를 실시했다. 병을 갖고 있는 여성 2명 중 1명꼴로 5년 내에 가족의 죽음과 같은 인생의 충격적인 사건으로 고통을 받았다. 정신적인 스트레스 혹은 자신이 불행하다고 느끼는 마음은 소화 기능과 배설 기능 그리고 면역력을 심각하게 손상시켜 우리 몸 안의 독성 농도를 위험 수준까지 올린다. '대량 살상 무기'를 이용하여 몸 안의 암세포를 제거하는 것만으로는 그 이면에 숨어 있는, 해결되지 않은 감정의 고통까지 제거할 수 없다.

암은 사람을 죽일 수 없다

다른 질병과 마찬가지로, 암은 버섯이 땅에서 튀어나오는 것처럼 몸의 어떤 부분에서 갑자기 무작위로 나타나는, 명확하게 정의할 수 있는 현상이 아니다. 여러 가지 원인으로 생기는 독성 물질들은 한 가지 혹은 그 이상의 에너지를 고갈시키는데, 이로 인해 암이 발생하는 것이다. 흥분, 정신적 충격, 억눌린 감정, 불규칙한 생활 습관, 수분 부족, 영양 결핍, 과식, 스트레스 반응, 수면 부족, (특히 치아 충전재로 사용하는 아말감 등으로 인한) 중금속의 축적, 화학 물질에의 노출, 부족한 햇빛 노출 등은 우리 몸의 신진대사 노폐물, 독소 그리고 날마다 생기는 300억 개의 낡은 세포들을 제거하려는 몸의 노력을 방해하는 요인들이다. 몸의 어느 부분에서든 이런 죽은 세포들이 쌓이면 자극, 부어오름, 염증, 궤양 그리고 세포의 비정상적인 성장을 포함한 여러 가지 점진적인 반응이 나타난다. 다른 질병들처럼 암은 독성에 의한 위기 상황일 뿐이다. 암은 우리 몸이 신진대사 노폐물이나 독성 물질 그리고 죽은 세포들을 적절히 제거하지 못해서 쌓인 독소와 산성 화합물들을 스스로 제거하려는 우리 몸의 마지막 시도다.

암은 항상 우리 몸이 독성에 중독된 결과로 나타난다. 따라서 이것은 절대로 질병의 원인이 아니다. 그보다는 건강에 해로운 신체적 상황이 상당히 진행되었을 때 나타나는 자연스러운 반응이라고 해야 할 것이다. 암을 질병의 원인으로 몰아 치료하는 것은 마치 더러워진 그릇(독소가 가득한 몸)을 지저분한 진흙(항암 화학요법 약물에 들어 있는 대량의 독)으로 닦는 것과 같다. 이미 독성 물질이 넘쳐나 생존을 위해 발버둥치는 몸을 치료하기 위해 또 다른 독성 물질을 사용하는 방법으로는, 원하는 결과(깨끗하고 온전한 신체)를 만들어낼 수 없다. 물론 여러분은 더러워진 그릇을 내다 버림으로써 문제를 해결할 수도 있겠지만, 지금 당장 새로운 식사를 차려야 한다면 요리를 준비할 그릇이 없는 더 큰 문제에 직면할 것이다. 마찬가지로 암을 죽이려는 시도는 지금 당장이 아니고 점진적이라는 차이만 있을 뿐, 거의 대부분의 경우 치료받는 환자까지 죽이는 결과를 초래하게 된다.

의료 기관들의 엄청난 노력과 비용 지출에도 불구하고 (어떤 이유에서든) 지난 50여 년간 암으로 인한 사망률은 전혀 줄어들지 않았다. 수술을 하면 확실히 악성 종양과 거기에 쌓여 있는 온갖 독성 물질들을 중화시키거나 제거하는 데 도움이 되고, 많은 경우 상태가 호전됨에도 불구하고, 외과적 수술이나 다른 중요한 두 가지 치료법(항암 화학요법과 방사선 치료)은 암의 원인을 제거하지 못한다. 토니 스노 전 백악관 대변인에게 일어났던 일이 누구에게든 생길 수 있는 것이다. 암 환자는 '성공적인' 치료에 안심하고 집으로 돌아갈 수 있겠지만, 아마도 그는 계속해서 자기 몸의 에너지를 고갈시키고 이전처럼 (여전히 해로운 음식을 먹고 고단한 생활 습관을 유지하여) 독성 물질을 다시 몸속에 축적시킬 것이다. 이미 충격적인 공격을 받았던 면역 체계는 두 번째 공격을 막아내기 힘들다. 하지만 그로 인해 암 환자가 죽는다 해도 그것은 사실 암이 그를 죽였다기보다는 치료되지 않은 원인(들)이 그를 죽였다고 보아야 한다. 현재 암에 대한 의학적 치료의 완치율(7%)이 엄청 낮은데도 불구하고, 종양을 제거함으로써 치료할 수 있다고 암 환자에게 약속하는 것은 그야말로 기만이다. 환자에게 정상적이고 튼튼한 세포들이 손상을 입은 비정상적인 세포로 바뀔 수 있다는 사실을 말해주는 경우는 거의 없다.

종양 세포는 영양분, 물, 산소 그리고 활동할 공간이 부족해서 '공황 상태'에 빠져 있는 세포들이다. 우리 자신이 그렇듯 생존은 그들의 유전적 본능이다. 그처럼 산성이 강하고 제대로 된 지원을 받지 못하는 환경에서 살아남기 위해, 손상을 입은 세포들은 어쩔 수 없이 돌연변이를 일으켜 독성 물질을 비롯하여 손에 잡히는 것은 무엇이든 게걸스레 먹어 치우게 된다. 그들은 정상적으로 성장하는 세포였을 때 필요했던 것과 비교하여 포도당, 마그네슘, 칼슘 같은 영양소를 조직액으로부터 더 많이 빨아들인다. 건강한 세포가 만들어내는 에너지와 똑같은 크기의 에너지를 만들기 위해 암세포는 15배의 많은 포도당을 필요로 한다. 암세포는 세포 활동에 필요한 에너지를 만들기 위해 포도당을 발효시키는데, 이것은 우리가 화석연료를 태워 에너지를 얻는 것만큼이나 비효율적이고 낭비가 심한 방법이다. 그 과정에서 암세포 근처에 있는 건강한 세포들이 쇠약해지고, 결국 기관 전체가 영양소의 고갈 및 영양 결핍 혹은 낭비로 인해 제 기능을 하지 못하게 된다. 악성 종양은 세포 분화와 증식을 위해 항상 더 많은 에너지를 필요로 한다. 특히 설탕은 그들이 가장 좋아하는 에너지 공급원 중 하나다. 설탕에 대한 갈망은 지나친 세포 활동을 나타내는 표시이고, 많은 양의 설탕을 먹는 사람들 중 대다수가 결국은 자신들의 몸속에 있는 종양을 키우는 셈이 된다.

암세포가 인간의 죽음에 책임이 있는 게 확실한 것처럼 보이는데, 이것이 바로 대부분의 의학적 치료가 그들을 파괴하는 데 주안점을 두는 주원인이다. 하지만 막힌 동맥이 심장 질환의 진짜 원인이 아닌 것처럼 암세포 역시 인간을 죽음으로 이끄는 장본인과는 거리가 멀다. 실제로는 더 일찍 죽음을 맞이했을 폐색이 심해진 몸이 좀 더 오래 살아남는 데 암세포가 도움을 준다. 암세포가 모여들어 종양을 만드는데도 면역 체계가 쉽게 파괴할 수 있는 그들을 방치하는 이유가 무엇이겠는가? 유일한 합리적 설명은 암세포가 독성 물질로 가득한 몸에서 중요한 일을 하고 있다는 것이다.

자연은 이를 설명해줄 분명한 예를 보여주고 있는데, 바로 독버섯의 역할이다. 독버섯을 먹었을 때 우리가 죽을 수도 있다는 이유만으로 그것들을 '포악'하다거나 '사악'하다고 말할 수 있겠는가? 그렇지 않다. 실제로 숲에서 자라는 이 버섯들은 토양과 물 그리고 공기 중에 있는 독소를 흡수한다. 그것들은 우리가 살고 있는 자연계에서 매우 중요한 생태계 일부를 구성한다. 버섯들의 이러한 세정 효과는 잘 알려져 있지 않지만 그 존재 덕분에 숲속의 생명들이 건강하게 성장하는 것이다. 사실 지구상의 모든 생물들의 생존은 독버섯이 있기 때문에 가능한 것이다.

암 역시 포악한 존재가 아니다. 그들은 버섯과 마찬가지로 사람을 한순간에 죽음으로 몰아갈 수 있는 독성 물질들을 흡수하는 좋은 역할을 하고 있다. 건강한 정상 세포가 갑자기 '독성'이 강한 악성 세포로 바뀌는 것은 절대로 그들의 선택이 아니며, 어디까지나 우리 몸의 즉각적인 참사를 막기 위한 차선책일 뿐이다. 몸이 죽는다면 그것은 암 때문이 아니라 암을 이끌어낸 근본적인 다른 원인들 때문이다.

점점 늘어나는 그들의 어려운 임무를 계속 수행하려면 건강한 다른 세포들을 희생시켜서라도 종양 세포를 키울 필요가 있다. 그들의 활동이 없다면 장기는 이미 약해진 부분의 기능을 멈추게 될 것이다. 암세포의 일부는 심지어 종양 덩어리를 형성하여 많은 독성 물질들로 인해 똑같이 고통받고 있는 몸 안의 다른 부분으로 옮겨줄 림프액 속으로 들어가기도 한다. 이렇게 암세포가 다른 장기로 퍼져나가는 것을 우리는 전이(轉移)라고 부른다. 그러나 암세포는 그들이 생존할 수 있고 특이한 구조 임무를 수행하기에 적당한 환경인 독성 물질이 많은 '비옥한' 토양에서만 자라도록 설계되어 있다. 그들은 젖산과 쌓여 있는 세포 잔해물과 같이 폐색되어 있는 신진대사 노폐물을 최소한 일부분이라도 중화시키는 데 도움을 주기 위해, 독성이 있고 산소가 없는 환경에서 살 수 있도록 변이를 일으킨 상태다.

상황이 이런데 만약 면역 체계가 자신을 대신하여 중요한 임무를 수행 중인 이들 '별동부대'를 파괴한다면 그야말로 어리석은 짓이 될 것이다. 종양이 없으면 죽은 세포의 잔해들이 쌓여 만들어진 많은 양의 독성 물질들이 혈관 벽에 구멍을 내고 혈액 속에 스며들어 사람을 몇 시간 혹은 며칠 안에 죽게 만들 수도 있다. 암세포 역시 우리 몸을 구성하는 세포들 중 하나라는 사실을 명심해야 한다. 자신들이 더 이상 필요 없어지면 DNA에서 내리는 간단한 명령 하나로 그들은 엄청난 속도로 진행하던 세포 분화를 곧바로 멈춘다.

(그들의 중요한 임무를 방해하지만 않는다면) 종양은 누구도 죽이지 않는다. 우리는 앞에서 암세포에는 무엇인가를 파괴하는 무기가 전혀 없다는 사실을 밝혀냈다. 게다가 종양에 있는 세포들 대부분은 악성 세포가 아니다. 암세포는 조직을 형성할 수 없고, 조직을 형성하는 것은 건강한 세포만 가능한 일이다. 정상 세포가 함께 붙잡아주지 않으면 종양이 존재할 수 없다. 예를 들어 전립선이나 폐에 생긴 종양에 포함된 암세포는 그 수가 너무 적어서 사람의 목숨을 위협할 정도가 되지 못한다.

종양은 혈액과 림프액 그리고 조직액 속에 순환하거나 쌓여 있는 독성 물질들을 빨아들이는 스펀지 역할을 한다. 이러한 독성 물질이야말로 진짜 암이고, 만약 종양이 이런 것들을 걸러내지 않는다면 계속해서 몸속을 돌아다닐 것이다. 종양을 제거하면 진짜 암은 그대로 남아 (암이 '재발'한다고 말하는) 새로운 종양이 생길 때까지 몸속을 순환한다. 항암 화학요법 약물, 항생 물질, 면역 억제제 등의 형태로 독성 물질을 추가함으로써 (독성으로 구성된) 진짜 암이 계속 퍼져나가고 더 많은 폐색을 일으키면서 공격적으로 변한다. 이런 독성 물질들이 만들어낸 종양만 제거했기 때문에 진짜 암은 이제부터 몸을 파괴하기 시작한다. 다시 말해 의학적 치료와 진짜 암(독성 물질)에 대한 무시가 환자를 죽음으로 이끄는 것이다. 암은 사람의 생명을 위협하지 않지만 암의 원인은 그것이 무엇이든 사람의 생명을 위협한다.

다시 한번 반복하건대, 종양 속에 있는 암세포는 해로운 것이 아니며, 종양을 잘라내 없애버리거나 독성 물질로 공격하는 것은 진짜 암이 퍼져나가는 것을 막지 못한다. 몸속을 깨끗이 청소하고 정상적인 소화 기능과 배설 기능을 되살림으로써 진짜 암을 제거하지 않는다면, 우리 몸이 생존하려는 자연스러운 시도에서 중요한 역할을 하는 암세포의 성장은 계속될 것이다.

우리 몸은 종양을 제거하기보다는 종양을 유지하기 위해 더 많은 노력을 기울여야 한다. 마지막 생존 전략 중 하나로 어쩔 수 없이 암세포를 성장시켜야 할 상황이 아니라면, 생존을 위해 곧

란을 무릅쓰고 한 시도는 실패할 가능성이 높기 때문에 우리 몸이 이와 같은 자기 보호를 위한 최후의 시도를 선택하지 않았을 것이다. 앞에서도 언급했듯이 대부분의 종양(90~95%)은 의학적 치료의 개입 없이도 저절로 사라진다. 수많은 사람들이 몸속에 암세포를 지니고 그런 사실을 전혀 알지도 못한 채 살아가고 있다. 불행히도 우리가 질병으로 알고 있는 우리 몸의 치유 체계를 흉내라도 낼 수 있는 암 치료 방법은 이 세상에 존재하지 않는다. 암은 질병이 아니다. 매우 흔치 않은 현상이지만 암은 분명 효율성 높은 생존 메커니즘이며 자기 보호 수단이다.

우리는 이 세상에서 가장 훌륭하고 복잡한 시스템인 인간의 몸에 대해 지금까지 해왔던 것보다 조금만 더 신뢰를 줄 필요가 있으며, 아무리 힘든 상황일지라도 우리 몸은 자신이 해야 할 일이 무엇인지 완벽하게 알고 있다는 것을 믿어야만 한다.

생존을 위한 몸의 필사적인 노력

누군가로부터 공격당하기를 원하는 사람은 아무도 없는 것처럼, 우리 몸의 세포들 또한 공격당하는 것을 원치 않는다. 세포들은 자신들의 생존을 보장할 필요가 있을 때에만 최소한의 가능한 범위 내에서 방어 모드로 바뀌고 공격성을 띠게 된다. 자연치유는 세포들이 더 이상 스스로를 보호할 필요가 없을 때 일어난다.

암은 다른 질병들처럼 독성에 의한 위기 상황에서 발생하는 것으로, 자연스럽게 목적을 달성하면 저절로 증세가 사라진다.

건강한 사람의 몸에서 매일 300억 개씩 수명을 다하는 세포들 중 최소한 1% 이상이 암세포다. 하지만 이것이 우리 모두 암, 즉 질병에 걸릴 운명임을 의미하는 것일까? 절대 아니다. 이러한 암세포들은 우리 몸의 면역 체계가 경계를 게을리하지 않고 늘 활동하면서 자극받도록 하기 위해 이미 '계획되어 있던 변이'의 산물이다.

그러나 지속적인 에너지 결핍으로 상황이 바뀌면, 우리 몸은 계속해서 생기는 낡거나 손상을 입은 세포와 악성 세포들을 더 이상 적절히 다루지 못하게 된다. 그 결과, 조직액 내에 폐색된 부분이 조금씩 늘어난다. 이는 영양분을 세포에 공급하는 일과 세포 활동에서 나온 노폐물들을 제거하는 일 모두에 영향을 미친다. 결과적으로 수많은 죽은 세포의 잔해물들이 쌓이고 엄청난 양의 퇴화된 단백질 조각들이 축적된다. 이 같은 유해한 단백질들을 제거하기 위해 우리 몸은 그중 일부를 혈관 벽의 기저막 속에 집어넣고 나머지는 림프관에 버리는데 이것이 림프관 폐색의 원인이 된다. 이 모든 작용들은 우리 몸의 정상적인 신진대사 과정을 방해하고 일단의 세포들을 고립시켜 이들이 약해지고 손상을 입도록 만든다. 이렇게 손상을 입은 세포들 중 일부가 유전적 변이를 겪고 악성이 된다. 그다음엔 악성 종양이 생기고 독성에 의한 위기는 최악의 상황에 이르게 되는 것이다.

정확한 접근법을 사용하면 달걀 정도 크기의 종양일지라도 그 것이 뇌에 있든, 위장에 있든, 여성들의 가슴이나 난소에 있든 관계없이 모두 저절로 축소되어 사라질 수 있다. 치유는 독성에 의한 위기가 사라졌을 때 시작된다. 우리가 몸의 에너지를 고갈시키는 행동을 멈추고 혈관, 쓸개관, 위장관, 림프관 그리고 조직액에 남아 있는 독성 물질들을 제거했을 때 비로소 독성에 의한 위기 상황은 끝난다. 몸이 심각한 손상을 입지 않았다면 나머지 부분은 완벽하게 치유될 수 있다. 반면에 의학적 개입은 그것이 갖고 있는 억제 효과와 몸을 쇠약하게 만드는 효과로 인해 저절로 치유될 가능성을 거의 0%로 감소시킨다. 육체적으로나 정신적으로 강한 체질을 타고난 몇몇 사람들만 의학적 치료를 견뎌내고 스스로를 치유할 수 있다.

대부분의 암은 반복된 수차례의 경고 뒤에 생기는데, 여기에는 다음과 같은 것들이 포함된다.

- 계속 진통제를 사용해서 멈추게 해야 할 정도의 두통
- 커피나 차 한 잔으로 억누르는 피로
- 흡연으로 줄이고 싶을 정도의 신경과민
- 원치 않는 증상을 피하려고 먹는 약
- 계절마다 반복되는 코감기
- 긴장을 풀고 웃으면서 여유를 느낄 시간이 부족한 것
- 피하고 싶은 갈등

- 실제로는 그렇지 않은데 늘 괜찮은 척하기
- 자신이 가치 없게 느껴지거나 사랑받지 못하는 것처럼 느껴져 항상 다른 사람을 기쁘게 해야 할 필요를 느끼는 것
- 자기 확신이 부족해 늘 자신을 증명하려고 애쓰는 것
- 기력이 없다고 느껴져 몸에 좋다는 음식을 먹는 것

이 모든 증상들과 또 그와 비슷한 증상들은 암이나 다른 질병들과 같은 심각한 위험을 알려주는 지표라 할 수 있다.

단순한 감기와 악성 종양 사이에는 근본적인 생리학적 차이점이 전혀 없다. 모두 강도만 다를 뿐 축적된 독성 물질을 제거하려는 몸의 시도다. 여러분의 몸에 축적된 독성 물질을 제거할 기회를 주기도 전에, 코감기나 상부 호흡기 감염을 막기 위해 약을 먹는 것은 몸을 구성하고 있는 세포들에 숨 막힐 듯 강한 영향을 미치고 여러분의 자존감을 억누른다. 이것은 많은 양의 세포 노폐물과 산성 물질 그리고 약에 포함되어 있을 독성 화학 물질들을 세포들 주변의 조직액에 방치하도록 우리 몸을 강압한다. 몸이 스스로를 세정하려는 노력을 반복적으로 약화시킴으로써 시간이 흐를수록 세포들에 산소와 영양분을 공급하는 길이 막히게 된다. 이것은 세포들의 기본적인 신진대사에 변화를 주고, 결국은 DNA 분자 자체에 영향을 미친다.

모든 세포의 세포핵에 들어 있는 DNA는 우리 몸의 모든 부분들과 기능을 지휘하고 통제하기 위해 600억 개의 유전자를 이용

한다. 생체 활동에 필요한 영양분이 공급되지 않으면 DNA는 세포의 생존을 위해 유전적 설계를 변경하는 것 외에는 달리 할 일이 없다. 변이를 일으킨 세포들은 독성 노폐물이 쌓여 있는 환경에서도 살 수 있다. 그들은 머지않아 주변에 있는 세포들로부터 영양분을 끌어당기기 시작한다. 영양분이 부족한 세포들이 생존하기 위해서는 그들 역시 스스로 유전적 변이를 일으킬 수밖에 없는데, 이것이 바로 암이 퍼져나가고 커지는 원인이 된다. 악성 세포들의 성장은 혐기성인데, 이는 그들이 산소를 사용하지 않고도 성장하거나 생존할 수 있다는 것을 의미한다.

노벨상 수상자인 오토 바르부르크 박사는 정상 세포와 암세포의 근본적인 차이점을 증명한 과학자 중 한 사람이다. 이 두 세포는 모두 포도당을 이용하여 에너지를 얻지만, 정상 세포는 포도당과 결합하기 위해 산소를 이용하는 데 반해 암세포는 산소를 사용하지 않고 포도당을 분해시키면서 포도당 분자 하나당 정상 세포가 만들어내는 에너지의 15분의 1밖에 얻지 못한다. 암세포가 에너지를 얻기 위해 이처럼 상대적으로 비효율적이고 비생산적인 방법을 택하는 것은 산소와 접촉할 기회가 없기 때문이다. 일단의 세포들이나 세포들을 둘러싸고 있는 조직액에 산소를 공급하는 모세혈관은 해로운 노폐물들이나 식품 첨가물, 화학 물질, 과잉 단백질 그리고 죽은 세포의 잔해물과 같은 유해한 물질들로 인해 심각하게 폐색될 수 있다. 그로 인해 모세혈관이 충분한 양의 산소와 영양분을 운반하지 못하게 되는 것이다.

산소와 영양분의 공급이 막히면 암세포는 당분에 대한 채울 수 없는 식욕을 갖게 된다. 이것은 또한 설탕이 들어간 음식을 즐기는 사람들이 왜 그토록 암 발병률이 높은지, 혹은 암 환자들이 왜 그렇게 자주 많은 양의 설탕이 들어간 음식과 달콤한 음식을 먹고 싶어 하는지를 말해준다. 암세포가 산소를 사용하지 않고 포도당을 분해할 때 만들어지는 노폐물은 주로 젖산인데, 이는 건강한 사람이 선천적으로 알칼리성에 가까운 몸을 갖고 있는 데 반해 암 환자의 몸은 왜 그토록 산성도가 높은지를 설명해준다.

우리 몸은 암세포에 영양을 공급하는 것을 돕기 위해 심지어 새로운 혈관을 만들어 점점 더 많은 양의 당분을 공급한다. 이는 곧 손상된 암세포가 늘어날수록 정상 세포가 이용할 수 있는 에너지는 점점 줄어들어 설탕에 대한 갈망이 생긴다는 것을 의미한다. 독성 물질이 축적된 몸에서는 산소와 에너지의 농도가 매우 낮은데, 이것은 암이 가장 쉽게 퍼져나갈 수 있는 환경을 만들어준다. 독성 물질들과 암의 에너지원이 제거되지 않고 산소 농도가 급격히 증가하지 않을 경우, 암과 연관된 낭비가 심한 신진대사가 자동적으로 반복되어 암이 더 빨리 퍼져나가게 된다. 그렇다 해도 환자가 사망에 이른다면 그것은 암 때문이 아니라 체조직의 낭비와 최종적인 산성 혈증 때문일 것이다.

현재 유전적 돌연변이를 암의 주원인으로 믿고 있으나, 사실은 '세포의 기근' 상태로 인한 결과이며, 자주 실패하기는 하지만 삶을 유지하면서 생존하려는 몸의 필사적인 노력 그 이상도 이하도 아니다. 우리 몸에서는 감염과 싸우기 위해 항생제를 사용할 때도 이와 비슷한 일이 발생한다. 감염을 일으키는 세균들이 항생제의 공격을 받으면 대부분 죽지만, 그중 일부는 살아남아 자신들의 유전적 설계를 변경하여 항생제에 대한 내성을 키운다. 누구도 죽기를 원치 않는데, 이는 세균의 경우에도 마찬가지다.

똑같은 자연법칙이 우리 몸의 세포들에도 적용된다. 암은 몸이 살아남으려는 최후의 시도이지, 대부분의 사람들이 생각하듯 죽음을 위한 시도가 아니다. 독성이 가득하고 산소가 없는 환경에 놓인 세포들에 유전적 돌연변이가 일어나지 않으면 그들은 질식하여 생명을 잃고 만다. 항생제의 공격을 받은 세균들과 마찬가지로 사실 많은 세포들이 넘쳐나는 독성 물질에 굴복하여 죽지만, 그중 일부는 비정상적인 환경 변화에 어떻게든 적응한다. 이 세포들은 자신들의 마지막 생존 전략이 실패하면 결국 자신들도 죽게 된다는 것을 잘 안다.

우리가 암을 잘 이해하고 좀 더 성공적으로 암을 치료하기 위해서는, 지금까지 갖고 있던 암에 대한 시각을 근본적으로 바꿔야 한다. 또한 몸 안에서 벌어지고 있는 일이 어떤 목적을 갖고 이루어지는지, 그리고 면역 체계가 암이 퍼져나가는 것을 막지 않는 이유가 무엇인지에 대한 의문을 가져야 한다. 암이 몸을 죽이려는 자가면역 질환이라는 주장은 아무런 가치가 없다. 몸이 자살을 시도한다는 말은 생명의 핵심적인 원칙에 위배되는 말이다. 그보다는 살아남기 위한 우리 몸의 마지막 시도가 암이라고 말하는 것이 훨씬 더 이치에 합당하다.

위장관에 가득 찬 노폐물들과 쓸개관, 결합 조직, 혈관 및 림프관에 쌓인 해로운 물질들을 모두 제거하면 암세포는 사멸하거나 잘못된 유전적 설계를 되돌리는 것 외에 선택의 여지가 없을 것이다. 너무 큰 손상을 입지 않았다면 암세포는 정상적인 건강한 세포로 되돌아올 수 있다. 깨끗하고 산소가 풍부한 환경에 적응하지 못하는 혐기성 세포들과 심각한 손상을 입은 세포들은 간단히 사멸될 것이다. 간과 쓸개에 있는 담석들과 기타 독성 물질들을 청소하면 우리 몸의 소화 능력이 개선되고, 그로 인해 소화 효소의 생산량이 늘어난다. 소화 효소와 대사 효소는 강력한 항암 효과를 갖고 있다. 이 같은 청소 작업을 통해 우리 몸의 폐색이 완화되고 적절한 영양분을 공급받으면 이런 강력한 효소들이 세포들과 쉽게 접촉할 수 있게 된다. 그러면 영구적인 손상을 입은 세포들이나 종양 덩어리들은 빠르게 중화되고 제거된다.

많은 사람들이 이런 식으로 자신의 몸에 생긴 암을 치유한다. 어떤 이들은 악성 종양이라는 진단을 받았다가 별다른 의학적 치료 없이 저절로 치유되기 때문에 이러한 사실을 알기도 하지만, 대부분의 사람들은 암이라는 진단을 받은 적이 전혀 없기 때문에 자신이 암에 걸렸다는 사실조차 모를 것이다. 일주일 동안 가래가 끓고 기침을 하거나 며칠 동안 고열에 시달리며 한바탕 감기를 앓고 나면 많은 사람들이 몸에서 많은 양의 독성 물질을 제거하게 되는데 그 안에는 종양 조직도 포함된다. 텍사스주 휴스턴에 있는 MD 앤더슨 암센터(MD Anderson Cancer Center)의 중환자들을 대상으로 한 최근 연구에서는 환자들을 감기에 걸리게 함으로써, 즉 종양에 감기 바이러스를 주사함으로써 암세포를 죽이는, 매우 가능성 있는 치료법을 알아냈다. 그러나 감기가 똑같은 역할을 할 수 있는지를 밝혀내는 데는 시간이 걸릴 것이다. 이와 같은 방법이 가능하다면 환자들은 몸의 자발적 회복 메커니즘을 방해하지 않으면서 상대적으로 적은 고통과 함께 암이 저절로 치유되는 경험을 하게 될 것이다.

전립선암과 위험한 치료

한 연구는 대부분의 전립선암이 느리게 성장하고 남성의 삶에 위협이 되지 않는데도 전립선암으로 진단되거나 전립선암 발병의 위험이 있는 남성의 4분의 3 이상이 공격적인 치료를 받는다는 것을 발견했다. 그리고 이러한 공격적인 치료의 상당수는 심각한 부작용이 따르는데, 그중 가장 문제 되는 것이 요실금이나 발기부전이다. 따라서 이 연구는 상태를 지켜보면서 악화되는 경우에만 치료하는 것이 가장 현명한 방법이라고 권고했다.

게다가 전립선암이나 전립선암의 위험성을 확인하는 데 사용되는 전립선 특이 항원(Prostate-Specific-Antigen, PSA) 검사는 많은 다른 요인들로도 발생할 수 있는 특정한 염증을 확인하는 방법이기 때문에, 그 결과를 신뢰할 수 없는 것으로 악명이 높다. 의사들은 전립선염의 표식인 PSA의 수치를 측정하여 전립선암 검사를 한다. 그 후 많은 환자들이 암 발병 여부를 확인하기 위해 종종 전립선 생체 검사(환자의 병이 있는 부위의 조직을 약간 잘라내 눈이나 현미경으로 관찰하는 검사—옮긴이)를 받으라는 말을 듣는다. 이러한 침습적 검사와 치료법은 병원에서 점점 더 자주 발견되는 위험한 슈퍼버그는 말할 것도 없고, 환자들을 이후의 감염이나 합병증에 취약하게 만들기 때문에 유의해야 한다.

그러면 왜 이런 위험을 무릅써야 하는가? 이런 질환의 대부분은 저절로 해결될 것들인데.

대부분의 암은 그대로 두면 저절로 없어진다는 것을 보여주는 과학적 증거들은 많다. 1992년 스웨덴에서 진행된 연구에서는 초기에 전립선암이 발견되었지만 아무런 의학적 치료도 받지 않은 223명의 남성들 중 19명만 진단을 받은 후 10년 안에 사망했다. 유럽에 사는 남성들 중 3명에 1명꼴로 전립선암이 발병하지만 그중 1%만 (그것도 반드시 암 때문은 아니지만) 사망하는 것을 보면 암을 꼭 치료할 필요가 있는지 의심스럽다. 연구 결과에 의해 밝혀졌듯이, 질병을 치료하는 행위가 사망률을 낮추지 못한다는 것은 분명한 사실이다.

오히려 그저 지켜보며 기다리는 것이 '치료'의 전부였던 남성들의 생존율이 전립선 수술을 받은 남성들의 생존율보다 더 높았다. 경요도 전립선 절제술(TURP)에서는 직경 4분의 1인치짜리 파이프를 요도를 통해 방광 바로 아랫부분까지 끼워 넣은 뒤 뜨겁게 달군 철사를 이용해 전립선을 지진다. 안전한 수술과는 거리가 멀기 때문에, 한 연구 결과에서는 이 수술을 받고 1년 뒤 41%의 남성이 만성적인 요실금 때문에 기저귀를 차야 했고, 88%의 남성이 성 기능 장애를 겪는 것으로 밝혀졌다.

심지어 전립선암 조기 검진이 심각한 결과를 초래하기도 한다. 많은 연구 결과들에 의하면, PSA 검사를 받은 남성들의 사망 위험이 검진받지 않은 남성들보다 높은 것으로 나타났다.《영국 의학 저널(The British Medical Journal)》의 최근 논평에서는 PSA 검사의 효용성에 대해 다음과 같은 평가를 내렸다. "현재 PSA 검사에 관하여 한 가지 확실한 점은 그것이 해롭다는 것이다." PSA 검사에서 높은 양성 반응이 나오면 전립선 생체 검사를 하게 되는데, 이것은 출혈과 감염을 일으킬 수 있는 매우 고통스러운 검사 방법이다. 최근의 연구 결과들에서는 이처럼 자주 실시되는 생체 검사가 사실은 전혀 불필요한 것으로 밝혀지고 있다. 실제로 이 검사는 생명을 위태롭게 할 수도 있다. 미국에서는 해마다 9만 8000명이 PSA 검사를 포함한 검진 사고로 사망하고 있다.

PSA 검사와 관련된 또 다른 문제는 검사 결과가 부정확하기로 악명 높다는 점이다. 2003년 뉴욕의 메모리얼 슬론 케터링 암센터(Memorial Sloan Kettering Cancer Center)에서 진행된 연구에서 연구 팀은 PSA 검사에서 생체 검사를 받아야 할 정도로 높은 수준의 양성 반응을 보인 남성들 중 절반가량이 그 뒤에 이어진 검사에서는 정상 범위를 나타낸다는 사실을 발견했다. 실제로 시애틀에 있는 프레드 허친슨 암연구센터(Fred Hutchinson Cancer Research Center)의 의사들은 PSA 검사의 오진율이 40%를 넘는다고 평가했다. 새로운 연구에서는 PSA 검사의 수치가 정상으로 나온 노인들 중 15%가 전립선암에 걸려 있었고, 그중 일부는 암이 상당히 진행된 경우도 있었다는 충격적인 사실이 발견되었다.

PSA 검사보다 더 믿을 만한 검사 방법이 있다. 잘 알려져 있지는 않지만 AMAS(Anti-Malignin Antibody Screening) 검사(암세포에 대한 항체를 측정해 체내의 암세포 존재 유무를 검사하는 방법—옮긴이)는 안전하고 저렴하면서도, 95%의 정확도로 검진이 가능하다. 어떤 종류의 암이든 몸속에 있으면 AMAS 수치가 높아지므로 다른 검사 방법에 비해 몇 개월 앞서 암의 존재 유무를 알아낼 수 있다.

남성들이 독성 물질들을 몸속에 축적시키지 않기 위해 어떻게 해야 하는지 알게 된다면, 아마도 전립선암은 모든 암들 중에서 가장 희귀하고 해롭지 않은 암이 될 것이다. 초기 전립선암에 대한 공격적인 치료는 현재 커다란 논쟁거리가 되고 있다. 하지만 어떤 종류의 암이든 혹은 암의 진행 단계가 어떻든 배설 기관을 깨끗이 청소하고, 혈관을 막히게 하지 않는 균형 잡힌 음식물을 섭취하면서 규칙적으로 햇빛을 쐬는 간단한 방법만으로도 암을 치유하는 데 효과가 있기 때문에 모든 의학적 치료 행위가 논쟁거리가 되어야 한다.

(무염 버터를 제외한) 모든 유제품의 섭취를 피해야 한다. 1998년

에 발표된 하버드 대학교의 연구에서는 많은 양의 유제품을 섭취하는 남성들에게서 전립선암 발병 위험이 50% 증가하고, 전이성 전립선암의 발병 위험은 2배 가까이 늘어난다는 사실이 밝혀졌다. 연구 팀은 유제품 소비로 인해 암의 발병 위험이 높아지는 것은 많은 양의 칼슘을 섭취한 결과로 판단했다. 몸속에 칼슘 농도가 높아지면 암의 발병 위험을 높이는 것으로 알려져 있다.

2001년에 발표된 하버드 대학교의 다른 연구에서는 유제품을 섭취하는 2만 885명의 남성들을 조사한 결과, 유제품을 많이 섭취하는 남성들이 적게 섭취하는 남성들에 비해 전립선암이 발병할 위험이 32% 증가한다는 사실을 알아냈다. 지나친 칼슘 섭취는 다음과 같은 합병증을 유발할 수 있다.

- 신장 결석
- 관절염 및 혈관 변성
- 연조직의 석회 침착
- 고혈압 및 뇌졸중
- VLDL 콜레스테롤 증가
- 위장 기능 장애
- 기분 장애 및 우울 장애
- 만성 피로
- 마그네슘, 아연, 철분 및 인을 포함한 무기질 결핍
- 비타민 D의 암 예방 효과 저하

• 전립선 비대증

전립선 비대증에 처방되는 약은 대표적인 남성 호르몬 테스토스테론을 여성 호르몬 에스트로겐으로 변화시키는데, 이것이 암 발병 위험을 크게 증가시킬 수 있다. 심지어 이 약을 먹는 남성들은 여성처럼 가슴이 커지기도 한다. 아울러 콩으로 만든 식품처럼 남성과 여성 모두에게 권장되면서 에스트로겐과 유사한 효과를 내는 식품들에 대해서도 잘 알아야 한다. 전립선 비대증을 예방하는 더 좋은 방법이 있다. 《영국 국제 비뇨기학 저널(*British Journal of Urology International*)》에 최근 발표된 연구에서 시카고 대학교 연구 팀은 소팔메토(톱야자) 추출물인 페르믹손(Permixon)에 대한 20여 가지의 실험 결과를 검토했는데 소변의 배출을 개선하고, 소변이 자주 마려운 증상과 소변 시의 통증을 완화시키면서 방광을 완전히 비워주고, 복용한 지 2년이 지나면 전립선의 크기가 줄어드는 등 긍정적인 효과를 확인할 수 있었다. 이로 인해 삶의 질이 크게 개선되었음은 물론이다. 또 다른 실험에서는 소팔메토 추출물이 처방약을 사용했을 때 나타나는 부작용인 성 기능 장애 없이 처방약과 유사한 긍정적인 효과를 보여주었다.

중국에서 진행된 연구 결과에 의하면, 하루에 5잔 정도의 녹차를 마시는 것이 전립선암의 성장을 늦추는 데 도움이 된다. 이 연구 결과는 2003년 10월 7일 《국제암학회 저널》에 온라인으로 발표되었다. 그리고 2007년 일본 보건소 중심 전향적 연구(Japan

Public Health Center-based Prospective Study) 결과에 따르면, 녹차를 마시는 남성의 전립선암 발병 비율이 절반가량 줄어드는 것을 알 수 있다. 최근의 연구 결과들은 홍차 역시 남성들이 일주일에 5 잔 정도 마시면 전립선 비대증과 전립선암의 크기를 줄이는 데 큰 효과가 있음을 보여주고 있다. 홍차는 전립선암의 발병을 예방하는 데도 효과가 있다.

삶은 브로콜리로 즙을 내서 하루에 400~600ml 정도 마셔도 강력한 치료 효과를 볼 수 있다. 절반은 아침 일찍 공복에 마시고 나머지 절반은 초저녁에 마시는데 전립선 비대증이나 전립선암이 사라질 때까지 매일 복용하는 것이 효과적이다.

대부분의 암은 왜 저절로 사라지는가?

암을 비롯해 단순한 목감기까지 모든 독성에 의한 위기는 독성을 제거하여 빠르게 회복하려는 치유 과정이다. 그러나 이러한 치유 노력이 단기적인 '회복'으로 끝나는 증상 억제 치료법으로 방해를 받으면 만성적인 질환으로 발전한다. 불행하게도 암 연구자들은 암에 대한 자연치료법을 찾을 생각을 하지 못하거나 아예 찾지 않으려고 한다. 그러한 것들은 그들이 배운 적이 없는 방법들이고, 연구비를 대는 사람들이 원하는 것도 아니기 때문이다. 심지어 자연치료법을 발견한다 해도 그것을 공표하지 않는다.

실제로 저명한 의사들과 연구자들이 대체 암 치료법의 성공을 의학 저널이나 과학 저널에 발표하려는 시도가 간혹 있다. 소위 '돌팔이 의사'라 불리는 이들의 많은 놀라운 성공에도 불구하고 이러한 시도들은 항상 별난 것으로 치부된다. 가령 코넬 의과 대학의 슬론 케터링 연구소(Sloan Kettering Institute)의 소장이자 세 번이나 노벨상 후보에 올랐던 로버트 굿(Robert Good) 박사는 그의 흠잡을 데 없는 기록에도 불구하고 자신의 연구 결과를 발표할 수 없었는데, 그 이유는 단지 그가 발표하기를 원하는 것이 너무 논쟁적이고 통념에 맞섰기 때문이다.

여러분은 왜 의학 저널에 암 치료법에 대한 과학적인 연구가 발표된 적이 없는지 궁금해할지도 모르겠다. 1978년 한 유력 의학 저널의 편집자가 대체의학 연구 결과를 발표해달라는 굿 박사의 요청에 대해 작성한 논평을 읽으면 궁금증이 해소될 것이다. 편집자는 "이거 다 사기라는 거 모르겠습니까?"라고 썼다. 많은 암들이 아무런 치료도 받지 않고 사라진다는 말을 들었을 때 의학계의 반응을 상상할 수 있을 것이다.

모든 암 중에서 가장 흔하고 과도한 치료가 행해지는 암이 바로 유방암이다. 대다수 의사들은 유방암의 흔한 형태 중 하나인 유관 상피내암(DCIS)이 침습적이지 않고 쉽게 발견할 수 없으며 기본적으로 아무런 증상이 없다는 사실을 거의 모르거나 설령 알더라도 그것을 환자에게 알리지 않는다. 그러므로 유방 조영술의 등장만으로 유관 상피내암 진단이 급증한 것은 놀라운 일이 아니다. 유관 상피내암은 주의 깊은 관찰과 생활 습관 변화를 통해 가장 잘 대처될 수 있는 암이다. 하지만 이러한 위협의 단순한 진단 만으로도 환자들의 유일한 선택은 비용이 많이 들고 공격적이며 해로운 방사선, 화학요법, 수술 그리고 환자에게 이전에 존재하지 않았던 문제를 일으킬 수 있는 다른 전통적인 암 치료법뿐이라는 것을 아무것도 모르는 여성들에게 납득시키기에 충분하다.

한편 의료 산업은 침습적인 형태의 유방암과 유관 상피내암을 구별하기를 거부하며, 기존의 의학이 조기 발견과 불필요한 치료를 통해 (이처럼 일반적으로 무해한) 질환으로부터 생명을 구하고 있다는 주장을 계속하고 있다. 그러나 의학계의 입장에서는 불행한 일이겠지만, 유관 상피내암 환자의 10년 생존율이 96~98%에 이르는 것은 그들의 전문 지식 덕분이 아니라 유관 상피내암이 위험하지 않은 질환이기 때문일 가능성이 훨씬 높다.

예일 대학교 의과대학 종양학 교수 로즈 페이팩(Rose Papac) 박사는 오늘날에는 암을 치료하지 않고 방치했을 때 어떤 일이 일어나는지 알아볼 기회가 없다는 점을 지적했다. 암의 자발적인 치유 사례를 연구했던 페이팩 박사는 다음과 같이 말했다. "모든 사람들이 이러한 질병들을 발견하자마자 즉시 치료하지 않으면 안 될 것처럼 느끼고 있다." 두려움에 사로잡히거나 심한 경우 무서운 질병을 치료할 빠른 방법을 찾아야 한다는 강박관념에 사로잡힌 사람들은 몸이 스스로 치유할 기회를 주지 않고 오히려 파괴할 필요가 없는 것까지 파괴하는 방법을 택한다. 이것이 오늘날 암의 자발적인 치료가 거의 일어나지 않는 이유 중 하나다.

반면에 수많은 연구자들이 지난 수년간 장티푸스, 폐경, 폐렴, 수두 그리고 심지어 출혈과 같은 여러 조건에서 암의 자발적인 축소가 일어난다는 사실을 보고했다. 그러나 이러한 암의 축소가 암의 소멸과 어떻게 관련되어 있는지에 대한 공식적인 설명은 전혀 없다. 그러한 것들은 겉으로 보기에 과학적인 근거가 없을 뿐 아니라 설명되지 않는 현상이어서 더 이상 암 연구자들의 연구 대상이 되지 못한다. 결과적으로 몸이 어떤 메커니즘을 통해 스스로 암을 치유하는지를 밝혀내는 데 관심을 보이는 과학자들은 거의 존재하지 않는다. 이러한 '기적적인 치유'는 신장암, 흑색종, 림프종 그리고 신경모세포종과 같은 특정 종양에서 자주 발생하는 것으로 보인다.

우리 몸의 기관들이 대부분 배출 기능을 갖고 있는 것을 고려하면 주요 배출 기관들에 더 이상 독성 물질의 과부하가 걸리지 않았을 때 간암, 신장암, 대장암, 폐암, 림프종 그리고 피부암이 더 쉽게 소멸되는 것은 당연한 일처럼 보인다. 마찬가지로 방어 체계와 재생 기능이 온전한 몸에는 악성 종양이 생기지 않는다. 암은 자신들의 성장을 촉진하고 부추기는 특별한 내부 환경에서만 잘 발생한다. 어떤 방법을 쓰든 그러한 환경을 제거하면 암을 치료하는 데 있어 엄청난 변화가 생길 것이다.

폐렴이나 수두와 같은 독성에 의한 위기는 억누르거나 제거하려고 하지만 않으면 몸에서 많은 양의 독성 물질들을 제거하고 세포들이 다시 자유롭게 '숨을 쉴 수 있도록' 도와준다. 발열, 식은땀, 출혈, 점액 분비, 설사, 구토는 몸에서 독성 물질을 제거하는 또 다른 방법들이다. 아무 방해도 받지 않고 독성 물질들을 분해하거나 제거하고 나면 면역 체계는 자연스레 힘을 얻는다. 몸에서 대부분의 독성 물질들을 제거한 덕분에 다시 태어난 면역 체계는 몸의 생존을 위해 할 일을 잃은 악성 종양을 없애버릴 만큼 충분한 힘을 갖게 된다. 달갑지 않은 수두, 폐렴, 발열 혹은 이와 유사한 증상들이 (또 다른 비과학적 표현을 빌리면) 실제로는 인간의 생명을 구하는 '신의 선물'인 셈이다. 이 선물을 받지 않겠다고 거절하면 평생 병든 몸으로 살아야 하는 대가를 치를 것이다.

많은 사람들이 질병의 모든 진행 단계를 가로막다가 부적절한 죽음을 맞이한다. 질병은 단지 막혀 있는 독성 물질들을 배출하려는 우리 몸의 수많은 시도 중 하나에 지나지 않는다. 그러나 증상을 없애는 방법으로 이러한 독성 물질들이 빠져나가는 길을 가로막는다면, 우리 몸은 질식하여 결국 생체 기능을 멈추게 될 것이다. 우리 몸은 선천적으로 스스로를 치유할 수 있는 기질과 능력을 갖고 있다. 의학적 치료는 이 같은 몸의 노력을 방해하는 것이 아니라 그 노력에 힘을 보태는 것으로 제한되어야 한다. 하지만 현대의 의료 모델은 도와주고 지원하기보다 억제하고 간섭하는 데 기초를 두고 있다. 억제와 간섭의 원리는 특히 현대 의학의 백신 접종 프로그램에 적용되어 있고, 우리가 거의 신경 쓰지 않는 많은 것들에도 적용되고 있다.

유독한 생활

우리는 오늘날 우리가 그 어느 때보다 독성이 강한 세상에 살고 있다는 것을 잘 알고 있다. 수돗물 속의 불소, 치아 충전물의 수은, 식품 용기의 비스페놀 A(BPA), 식품 재료 속의 살충제, 그리고 점점 더 활동량이 줄어드는 생활 방식에서, 우리는 독성이 고조된 것이 우리 몸에 아무런 도움이 되지 않는다는 것 또한 잘 알고 있다.

▪ 불소

불소는 충치의 치료제로 오랫동안 홍보되어왔다. 그러나 불소는 강력한 신경 독소이자 산업 오염 물질로, 치의학계가 50년 동안 홍보한 것만큼 유익하지 않다. 미국인들은 불소 충치 치료에 매년 500억 달러 이상을 지출한다. 한 연구에 따르면, 불소에 의해 치아 법랑질에 만들어지는 보호막은 두께가 6나노미터(nm)에 불과한데, 이는 머리카락 한 가닥 두께의 1만분의 1 정도로 얇다고 한다. 이처럼 미미한 양의 불소가 치아 법랑질을 보호할 수 있을지 의심스럽기만 하다.

더구나 수돗물을 통한 불소 섭취가 치아 건강에 도움이 된다는 증거도 없다. 오히려 불소는 일단 섭취되면 심각한 건강 문제를 일으킬 수 있는 독소다. 불소는 아이들의 지능지수(IQ) 하락 및 뇌 손상과도 관련이 있다. 미국 어린이의 40%는 이 독소에 과도하게 노출되었다는 것을 나타내는 치아불소증의 징후를 보이기도 한다.

불소는 또한 시간이 지남에 따라 인체의 조직에 축적될 수 있으며 납 흡수 증가, 콜라겐 합성 방해, 과잉 행동 장애 또는 무기력증, 근육 장애, 관절염, 치매, 골절, 갑상선 기능 저하, 항체 형성 억제, 유전자 손상 및 세포 사망, 면역 체계 손상, 불임 그리고 심지어 골암과 같은 심각한 건강 문제를 초래할 수 있다. 역삼투압 시스템은 물에서 불소를 제거하는 가장 신뢰할 수 있는 방법이다.

충치의 진짜 원인은 당분이 박테리아에 의해 대사되면서 생성되는 산의 과잉이다. 흥미롭게도, 현대적인 치아 위생법을 실천하지 않는 문화권에서는 충치로 고생하는 사람들이 적은데, 이는 칼로리의 가장 큰 원천이 고과당 옥수수 시럽인 미국의 식단에서 흔히 볼 수 있는 방대한 양의 설탕을 소비하지 않기 때문이다.

■ 주방과 욕실의 화학 물질

연구원들은 임신부들이 1970년대 이후로 금지된 몇 가지 화학 물질을 포함하여 수많은 화학 물질을 몸에 지니고 있다는 것을 발견했다. 이러한 독소들 중 많은 것들이 주방, 욕실, 사무실 그리고 우리가 매일 먹고 사용하는 제품에서 널리 발견된다. 과학자들은 160여 가지 화학 물질을 분석한 결과 모든 여성의 혈액과 조직에서 폴리염화 바이페닐(PCB), 유기 염소 농약, 과불화 화합물(PFC), 페놀, 폴리브롬화 디페닐 에테르(PBDE), 프탈레이트, 다환 방향족 탄화수소(PAH), 비스페놀 A(BPA)를 검출했다.

- 폴리염화 바이페닐(PCB): 산업용 화학 물질로 암 및 태아 뇌 발달 장애의 원인이다. 미국에서는 수십 년 동안 사용이 금지되어왔지만, 여전히 환경을 오염시키고 있다.
- 유기 염소 농약: 재래식 농산물과 식자재에서 흔히 볼 수 있는 살충제(DDT 포함)로, 몸속에서 천천히 분해되어 지방 조직에 축적된다. 유기 염소 농약들은 신경학적 손상, 선천성 결함, 파킨슨병, 호흡기 질환, 면역 체계 장애, 호르몬 장애 그리고 물론 암과도 연관되어 있다.
- 과불화 화합물(PFC): 음식이 들러붙지 않도록 코팅된 조리 기구에 사용된다. 연구 결과, 신생아의 체중을 낮추고 그로 인해 발달 장애를 일으킨다.
- 페놀: 개인 위생용품과 가정용 세제에서 발견되며 심장, 폐, 간, 신장, 눈을 손상시킬 수 있을 뿐만 아니라 내분비계를 교란시킬 수 있다.

- 폴리브롬화 디페닐 에테르(PBDE) : TV, 컴퓨터, 소파 그리고 집 안에서 사용하는 다양한 제품에 쓰이는 난연제다. 폴리브롬화 디페닐 에테르는 호르몬 분비를 방해하고 학습 능력과 기억력에 부정적인 영향을 주기도 한다.
- 프탈레이트 : 내분비계 교란을 일으키는 물질로 비닐 바닥재, 세제, 일부 플라스틱, 비누나 탈취제 및 헤어스프레이와 같은 개인 미용·위생 제품, 비닐봉지와 식품 포장재, 장난감 외에도 혈액 저장 팩과 정맥 주사용 튜브에서도 발견된다.
- 다환 방향족 탄화수소(PAH) : 강력한 발암 물질로, 가솔린이나 쓰레기 같은 물질이 연소될 때 배출된다.
- 비스페놀 A(BPA) : 특히 태아 발달에 손상을 줄 수 있는 내분비계 교란 물질이다. 많은 플라스틱에서 발견되면서 점점 더 위험한 독소로 소비자 의식의 선두에 오르고 있다. 기업들은 최근 들어 보다 안전한 제품에 대한 소비자 수요에 대응하여 BPA 없는 대체품을 공급하기 시작했다. 자연 건강 옹호론자들은 일회용 종이컵과 테이크아웃 용기와 같은 제품에 사용되는 화학 첨가제인 스티렌에 대해 경고해왔다. 미국 보건사회복지부(HHS)는 화학업계로부터 이러한 독소들이 일으키는 위험을 무시하라는 압력을 오랫동안 받아왔고, 최근에야 위험을 인식하고 발암 물질 목록에 추가했다. 예상대로 화학업계는 BPA와 스티렌에 노출되는 것은 큰 위험이 되지 않는다며 이 계획을 즉각 비난했다. 미국 암학회

조차도 대중에게 통조림, 플라스틱병, 발포제로 만든 식품 포장재 사용을 중단하라고 촉구하지는 않았다.

이러한 화학 물질들이 환경에 스며든 정도를 보면 그야말로 놀라울 뿐이다. 미국의 비영리 환경 시민 단체인 EWG에 의해 수행된 한 연구는 신생아의 혈액 샘플을 검사한 결과 그들의 신체 기관에서 평균 287개의 독소(수은, 농약, PFC 포함)를 발견했다. 태아, 유아, 아동은 특히 이들 화학 물질에 취약하며, 이는 선천성 결함, 천식, 심각한 알레르기와 신경 발달 장애가 증가한 원인이 되었다.

■ 안식향산나트륨

최근 거의 모든 곳에서 발견되는 또 다른 위험한 화학 물질은 안식향산나트륨(벤조산나트륨)이다. 많은 식품에 방부제로 사용되며, 암을 촉진하고 건강한 세포를 죽이는 발암 물질이다. 많은 과일에서 자연적으로 낮은 수준의 안식향산이 발견되지만, 상업적으로는 안식향산과 수산화나트륨의 반응으로 합성된다.

불행히도 안식향산나트륨은 시장에서 가장 싸고 가장 효과적인 곰팡이 억제제 중 하나이며, 실제로 미국 식품의약국은 식품의 보존에 사용되는 수준이 안전하다고 주장한다. 하지만 놀랍게도 이 독소는 천연이라고 표시된 음식에서도 발견된다. 안식향산나트륨은 비타민 C나 E와 결합하면 암을 유발하는 것으로 알려진 벤젠이 생성되기 때문에 특히 위험하다. 벤젠은 세포로부터 영양분을 빼앗고 미토콘드리아의 산소를 고갈시킨다. 조직을 폐색시킬 정도가 되면 파킨슨병, 신경 퇴화, 조기 노화를 일으킬 수 있다. 아주 소량이라도 안전하지 않으며, 몸에 축적되면 암에 걸릴 위험을 크게 증가시킬 수 있다.

■ 수은

미국 지질조사국에서 수행된 연구는 미국 전역의 모든 물고기 표본에서 수은을 발견했다. 수은 농도의 증가는 물고기에서만 발견되는 것이 아니라, 지구의 외딴 지역에서 그것들을 잡아먹는 다른 종에서도 나타나고 있다. 미국 질병통제예방센터에 따르면 일주일에 두 번 이상 생선을 먹는 것만으로도 생선을 자주 먹지 않는 사람보다 수은 수치를 7배 이상 높이는 것으로 나타났다.

치아 충전물과 백신 접종을 통해서도 수은에 노출될 수 있다. 수은은 안전하지 않은 강력한 신경 독소이므로 가능한 한 피해야 한다. 유아와 태아가 특히 취약하며, 수은에 노출되면 정신지체, 뇌성마비, 청각 장애, 실명 등이 발생할 수 있다. 메이오 클리닉의 소아신경과 의사 수레시 코타갈(Suresh Kotagal) 박사가 요약한 바와 같이, "어린이에게는 정말로 수은이 들어갈 곳이 없다".

■ 알코올, 알루미늄과 유방암

신체의 에스트로겐 증가가 활성철(活性鐵, free iron) 수준을 높일 수 있기 때문에 유방암 발병 위험은 과도한 에스트로겐 생산에 비례하여 증가한다. 철은 일반적으로 트랜스페린(transferrin)이라는 철 결합 단백질과 페리틴(ferritin)이라는 철단백질에 결합되어 있다. 그러나 콩, 특정 약품, 각종 플라스틱 및 기타 독소뿐만 아니라 지방 세포에 의해 자연적으로 생성되어 체내에서 늘어난 에스트로겐은 결합 형태의 철분을 방출하여 심각한 염증을 유발하고 활성 산소 손상을 유발한다.

알코올 섭취와 (발한 억제제, 백신, 식품 용기 등을 통한) 알루미늄 흡수도 활성철 농도를 높일 수 있다. 한 연구는 일주일에 3~6잔의 적당한 알코올 섭취로도 유방암 발병 위험을 15% 증가시킨다는 것을 발견했다. 주 30잔 이상의 알코올을 마신 과음자의 위험도는 50% 이상 증가했다.

이 연구의 연구원 중 한 명인 채플 힐 소재 노스캐롤라이나 대학교의 제임스 가버트(James Garbutt) 박사는 "이 연구에서 중요한 것은 오랜 시간 여성들을 추적하면서 알코올 섭취와 유방암의 연관성을 확인하고 확장했다는 것이다. 우리 사회의 많은 여성들이 술을 마신다는 점에서 이것은 중요한 관찰이며, 여성들이 반드시 알아야 할 관찰이다"라고 말했다.

■ 좌식 생활 방식

의자에 앉아 생활하는 것은 서구에서 그 어느 때보다도 일상적이다. 사람들이 의미 있는 육체 활동을 하는 대신 책상에 앉아 낮을 보내고 TV 앞에 앉아 밤을 보내는 것은 드문 일이 아니다. 건강 전문가들은 움직이지 않는 삶이 담배만큼 우리의 건강에 위험할 수 있다고 경고하고 있다. 뉴욕 세인트루크-루스벨트 병원 심장 전문의 데이비드 코벤(David Coven) 박사는 "흡연은 심혈관계의 주요 위험 요인이며, 좌식 생활 방식 또한 이와 동등할 수 있다"고 말했다.

연구 결과는 만성적인 운동 부족과 심장병, 비만, 당뇨병, 암, 조기 사망과 같은 무수한 건강 문제를 일관되게 연관시킨다. 그러나 (30분간 빠르게 걷는 정도의) 적당한 운동만으로도 이 문제를 해결하는 데 놀라운 효과가 있다. 적당한 운동은 스트레스, 불안, 우울증을 해소하고 체중 조절에 도움을 준다.

이 문제는 성인들에게만 국한되지 않는다. 아이들도 충분한 운동을 하지 못하는 까닭에 이전 세대보다 일찍 많은 질환들에 직면하고 있다. 과중한 숙제, 비디오 게임 그리고 과도한 TV 시청 속에서 아이들은 더 일찍 살이 찌고 평생의 건강 문제에 맞닥뜨리고 있다.

어떤 활동이라도 전혀 하지 않는 것보다는 낫다. 산책을 하거나, 자전거를 타고 출근하거나, 수영장에서 수영을 하라. 우리 현대인들의 좌식 생활 방식이 쉽게 예방할 수도 있었을 건강 문제로 이어지지 않도록 해야 한다.

백신-똑딱이는 시한폭탄?

백신은 취약한 면역 체계를 억제하는 것 외에도 알루미늄 등 독성 물질의 칵테일을 몸에 안겨주는 것으로 잘 알려져 있다. 실제로 탄저병 백신, 간염 백신, 파상풍 백신을 포함한 이들 백신에 의해 발생하는 알루미늄 노출의 양은 미국 식품의약국(FDA)의 의심스러운 기준조차 훨씬 넘어서는 경우가 다반사다. 한 연구에서는 신생아가 안전기준치(5mg/kg/day)의 20배인 알루미늄을 주입받으며, 생후 6개월이 되었을 때는 주입량이 기준치의 50배까지 증가한 것으로 밝혀졌다.

알루미늄은 조직에 축적되어 보호단백질(핵산을 보호하는 피막 단백질-옮긴이)에서 철분의 자리를 대체할 수 있다. 이는 결국 유방암의 위험뿐만 아니라 간 퇴화, 신경 퇴행성 질환, 당뇨병, 심부전, 죽상 동맥경화증과 같은 철과 관련된 다른 질병의 발병 위험을 극적으로 증가시킨다.

신종 플루(H1N1) 예방접종 캠페인은 12개국이 이 백신이 갑자기 잠들 수 있는 극도의 만성 피로 장애인 기면증을 유발한다고 주장함에 따라 역풍을 맞았다. 예를 들어 핀란드는 H1N1 예방접종을 받은 어린이들이 예방접종을 받지 않은 어린이들보다 기면증에 걸릴 확률이 900% 더 높다고 보고했다. 그러나 세계보건기구(WHO)는 글락소스미스클라인의 팬뎀릭스(Pandemrix)를 포함한 (거대 제약 회사에 막대한 이익을 안겨주는) 이러한 백신을 의심의 여지 없이 유익한 것으로 과대 선전하고 있다. 게다가 WHO 가 제약 회사에 막대한 현금 흐름을 창출하고 공포를 조장하기 위해 질병의 대유행을 만들어낸 것은 이번이 처음이 아니다. 글 락소스미스클라인은 2010년 신종 플루 대유행의 결과로 14억 달 러 이상을 벌어들이기도 했다.

자연의 원리에 어긋나는 면역 프로그램으로 어린이들의 질병 을 억제하는 것은 결국 이 어린이들에게 암이 발병할 위험을 크 게 증가시킨다. (우리가 '소아 질병'으로 잘못 알고 있는) 수두나 홍역 같은 자기 면역 프로그램은 어린이들을 독성 물질로 인한 위기에 빠지지 않게 하면서 잠재적인 질병 요인들에 좀 더 효과적으로 대응하는 능력으로 어린이의 면역 체계에 많은 도움을 준다.

미국에서만 해마다 55만 명 이상이 암으로 사망하는 것을 볼 때, 이 나라에서 시행되는 의무적인 면역 프로그램의 타당성이 있는지 의심스럽다. 현대 의학에서 면역력을 만드는 표준적인 접 근법은 — 사실 이 방법은 실제로 증명되지도 않았고 비과학적이 기도 한데 — 몸이 원래 갖고 있는 훨씬 더 우수한 자기 면역 프 로그램을 약화시키거나 무시할 수 있다. 우리 몸은 병원균에 노 출되거나, 때때로 스스로 병을 치유하는 과정에서 자연스럽게 암 을 유발하는 독성 물질을 제거하면서 자연 면역력을 얻게 된다. 이에 반해 백신 접종은 자연 면역력을 억제하고 그것을 가짜 면 역력으로 바꿔놓는다.

원래 모든 백신은 면역 기능을 억제하도록 만들어져 있다. 백신에 들어 있는 독성 화학 물질과 중금속, 바이러스 그리고 동물 조직에서 나온 이질적인 DNA·RNA 혼합물들은 우리 몸의 면역 체계를 손상시킨다. 상당수 백신들에는 신경 독소와 발암 물질들이 들어 있다. 우리의 건강한 몸에 주입되는 것에는 다음과 같은 것들이 있다. 즉 알루미늄, 포름알데히드, 페놀, 항생 물질인 네오마이신, 스트렙토마이신 및 여러 약물, 아세톤, 글리세린, 수산화나트륨, 소비톨, 가수분해 젤라틴, 벤제토늄클로라이드, 메틸 파라벤 및 기타 암을 유발하는 것으로 알려졌거나 의심스러운 화학 물질들이 그것이다.

백신은 특히 다형핵 호중성 백혈구(PMNs, 우리 몸에서 병을 일으키는 세균과 바이러스에 대한 면역을 담당한다), 림프구 생존력 그리고 백혈구의 수를 감소시키는데, 이것들은 모두 정상적이고 건강한 면역 체계를 유지하며 날마다 일어나는 세포들의 돌연변이를 감시하는 역할을 한다. 자연적으로 얻은 면역력을 희생시키면서 아무런 해도 없는 소아 질병을 포함한 하나 혹은 몇 가지 질병에 대한 일시적이고 불완전한 면역력을 얻는 것은 정신 나간 짓이다.

또 백신은 비타민 C, 비타민 A, 아연과 같이 강력한 면역 체계를 만드는 데 필수적인 면역 강화 물질들을 빼앗기도 한다. 백신에 포함된 독소는 어린아이들이 건강한 면역 체계를 만들지 못하도록 하는데, 이것은 아이들이 성장하면서 온갖 질병에 걸리기 쉽게 만든다. 그렇다면 안전한 백신은 없는 것일까?

미국 국립보건원의 책임자였던 제임스 섀넌(James Shannon)은 다음과 같이 말했다. "유일하게 안전한 백신은 지금까지 한 번도 사용하지 않은 백신뿐이다." 어린이들은 면역 체계가 백신에 함유된 독성에 실질적으로 무방비 상태여서 가장 취약하다. 더구나 백신 접종으로 더 이상 항체를 만들 수 없는 어머니들이 모유를 통해 면역력을 전해주지 못하기 때문에 그들은 커다란 문제에 부딪히게 된다. DPT(디프테리아, 백일해, 파상풍 예방 백신—옮긴이) 접종을 받은 어린이들은 보통의 경우보다 8배 빨리 사망한다. 제임스 섀넌은 이런 사실을 이해하고 이렇게 말했다. "어떤 백신도 어린이들에게 주사하기 전까지는 안전성을 입증할 수 없다."

조지 W. 부시(George W. Bush) 전 미국 대통령은 이런 말을 했다. "나는 한 번도 독감 예방주사를 맞은 적이 없고, 그럴 생각도 없다." 부시 대통령은 우리보다 뭔가를 더 알고 있었던 것일까?

시카고 대학교의 메디컬센터 연구 팀은 1950~1960년대에 소아마비 예방접종을 받은 미국인 9800만 명이 접종으로 인해 치명적인 뇌종양에 걸릴 수 있다고 주장했다. 소아마비 백신을 발명하고 약리학의 신으로 추앙받는 조너스 소크(Jonas Salk) 박사는 이 수익성 있는 백신을 연구하는 과정에서 정신 질환자에게 불법적인 실험을 한 의학적 범죄자로 드러나고 있다.

또 다른 대표적인 바이러스 학자이자 일상적으로 권장되는 14개의 백신 중 8개를 개발한, 머크사의 오랜 직원인 모리스 랠프 하일먼(Maurice Ralph Hilleman)은 백신이 암은 물론이고 에이즈를 포함한 다른 바이러스의 위험을 증가시킨다는 점을 인정했다.

근본적으로, 제약 회사에서 만든 백신이 직접적이든 간접적이든 암을 유발하는 원인이 되는지는 사실 중요하지 않다. 하지만 관습적으로 시행되는 예방 프로그램들 때문에 우리 몸의 잠재적인 치유 능력이 방해받고 있다는 사실은 꼭 알아야 한다. 해마다 수많은 어린이들과 성인들에게 투여되는 여러 가지 백신들로 인해 우리 몸이 갖고 있던 원래의 치유 능력이 영향을 받는 것이다. 백신 주사에는 커다란 단백질 분자들이 포함되어 있는데, 이것이 림프관과 림프절을 막아 신진대사 노폐물과 죽은 세포의 잔해물들이 조직액에 쌓이도록 만든다. 똑같은 효과로 림프계 안에서 면역 세포 순환의 효율성이 떨어지게 된다.

■ 백신과 자폐증의 연관성

백신이 인체에 심각한 손상을 입혀 자폐증을 유발하는지는 여전히 논란거리다. 그러나 '과학자들이 두려워하는 자폐증과 MMR 백신의 연관성'이라는 제목의 연구에서는 자폐아 82명 중 70명에게서 홍역 바이러스를 발견했다. 가장 중요한 것은, 그들 가운데 자연 상태의 홍역 바이러스를 가진 아이는 한 명도 없었다는 점이다. 그 바이러스들은 모두 안전하다고 여겨지던 MMR〔홍역(measles), 볼거리(mumps), 풍진(rubella)〕 예방접종에서 나온 변종이었다. 이 연구는 1998년 백신과 자폐증의 연관성을 주장하면서 큰 파장을 불러일으켰던 영국 의사 앤드루 웨이크필드(Andrew Wakefield)의 연구 결과를 확인한 것으로 보인다. 퇴행성 자폐증 진단을 받은 아이들의 위장관에 홍역 바이러스가 있다는 것은 확실히 웨이크필드 박사의 논란의 여지가 있던 주장을 뒷받침한다. 웨이크필드 박사는 이 장 질환을 자폐성 장염이라고 표현했다.

실제로 웨이크필드 박사의 연구 결과는 제약업계의 입장에서 매우 불편한 것이었고, 제약업계는 그의 연구 자료가 조작되었다는 식으로 대응했다. 웨이크필드 박사는 "보건 당국과 일부 언론은 우리의 연구를 대수롭지 않은 것으로 치부하고 싶어 했다. 그들이 대는 핑계는 아무도 우리와 같은 연구 결과를 가지고 있지 않다는 것이었다. 그들은 이전에 아무도 이것을 검토하지 않았었다는 사실은 말하지 않았다"고 말한다.

백신 업계의 성과는 부정직하기로 악명 높다. 예를 들어 이들 백신은 생리식염수와 같은 적절한 플라세보를 사용하여 과학적으로 검증되는 경우가 거의 없다. 대신 그들은 실험 중인 백신의 해로운 영향을 감추기 위한 노력의 일환으로, 다른 백신을 소위 플라세보 위약으로 사용한다. 이들 백신에는 라벨에 기재되지 않은 다른 바이러스, 병든 동물의 DNA, 수은, 알루미늄, 포름알데히드 등이 포함되어 있어 실험 대상인 백신과 해로움에서 별 차이가 없다. 설상가상으로 백신은 몸에 직접 주입되기 때문에, 일부 독소를 걸러내고 독성 충격을 줄일 수 있는 소화 기관을 거치지 않는다.

주류 언론은 거대 제약사로부터 받은 막대한 자금으로 인해 이 문제에 대해 정직하게 보도하지 못하고 있으며, 심지어 정부조차도 위험을 감추고 있는 정책으로 인해, 만약 밝혀진다면 백신 희생자들에게 지불해야 할 수조 달러의 손해를 피하기 위해 이 정보를 비밀로 유지하는 데만 관심이 있다. 백신 피해자들에게 수천만 달러의 배상금을 지급한 미국 백신상해보상 신탁기금(U. S. Vaccine Injury Compensation Trust Fund)의 존재만으로도, 정부에서는 백신이 정말 위험하다는 점을 인정한 것이다. 업계에서 뭐라고 말하든 간에 말이다. 요컨대 백신은 제약 회사들의 이익 축적이 유일한 진짜 목적인 위험한 계획이다. 그들을 조금도 믿지 마라.

우리가 스스로에게 물어야 할 가장 긴급한 질문은 왜 세계에서 백신 접종률이 가장 높은 나라들이 암 발병률 또한 가장 높은가 하는 것이다. 알려진 발암성 백신과 암 사이에 인과 관계가 있음을 부인하는 사람들은 무엇이 정말로 그들을 아프게 하는지를 발견하지 못하도록 숨기면서 얻는 막대한 재정적 이해관계가 있는 것이 분명하다.

림프 순환을 막는 브래지어

정상적인 림프 순환과 흐름을 방해하는 다른 요인들도 있다. 평상시 브래지어를 착용할 경우 림프액의 정상적인 흐름을 방해하여 유방암의 발병 위험을 크게 증가시킬 수 있다. 많은 연구에서 브래지어를 착용하는 것과 유방암의 연관성이 확인되었다. 1991년 C. 시에(C. Hsieh) 박사와 D. 트리코폴로스(D. Trichopoulos) 박사는 유방암의 위험 인자로 유방의 크기와 왼손잡이·오른손잡이에 관한 연구를 했다. 이들은 연구 결과를 통해 브래지어를 착용하지 않는 폐경 전 여성의 경우, 브래지어를 착용하는 또래 여성들에 비해 유방암에 걸릴 위험이 절반 이하로 줄어든다는 사실을 발표했다. 이들의 연구 결과는 1991년《유럽 암 저널(European Journal of Cancer)》에 발표되었다.

2000년《국제 시간생물학(Chronobiology International)》지에 발표된 또 다른 연구에서는 브래지어를 착용할 때 멜라토닌 생산을 감소시키고 체온을 상승시킨다는 사실을 밝혀냈다. 멜라토닌은 숙면, 노화 방지, 면역 체계 강화 그리고 유방암을 비롯한 특정 암의 성장을 늦추는 효과가 있는 강력한 산화 방지제이자 호르몬이다.

이에 관한 가장 포괄적인 연구는 의학인류학자인 시드니 로스 싱어(Sydney Ross Singer)와 소마 그리즈마저(Soma Grismaijer) 부부에 의해 이루어졌다. 이들은 뉴질랜드 원주민으로 서구 문화에 통합된 마오리족 사람들의 유방암 발병 비율이 서구인과 동일하다는 사실을 발견했다. 흥미롭게도 오스트레일리아에 있는 소수 원주민들에게선 유방암이 발견되지 않았다. 똑같은 현상이 서구화된 일본이나 피지 제도에서도 나타났는데, 브래지어를 착용하지 않던 여성들이 브래지어를 착용하면서 유방암의 발병 비율이 급증했다.

싱어와 그리즈마저 부부는 1990년대 초반에 미국의 5개 도시에서 4500명의 여성을 대상으로 브래지어 착용 습관을 조사한 결과, 24시간 내내 브래지어를 착용하는 여성들의 경우 4명 중 3명꼴로 유방암에 걸린다는 사실을 발견했다. 그리고 하루에 12시간 이상 브래지어를 착용하고 잠잘 때는 착용하지 않는 여성들의 경우에는 7명 중 1명꼴로 유방암에 걸렸다. 이것은 통계적으로 미국 여성 8명 중 1명꼴로 유방암에 걸리는 것보다 약간 더 높은 수준이다. 이와 비교하여 하루에 12시간 미만으로 브래지어를 착용하는 여성들의 경우 152명 중 1명꼴로 유방암이 발병했으며, 브래지어를 거의 착용하지 않거나 전혀 착용하지 않는 여성들의 경우에는 168명 중 1명꼴로 유방암이 발병했다. 다시 말해 24시간 내내 브래지어를 착용하는 여성들의 유방암 발병 비율이 브래지어를 거의 착용하지 않거나 전혀 착용하지 않는 여성에 비해 125배 높았다.

조기 사춘기와 유방암의 관계

미국을 비롯하여 생활 수준이 높은 나라에 사는 소녀들은 이른 나이에 사춘기를 맞는데, 이것이 유방암 발병 위험을 증가시키는 것으로 보인다. 10여 년 전까지만 해도 여성이 사춘기에 들어섰음을 보여주는 신체적 변화 ― 월경, 가슴 발달, 음모와 겨드

랑이 털 ― 는 대개 만 13세 이상이 되어야 드러났다. 그리고 20세기 초반에는 이러한 신체 변화가 만 16~17세가 넘어야 나타났다. 오늘날에는 만 8세 정도의 소녀들에게서도 이러한 신체 변화가 점점 늘어나고 있다. 아프리카계 미국인 소녀들의 경우에는 좀 더 일찍 사춘기를 맞는다. 이들은 심지어 만 5~6세에 성조숙증이 찾아오기도 한다. 이른 사춘기는 소녀들이 더 많은 에스트로겐에 노출되게 하는데, 에스트로겐은 유방암 발병 위험과 가장 관련이 높은 호르몬이다. 생물학자 샌드라 스타인그래버(Sandra Steingraber)가 발표한 자료에 의하면, 만 12세 이전에 초경을 경험한 소녀들은 만 16세에 초경을 경험한 소녀들에 비해 유방암 발병 위험이 50% 증가한다. 따라서 소녀들의 초경 시기를 늦출 수만 있어도 수많은 유방암을 예방할 수 있을 것이라고 샌드라는 주장한다.

사춘기가 빨라지는 잠재적 원인으로는 소아 비만 증가와 활동량의 감소, 우유 및 콩 유아식 섭취, 우유에 들어 있는 소의 성장 호르몬, 소고기에 있는 호르몬과 항생 물질 그리고 두유나 두부처럼 발효되지 않은 콩 식품 등이 있는데, 이것들은 에스트로겐과 유사한 효과를 낸다. 콩의 에스트로겐 효과는 먹는 피임약의 4~5배를 넘어선다(콩에 대해서는 뒤에서 좀 더 자세히 설명할 것이다). 조기 사춘기의 다른 원인들로는 비스페놀 A 및 프탈레이트(젖병, 물병 등의 플라스틱 제품과 탄산음료 캔의 내부에 사용됨), 호르몬의 균형에 영향을 미치는 인공 화학 물질(화장품, 치약, 샴푸, 머리 염색제

등), 가정과 학교에서의 스트레스 그리고 과도한 TV 시청과 대중 매체 접촉 등이 있다.

유아들에게 고형 음식을 일찍 먹이면, 성장한 이후 암이 발병할 수 있는 주요 위험 요소인 비만이 될 가능성이 높아질 수 있다. 소아과 학회지에 발표된 연구에서, 연구원들은 생후 4개월 이전에 고형 음식을 시작하여 분유를 먹고 자란 아기들이 세 살이 되어 비만일 확률이 그보다 이후에 고형 음식을 시작한 아이들보다 600% 더 높다고 결론지었다.

이 연구는 또한 인간의 모유와 시판되는 영아용 조제분유 사이의 현저한 영양적 차이를 발견했는데, 조제분유에는 정제된 설탕과 유전자 변형 성분이 많이 들어 있어 아이의 비만 가능성을 최대 20%까지 증가시킬 수 있다고 했다. 모유 수유는 영양적으로 탁월할 뿐만 아니라, 모유에 있는 자연적인 항체들이 인생에서 가장 취약한 시기를 살고 있는 유아들로 하여금 감염과 싸울 수 있도록 도와준다.

암을 유발하는 형광등 전구

전기료를 아끼고 친환경적으로 생활하기 위해 오래된 백열등을 형광등으로 교체했다면, 독일의 한 연구에서 형광등에 발암 물질이 포함되어 있다는 사실을 발견했다는 점을 알고 있어야 한다. 그 발암 물질은 바로 콜타르에서 얻는 독소인 페놀, 콜타르의 증류로 생성되는 휘발성 백색 결정 화합물인 나프탈렌, 불포화 액체 탄화수소인 스티렌 등이다. 이러한 독소들은 인간의 건강에 부정적인 영향을 끼치는 전자기장을 발생시킬 수 있다.

따라서 연구원들은 가능하면 형광등을 적게 사용하고, 사용하더라도 통풍이 잘되고 머리와 가깝지 않은 곳에서 사용할 것을 권고했다. 형광등은 다른 인공 광원과 마찬가지로 암 발생의 또다른 요인으로 알려진 멜라토닌 생성 방해 작용을 할 수 있으며 편두통을 유발할 수도 있다. 게다가 만약 형광등이 깨지거나 금이 간다면, 수은이 함유된 독성 가스를 배출할 수 있다.

설탕 중독

당뇨가 암 발병의 주요 원인이라는 사실은 크게 놀랄 일이 아니다. 실제로, 2011년 5월, 미국 당뇨병학회 공식 저널 《당뇨 케어(Diabetes Care)》는 이 질병이 특정 암에 걸릴 위험을 거의 2배로 증가시킬 수 있다고 발표했다.

다른 연구들은 평균적인 미국 어린이들이 일주일에 약 1.8kg 이상의 설탕을 섭취한다고 밝히고 있다. 이 충격적인 소식은 정크푸드, 가공식품, 설탕이 든 청량음료에 대한 미국인들의 각별한 애정이 크게 작용한 결과다. 그리고 이런 생활 습관의 '대유행'은 놀라운 속도로 새로운 당뇨병을 일으키고 있다.

그렇다면 암 예방을 위해 당뇨병 예방이 중요하다는 것은 두말할 나위도 없다. 흥미롭게도 이 책 앞부분에서 언급된 기적의 약물인 비타민 D가 그것을 실행하는 한 가지 방법이다. 보스턴 터프스 병원에서 일하는 연구원들은 12주 동안 하루 2000IU의 비타민 D가 당뇨 전 과체중 성인의 췌장 기능을 현저하게 향상시켰다는 것을 발견했다. 비타민 D 수치가 5ng/ml 증가할 때마다 당뇨병에 걸릴 위험이 8%씩 감소했다.

더 나아가 암에 걸린 경우 정제된 가공 설탕 섭취를 즉시 중단하는 것이 중요하다. 정제된 설탕에는 섭취하는 당분의 동화 작용에 필요한 영양소가 전혀 들어 있지 않다. 이러한 당분을 섭취하면 신체에 저장된 영양소와 에너지를 고갈시켜 다른 활동에 필요한 영양소를 거의 남겨놓지 않는다. 암은 사람을 죽이지 않는다. 장기 조직의 영양소 낭비가 사람을 죽이는 것이다. 암과 영양소 낭비는 서로 밀접한 관계가 있다. 설탕을 먹으면 암세포에 영양을 공급하고 건강한 세포를 굶주리게 만든다.

스테비아나 자일리톨과 같은 천연 감미료는 몸의 영양분과 에너지 자원을 빼앗지 않는다. 스테비아는 칼로리가 제로여서 암세포의 먹이가 될 수 없다. 자일리톨은 (설탕보다 약 40% 적은) 약간의 칼로리를 함유하고 있지만 혈액으로의 배출이 느리기 때문에 혈당 지수가 훨씬 낮다. 적당히 복용하면 문제 되지 않는다. 그러나 파스타, 흰 빵, 페이스트리 혹은 케이크와 같은 정제된 탄수화물은 빠르게 포도당으로 분해되어 정제 설탕이 하는 것과 동일하게 작용한다. (주의: 통곡물에 들어 있는 복합 탄수화물은 괜찮지만, 도정이 많이 된 흰쌀은 영양가가 부족하므로 먹지 않는 것이 좋다.)

초콜릿, 아이스크림, 탄산음료와 같이 설탕이 많이 들어 있는 음식과 음료는 반드시 피해야 한다. 우유, 요구르트, 치즈처럼 림프 폐색을 일으킬 수 있는 (무염 버터를 제외한) 유제품들 역시 암을 치유하려는 사람들이 피해야 할 음식이다. 다시 말하지만, 암세포는 혐기성이 된 정상 체세포다. 그들은 산소를 활용한 대사를 멈추고 유당이나 포도당과 같은 당으로부터 영양을 공급받도록 강요당한 것이다. 따라서 그것들이 들어 있는 음식을 피하는 것은 당연한 상식이다.

콩은 발암 물질인가?

제약 산업과 비슷한 방식으로 운영되는 식품 산업은 콩이 건강에 좋은 음식이라는 사실을 사람들의 머릿속에 각인시켰다. 심지어 콩은 전 세계의 기아를 해결해줄 기적의 식품으로 칭송받아왔다. 콩을 지지하는 사람들은 콩이 단백질 함량이 높고 콜레스테롤을 떨어뜨리며 암과 심장 질환을 예방할 뿐 아니라 갱년기 증상을 완화시키고 골다공증을 예방하는 이상적인 식품이라고 주장한다. 하지만 이러한 선전의 이면을 살펴보면 콩에 대한 시각이 크게 바뀔 것이다. 콩에 들어 있는 뛰어난 영양 성분에도 불구하고 콩을 가공하여 만든 식품들은 앞으로 설명할 이유들 때문에 생물학적으로 우리 몸에 전혀 쓸모가 없다. 오늘날 콩은 수천 가지의 가공식품에 들어가는데, 이로 인해 선진국이나 개발도상국을 가리지 않고 엄청나게 많은 질병이 발생하고 있다.

콩은 비타민과 미네랄 흡수를 방해하는 많은 화합물을 함유하고 있다. 예를 들어 콩에 들어 있는 피트산은 비타민 E, K, D, B_{12}뿐만 아니라 칼슘, 마그네슘, 구리, 몰리브덴, 철, 망간의 결핍과 위장관의 아연 결핍을 일으킨다. 또한 겨우 100g의 콩 단백질이 피임약 한 개에 해당하는 에스트로겐을 공급한다는 추정치도 나왔다. 게다가 콩은 동맥을 막고 뇌졸중을 일으킬 위험이 높은 응고 촉진 물질인 헤마글루티닌을 함유하고 있다.

농장에서 대두를 생산할 때 암을 유발하는 살충제와 제초제를 사용하고, 많은 경우에 유전자 조작을 통해 생산량을 늘리고 있다는 사실만으로도 콩이 건강에 해로운 식품이라는 것을 입증하기에 충분하다. 미국에서 생산되는 대두의 80%는 유전자 조작에 의해 생산된다. 된장이나 템페(인도네시아의 전통 발효 식품—옮긴이)처럼 정성스럽게 발효시킨 일부 식품들을 제외하면, 콩으로 만든 제품들은 인간이 섭취하기에 적당한 식품이 아니다. 대두나 두유 그리고 두부는 건강에 심각한 문제를 일으킬 수 있다. 더구나 콩류는 알레르기를 유발할 수 있는 식품이다. 수많은 연구에서 콩류의 섭취에 따른 다음과 같은 위험을 발견했다.

- 여성들의 유방암 발병 위험을 증가시키고, 남녀 모두에게 뇌 손상을 일으킬 수 있으며, 기형아 출산의 원인이 된다.
- 특히 여성의 경우에는 갑상선 질환을 유발한다.
- 신장 결석을 촉진한다(지나치게 높은 옥살산(oxalate) 함량으로 인해 이것이 신장에서 칼슘과 결합하여 결석을 만든다).
- 면역 체계를 약화시킨다.
- 잠재적으로 치명적일 수도 있는 식품 알레르기를 유발한다.
- 노년층의 뇌 무게 감소를 가속시킨다.

2007년, 생후 6주 된 아기에게 두유와 사과 주스만을 먹여 굶어 죽게 만든 부모가 살인 혐의에 대하여 유죄 판결을 받고 종신형을 선고받았다. 이 아기의 죽음에 이어 비슷한 환경에 있던 다른 아기들도 입원하거나 사망하는 일이 벌어지자, 콩 전문가들은 모든 두유 제품에 명확하고 적절한 경고 문구를 새길 것을 요구하고 있다.

오직 된장이나 템페, 낫토(일본식 청국장-옮긴이)와 같은 콩 식품들만 우리 몸에서 쉽게 흡수되고 사용이 가능하도록 콩의 영양분을 제공한다. 영양이 풍부하고 건강에 도움이 되는 콩 제품을 만들기 위해서는 전통적인 방법으로 정성스럽게 발효시켜야 한다. 그러려면 최소한 두 번의 여름을 날 정도로, 더 좋은 것은 5~6년 정도 발효시켜야 한다.

인도네시아에서 700명의 장년층을 대상으로 한 최근의 연구 결과는 제대로 발효된 템페나 된장, 낫토 그리고 (유전자 조작이 되지 않은) 콩나물을 먹었을 때, 특히 68세 이상 된 실험 참가자들의 기억력을 향상시키는 데 도움이 된다는 사실을 보여주고 있다. 또 이 연구에서는 발효되지 않은 콩 식품인 두부를 최소한 하루에 한 번 이상 먹을 정도로 많이 섭취할 경우 특히 68세 이상 노인들의 기억력 저하와 관련이 있다고 단언하고 있다. 이 연구 결과는 2008년에 국제 학술지인 《치매와 노인 인지 장애(Dementia and Geriatric Cognitive Disorders)》에 발표되었다. 치매를 피하고 싶다면 두유, 두부, 콩으로 만든 고기, 콩으로 만든 아이스크림, 유부 그리고 콩이 들어간 모든 가공식품을 멀리해야 한다.

발효되지 않은 콩 제품이 암을 유발할 뿐 아니라 DNA와 염색체에 손상을 줄 수 있음을 보여주는 확고한 과학적 증거들에도 불구하고, 매년 수십억 달러의 돈을 벌어들이는 콩 제품 관련 기업들은 이처럼 쓸모없는 식품을 모든 사람들이 애용하는 '영양이 풍부한 식품'으로 바꿔놓았다. '프로틴 테크놀로지(Protein Technologies)'의 대변인은 서면 진술서에서 다음과 같이 말했다. "우리는 반대자들을 깨부수기 위한 법률 팀을 갖고 있으며, 증거를 제공할 과학자들을 고용할 수도 있다. 또 TV 채널과 신문을 소유하고 있으며, 의과대학들의 교육 방향을 바꿀 수도 있고, 정부 기관에도 영향력을 행사할 수 있다."

영양학자 메리 에니그(Mary Enig) 박사는 콩 관련 산업의 이면에 숨어 있는 비밀 중 하나를 이렇게 설명한다. "미국에 이처럼 많은 대두 산업이 존재하는 이유는 처음에 식용유를 추출하려고 콩을 심기 시작했고, 콩기름이 큰 사업이 되었기 때문이다. 식품 업체에 공급할 콩기름을 얻고 나면 잔여물로 엄청난 양의 콩 단백질이 남는데, 이것을 동물 사료로 이용하는 데는 한계가 있었기 때문에 새로운 시장을 개척해야 했다." 말하자면 인간이 식품 산업을 위한 효과적인 음식물 처리기가 된 것이고, 그 결과 의학 산업은 콩이 원인이 된 질병들을 치료하는 과정에서 점점 더 많은 이익을 보게 되는 것이다. 이는 아이들을 충치로부터 '보호'하기 위해 수돗물에 알루미늄 생산 과정에서 나오는 위험한 산업 폐기물인 불소를 쏟아붓는 것과 다르지 않다. 불소를 다른 방법으로 처리하려면 막대한 비용이 든다.

음식물에서 영양분을 흡수하기 전에 자신들의 위 속에서 자연적으로 발효시키는 동물들은 콩 속의 효소 억제제를 분해할 수 있기 때문에 콩의 단백질을 영양분으로 활용할 수 있다. 자연이 키우는 모든 식품이 인간의 몸에 유익한 것은 아니다. 사실 동물들은 인간이 태어나기 오래전부터 지구상에 존재했다. 따라서 대부분의 자연식품들은 '동물의 왕국'을 유지하고 먹이를 공급하는 데 맞도록 설계되어 있다. 인간의 먹이사슬에 최근 추가된 온갖 발효되지 않은 콩 식품은 이미 수많은 사람들의 건강에 재앙을 불러왔다. 대중이 식품 산업의 기만적인 행동을 알아차리고 해로운 것들로부터 우리를 보호할 임무를 부여받은 정부 보건 당국을 각성시키지 않는 한, 이 재앙은 앞으로도 계속될 것이다.

감자튀김이 암을 유발하는 이유는 무엇인가?

감자튀김을 비롯하여 탄수화물이 많은 식재료를 튀기거나 구운 음식에는 아크릴아마이드(acrylamide)라는 화학 물질이 들어 있는데, 이것이 우리 몸에 암을 유발하는 것으로 알려져 있다.《암 역학, 생체지표와 예방(Cancer Epidemiology, Biomarkers & Prevention)》지에 발표된 새로운 연구 결과에 의하면, 1인분의 감자칩을 매일 먹는 여성은 난소암과 자궁내막암에 걸릴 위험이 갑자기 2배로 늘어날 수 있다.

아크릴아마이드가 음식에 들어 있다는 사실은 2002년 4월 스웨덴 과학자들에 의해 우연히 발견되었는데, 당시 그들은 섭씨 120도 이상으로 가열된 감자칩, 감자튀김 그리고 빵에서 많은 양의 화학 물질을 발견했다. 그전까지는 아크릴아마이드가 공업용 화학 물질에만 들어 있는 것으로 알고 있었다. 가열 과정에서 만들어지는 아크릴아마이드의 양은 가열 온도에 따라 좌우되는 것이 밝혀졌다. 탄 음식이나 전자레인지로 가열한 음식에도 많은 양의 아크릴아마이드가 생길 수 있지만 삶은 음식이나 가열하지 않은 음식에는 들어 있지 않다.

이 새로운 연구는 6만 2573명의 여성을 대상으로 식습관과 암 발생의 연관성을 연구한 네덜란드의 추적 관찰 연구(코호트 조사)에서 만들어진 자료를 검토했다. 그 결과 아크릴아마이드를 하루에 40.2마이크로그램(㎍)씩 먹은 여성은 자궁내막암에 걸릴 위험이 29% 증가하였고, 난소암에 걸릴 위험은 78% 증가했음을 밝혀냈다. 놀랍게도, 많은 양의 아크릴아마이드를 섭취하는 여성들 중에서 흡연한 적이 전혀 없는 여성들은 자궁내막암에 걸릴 위험이 99% 증가하였고 난소암에 걸릴 위험은 122% 증가했다.

2005년 3월 15일자 《미국 의학협회 저널(*Journal of the American Medical Association*)》에는 로렐라이 A. 무치(Lorelei A. Mucci)가 발표한 '스웨덴 여성들의 아크릴아마이드 섭취와 유방암 발병 위험'이라는 제목의 연구 결과가 실려 있다. 이 연구의 추적 집단(코호트)은 4만 3404명의 스웨덴 여성들로 구성되어 있다. 이 여성들이 아크릴아마이드를 가장 많이 섭취하게 한 음식은 커피(54%), 감자튀김(12%) 그리고 비스킷(9%)이었다.

인공 조명과 암의 연관성

앞에서도 설명한 것처럼 멜라토닌 부족과 암 발병 사이에는 강한 연관성이 있다. 텍사스 대학교 건강과학부 교수인 러셀 레이터(Russell Reiter) 박사에 의하면, 멜라토닌은 유전 형질이 돌연변이를 일으키는 것을 방지한다. 그는 런던에서 열린 학회에서 "밤의 밝은 조명은 몸에서 멜라토닌이 생산되는 것을 억제하는데, 이로 인해 암과 연관된 돌연변이가 발생할 위험이 증가한다"고 주장했다. 워싱턴 대학교 역학부 학장인 스콧 데이비스(Scott

Davis)는 다음과 같이 말했다. "밤의 밝은 조명과 암 발병 사이에는 얼핏 보기에 연관성이 없는 것처럼 보이지만, 여기엔 근본적인 생물학적 요인이 숨어 있다." 데이비스 교수와 레이터 교수 모두 밤의 밝은 조명이 여성 호르몬 생산에 어떤 영향을 미치며, 그로 인해 유방암의 발병 위험에 어떤 영향을 끼치는지에 대한 연구를 해왔다. 데이비스 교수는 이렇게 덧붙였다. "우리는 밤의 밝은 조명 및 야간 근무와 유방암 발병 위험 사이의 연관성을 발견했다. 우리의 연구 결과는 야간 근무가 멜라토닌의 활동을 방해하고, 그 결과 여성의 몸에서 호르몬의 과잉 분비가 일어난다는 사실을 보여준다."

멜라토닌 분비는 몸의 정상적인 수면-각성 주기를 조절하며 혈압, 체온, 인슐린 민감도에 영향을 미친다. 수면 중에 한 번이라도 빛에 노출되면 아주 중요한 24시간 생체 리듬을 방해하고 멜라토닌 생산에 부정적인 영향을 미치기에 충분하다. 몸이 스스로 재생되고 최적의 건강을 유지하기 위해서는 7~9시간의 연속적인 수면이 필요하다. 이 간단한 원리에 충실하면 암의 위험을 크게 줄일 뿐만 아니라 전반적인 건강 상태와 활력을 엄청나게 향상시킬 수 있다.

밤 9시 30분 무렵부터 생산이 시작되어 새벽 1시쯤 절정에 이르는 멜라토닌은, 세포가 정상적인 수명보다 더 오래 살지 못하도록 하는 강력한 유전자의 활동을 조절한다. 세포가 원래의 수명보다 오래 살면 악성 세포가 된다. 여기서 말하고자 하는 것은 반드시 밤 10시 이전에 잠자리에 들고 최소한 8시간 이상 숙면을 취해야 한다는 점이다. 숙면의 이점을 극대화하기 위해서는 주변의 인공 조명을 모두 끄거나 차단해야 한다.

여기에 더해 앞에서 설명했듯이 선글라스나 자외선 차단제를 사용하지 말고 매일 규칙적으로 충분한 양의 햇빛을 쬐어야 한다. 이 두 가지 방법은 암을 치료하고 예방하는 데 가장 효과적인 수단이다.

흥미로운 것은, 태양 노출이 가장 극심한 더운 기후대에 사는 사람들이 흑색종 발병률이 가장 높을 것 같지만, 실제로는 그렇지 않다는 점이다. 앞에서 지적했듯이 피부암은 태양 노출이 가장 적은 지역에 사는 사람들, 만성 비타민 D 결핍증을 앓고 있는 사람들, 자외선 차단제를 사용하는 사람들, 그리고 대부분 실내에서 생활하는 사람들에게서 발생한다.

또한 발암 물질로 가득한 자외선 차단제 형태로 피부에 바르거나 특정 식품(튀긴 음식, 고기, 녹인 치즈, 감자칩, 탄산음료, 알코올 등)을 통해 섭취했을 때 염증 반응이나 세포 돌연변이를 일으킬 수 있는 특정 화학 물질도 있다.

암이 세포 돌연변이만으로도 발생할 수 있다는 가정은 현재 연구 결과를 통해 논란이 되고 있다. 세포 돌연변이가 암 발생의 필요 요소 중 하나이긴 하지만, 돌연변이가 비정상적인 세포 분열과 종양 성장으로 진행되려면 세포 환경의 변화가 선행되어야 한다. 다시 말하지만 태양이 암을 유발할 수 있다는 주장은 오해의 소지가 있을뿐더러 거짓이다. 내가 보기에 세포 돌연변이는 세포가 유독하고 유해한 물질에 노출되어도 살아남고, 감정적·육체적 스트레스에 따른 생화학적 효과를 다루기 위한 생물학적 조정 반응이다.

태양은 이러한 반응을 가능하게 하는 데 도움을 줄 뿐, 다른 공동 요인이 없다면 암을 유발할 수 없다. 비타민 D 결핍과 정서적 스트레스는 모두 면역 체계를 억제하는 암 발병의 공동 요인이다. 또한 수면 부족, 정크푸드 섭취, 의약품, 간내 담관 폐색도 마찬가지다. 만약 암이 발생한다면, 그것은 질병의 원인이 아니라 치유의 메커니즘이다. 근본적인 원인을 그대로 남겨둔 채 그것을 억제하거나 공격하면 몸의 자연스러운 치유가 멈출 뿐만 아니라, 증상이 사라지거나 줄어들어 완화로 잘못 해석되고 있을 뿐 더 심각한 암이 재발할 수밖에 없다. 암 발병의 공동 요인을 제거하고 다양한 치유 단계를 통해 암의 활동을 지원하면 암은 저절로 사라지고 재발하지 않는다.

대기 오염과 도시 생활의 스트레스

2008년 5월 미국의 인터넷 신문인 내추럴뉴스닷컴(NaturalNews.com)에 보고된 캐나다 연구 팀의 연구 결과에 따르면, 유방의 25% 이상이 치밀 유방(유방을 구성하고 있는 유선 조직과 지방 조직 중

유선 조직의 분포가 높은 유방—옮긴이)인 여성은 그렇지 않은 여성에 비해 유방암 발병 위험이 5배가량 높은 것으로 밝혀졌다. 또한 이 연구에서는 치밀 유방을 가진 여성의 경우 유방 조영술 검사를 받고 1년 후 유방에 종양이 발견될 확률이 18배 높은 것으로 나타났다.

최근 영국 런던의 프린세스 그레이스 대학병원(Princess Grace Hospital) 연구 팀이 진행하고 북미방사선학회(Radiological Society of North America)에 발표된 연구 결과에 의하면, 도시에 살고 있거나 직장을 가진 여성들은 시골에 사는 여성들에 비해 유방암에 걸릴 위험이 매우 높은 것으로 밝혀졌다. 이러한 현상이 나타난 원인을 밝혀내기 위해 45~54세의 영국 여성 972명의 유방 조직을 검사한 연구 팀은 이 조사를 통해 도시에서 살거나 직장을 가진 여성들의 유방이 25% 이상의 치밀 조직을 가졌을 확률이 2배 이상 높다는 사실을 발견했다. 연구 팀은 도시 거주자들이 오염된 공기에 섞인 독성 물질 때문에 호르몬을 생산하는 데 지장을 받아 유방의 치밀도가 높아졌을 것이라는 가설을 세웠다. 그들은 도시 거주자들의 스트레스를 또 하나의 원인으로 들었다.

나는 상처를 입히기 쉬운 유방 조영술 촬영 또한 치밀한 유방 조직을 가진 여성들의 유방암 발병에 기여하는 것으로 여기고 있다. 유방 조영술 촬영을 할 때 부드럽고 지방이 많은 유방 조직을 가진 여성은 상처 입을 가능성이 더 적을 것이다.

전자레인지는 과연 안전할까?

전자레인지가 물이나 음식물 그리고 여러분의 몸에 어떤 영향을 미치는지 생각해본 적이 있는가?

독일은 이미 1930년대에 가장 먼저 마이크로파 기술을 사용한 나라다. 독일의 과학자들은 제2차 세계대전 초기에 마이크로파를 이용한 레이더 시스템을 개발했다. 추운 겨울날 몸을 따뜻하게 하려고 레이더 주변에 모여든 병사들이 있었는데 대부분 백혈병에 걸렸다. 독일 과학자들은 마이크로파가 인간의 조직을 가열할 수 있다는 사실을 알아내고 마이크로파를 이용하여 음식을 데울 수도 있겠다는 생각을 했다. 그들은 소련과의 전쟁에서 지친 독일 병사들에게 따뜻한 음식을 제공할 목적으로 전자레인지를 발명하게 되었다. 하지만 마이크로파에 직접 노출된 레이더 기술자들과 마찬가지로 전자레인지로 가열한 음식을 먹은 병사들에게도 백혈병이 발병했다. 이러한 사실을 알게 된 히틀러는 제3제국 전체에 전자레인지 사용을 금지했다.

그럼 오늘날의 전자레인지는 80년 전의 전자레인지보다 안전할까? 절대 그렇지 않다. 그때나 지금이나 똑같은 마이크로파를 사용한다.

마이크로파 노출에 의한 부작용은 다음과 같다.

· 고혈압   · 부신 피로   · 심장 질환

- 편두통　　・ 어지럼증　　・ 기억력 저하
- 주의력 결핍 장애　　　　・ 뇌 손상
- 불안　　・ 우울증　　・ 수면 장애
- 위통　　・ 충수염(맹장염)　・ 백내장
- 탈모　　・ 성 기능 장애

마이크로파로 손상된 음식을 먹으면 몸에서 상당한 스트레스 반응을 일으켜 혈액의 화학적 상태를 바꿔놓는다. 예를 들어 유기농 채소를 전자레인지로 익혀 먹으면 콜레스테롤 수치가 급상승한다. 스위스의 과학자 한스 U. 헤르텔(Hans U. Hertel) 박사는 이렇게 말한다. "혈액의 콜레스테롤 농도는 음식 자체에 들어 있는 콜레스테롤보다는 스트레스 요인에 의해 더 큰 영향을 받는다." 러시아 정부는 1976년에 타당한 이유로 전자레인지 사용을 금지했지만, 이 주방기기는 미국 내 90% 이상의 가정에서 날마다 중요한 역할을 수행하고 있다.

미국의 과학자 윌리엄 P. 코프(William P. Kopp)는 이렇게 말한다. "마이크로파로 조리한 음식의 부작용은 인간의 몸에 장기적이고 영구적으로 남는다. 마이크로파로 조리한 음식은 미네랄, 비타민 그리고 영양소가 감소하거나 변형되어 인간의 몸에 거의 도움이 되지 못한다. 또한 마이크로파에 의해 변형된 화합물이 몸속에 흡수되어도 인간의 몸은 그것을 분해하지 못한다."

마이크로파는 건강에 도움이 되는 음식을 치명적인 독성 물질로 바꿔놓는다. 전례가 없을 정도로 미국을 비롯해 여러 나라에서 유행처럼 일고 있는 암은 상당 부분 음식을 조리할 때 전자레인지를 사용하기 때문이다. 따라서 전자레인지 사용을 금지했던 구소련이나 나치 독일의 제3제국에서 그랬듯 모든 사람들이 전자레인지 사용을 멈추는 것이 현명한 행동이다.

탈수증

암은 대개 몸에서 심각한 탈수 증상을 보이는 곳에서 발생한다. 많은 사람들이 자신도 모르는 상태에서 탈수증으로 고통을 겪는다. 탈수증은 몸의 세포가 기본적인 신진대사에 필요한 양의 수분을 충분히 공급받지 못하는 상태를 가리킨다. 세포가 건조해지는 것은 다음과 같은 이유들 때문이다.

- 수분 부족(하루에 6잔 이상의 깨끗한 물을 마시지 못할 경우)
- 커피, 카페인 음료, 탄산음료, 맥주나 와인 등 이뇨 작용이 있는 음료를 자주 마시는 경우
- 육류, 매운 음식, 초콜릿, 설탕, 담배, 마약, 청량음료, 인공 감미료 등의 자극적인 음식을 자주 먹는 경우
- 스트레스
- 약물(모든 약) 복용

- 지나친 운동
- 과식이나 급격한 체중 증가
- 하루에 몇 시간씩 TV를 시청하는 경우

탈수증은 갈증, 건성 피부, 짙은 색이나 악취가 나는 소변, 피로와 관련이 있다. 그러나 속쓰림, 변비, 요로 감염, 조기 노화, 높은 콜레스테롤, 체중 증가 등 흔히 간과되는 만성 탈수 증상도 많다.

탈수증은 피를 탁하게 만들기 때문에 세포로부터 수분이 빠져나간다. 세포에서 빠져나온 수분은 피를 다시 연하게 만드는 데 사용된다. 하지만 세포는 자기 파괴를 피하기 위해 세포막을 두껍게 만들어 수분을 꽉 붙들기 시작한다. 점성이 있는 물질인 콜레스테롤이 세포를 둘러쌈으로써 세포가 수분을 빼앗기는 것을 막아준다. 이러한 응급조치는 수분을 지키고 한동안 세포의 생명을 유지하지만, 세포가 새로운 수분은 물론 생명 활동에 꼭 필요한 영양분을 흡수하는 능력까지 함께 감소시킨다. 그 결과 미처 흡수되지 못한 수분과 영양소가 세포를 둘러싼 결합 조직에 쌓이고, 이로 인해 몸이 붓고 다리, 신장, 얼굴, 눈, 팔과 같은 부위에 수분이 축적된다. 이는 상당량의 체중 증가를 일으키는 원인이 된다. 그리고 동시에 혈장과 림프액이 진해지고 폐색이 발생한다. 탈수증은 쓸개즙의 원활한 흐름에도 영향을 미쳐 담석의 생성을 촉진한다. 이러한 모든 요인들이 복합적으로 일어나면 세포의 돌연변이라는 생존 메커니즘이 작동되기에 충분한 상황이 된다.

차, 커피, 탄산음료, 초콜릿에는 신경 독소이면서 각성제인 카페인이 들어 있다. 혈액 속에 쉽게 들어간 카페인은 이 자극적인 물질을 제거하고 대응하도록 하는 강력한 면역 반응을 일으킨다. 이 독성 물질은 부신(좌우 신장 위에 위치한 내분비 기관으로, 아드레날린과 부신피질 호르몬을 분비한다―옮긴이)과 세포들을 자극하여 스트레스 호르몬인 아드레날린과 코르티솔이 혈류 속에 분비되도록 만든다. 그 결과 힘이 넘치는 것처럼 느껴지는데, 이를 '투쟁-도피 반응'이라고 부른다.

그러나 이와 같은 자극적인 물질을 지속적으로 섭취하면 몸의 방어 반응이 남용되어 효과가 떨어진다. 그 자체로 독성이 강한 화합물인 스트레스 호르몬이 지속적으로 분비되면 혈액의 화학적 조성이 바뀌어 면역 기관, 내분비 기관 그리고 신경 기관에 손상을 입히는 결과를 초래한다. 뇌는 사소한 스트레스와 심각한 투쟁-도피 반응을 구분하지 않고, 모든 스트레스 요인에 반응하도록 몸을 준비하면서 단백질 합성을 멈추게 하는 코르티솔 호르몬을 분비함으로써 양쪽 모두에 반응한다. 이런 일이 만성적으로 일어나면 몸의 방어 체계가 계속 약해지고, 우리 몸은 감염과 세포의 돌연변이를 포함한 다른 질병들에 점점 더 취약해진다.

한 잔의 커피를 마셨을 때 힘이 솟는 듯한 느낌을 경험하는 것은 카페인 자체가 직접적인 원인이 아니라, 면역 체계가 그것을 제거하려 하기 때문에 나타나는 현상이다. 하지만 지나치게 흥분되거나 억제된 면역 체계는 결국 우리 몸에서 카페인을 제거하는 데 필요한 아드레날린과 코르티솔을 더 이상 공급하지 못하게 된다. 이 단계에 이르면 사람들은 커피와 같은 자극제에 '익숙해졌다'고 말한다. 또한 이 단계에 이른 사람들은 '자극'을 느끼기 위해 더 많은 양을 섭취하는 경향이 있다. "커피 없이는 못 살 것 같다"는 표현은 그들의 상황이 심각한 지경에 이르렀음을 보여주는 것이다.

우리 몸의 세포들은 카페인과 같은 독성 물질을 제거하기 위해 지속적으로 수분을 빼앗겨야 하기 때문에 커피나 차 혹은 탄산음료를 자주 마시는 것은 탈수증을 야기한다. 커피나 차를 한 잔씩 마실 때마다 우리 몸은 카페인을 제거하는 데만 2~3잔 분량의 수분을 동원해야 한다. 이것은 청량음료나 약 혹은 스트레스 호르몬을 분비하도록 하는 물질이나 습관 ─ 몇 시간씩 TV를 보는 것과 같은 ─ 들에도 똑같이 적용된다. 일반적으로 모든 자극적인 것들은 쓸개즙이나 혈액 혹은 소화액에서 수분을 빼앗는 강력한 효과가 있다. 악성 종양의 성장을 치유하는 데 있어 자극적인 것들은 역효과를 내기 때문에, 이러한 것들은 될수록 피하는 것이 좋다.

탈수증을 예방하기 위해서는 반드시 하루에 6~8잔 정도의 너무 차갑지 않은 깨끗한 물을 마셔야 한다. 또한 수돗물이나 플라스틱병에 담긴 생수를 피해야 한다. 일반 수돗물과 생수의 상당

수는 비소, 염소, 알루미늄, 불소, 처방약 및 일반의약품, 소독 부산물(DBP) 그리고 흔히 BPA로 알려진 유해 화학 물질인 비스페놀 A를 함유하고 있다.

자신을 보호하는 방법

우리 몸이 매일 독성에 노출되는 여러 가지 경로들을 생각하면 좌절감을 느끼기에 충분하다. 하지만 자신과 가족을 보호하기 위해 여러분이 할 수 있는 많은 방법들이 있다.

- 물을 많이 마셔라! 대부분의 사람들은 자신의 몸을 깨끗이 하는 데 도움을 줄 만큼의 충분한 물을 섭취하지 않는다.
- 간, 대장, 신장을 1년에 한 번 이상 청소하라.
- 플라스틱 용기 대신 유리 용기에 음식을 보관하라.
- 가정에서는 자연 유래 성분으로 만들어진 세정 제품만 사용하라. 식초와 오렌지 오일은 훌륭한 천연 세정제다.
- 살충제, 유전자 변형 농산물, 비료, 성장 호르몬에 대한 노출을 줄이기 위해 유기농 농산물, 방목 사육 가축 등으로 구성된 합리적인 식단을 만들라.
- 폴리염화 바이페닐(PCB)과 수은에 오염된 양식 어류 등의 섭취를 삼가라.

- 인공 감미료, MSG 등이 들어 있는 가공식품 및 인공 식품 첨가물을 식단에서 제거하라.
- 테플론으로 코팅된 조리 도구를 버리고 세라믹, 유리로 된 안전한 조리 도구를 선택하라.
- 수돗물을 검사하고 필요한 경우 필터를 설치하라(욕조의 샤워기 포함).
- 합성 향료, 인공 방향제, 섬유 유연제 등을 피하라.
- 가능하면 유기농으로 만든 천연 샴푸, 치약, 발한 억제제, 화장품 등으로 교체하라.
- 처방약 및 일반의약품과 백신을 모두 없애거나 최소화하라.

만약 당신이 암에 걸려 있다면, 특히 다음과 같은 것들을 조심해야 한다.

염소로 소독한 물: 염소는 가장 강력한 발암 화학 물질 중 하나다. 정수되지 않은 수돗물을 마시거나, 염소로 소독한 수영장에서 수영하는 것, 혹은 염소를 제거하지 않은 물로 샤워하는 것을 피해야 한다(수돗물을 마실 때보다 피부를 통해 흡수되는 염소가 더 많다).

수돗물 속의 불소: 불소는 염소와 마찬가지로 암을 유발하는 물질이다. 이것은 몸에서 알루미늄을 더 많이 흡수하도록 한다. 따라서 불소를 걸러낼 수 있는 정수기를 사용해야 한다.

전자기파: 전자기파는 우리 몸의 고유한 전자기장을 간섭하고

세포 간의 기본적인 의사소통을 약화시킨다. 침실에서는 전기담요나 전자시계 같은 모든 전기 제품을 없애야 한다.

무선 통신기기: 이에 대해서는 제2장에서 자세히 설명했다.

살충제 및 독성 화학 물질: 유기농이 아닌 농작물, 가정용 청소용품, 미용 제품, 머리 염색제, 샴푸, 스킨로션, 기타 개인 위생 용품 등에 들어 있으며, 암을 치유하기 위해 온 힘을 기울여야 할 면역 체계를 혹사시키고 기능을 억제한다. 특히 알루미늄을 기초로 한 화장품, 비스무트(원소 기호 Bi로 표시되는 금속-옮긴이)가 들어 있는 미네랄 파우더 그리고 알츠하이머병의 발병 위험을 무려 300% 증가시키는 것으로 알려진 알루미늄이 가득 들어 있는 땀 억제제를 피해야 한다.

머리 염색제: 헤어 디자이너들이 다른 어느 직종에 종사하는 사람들보다 유방암 발병률이 높다는 사실은 연구자들이 머리 염색제와 암의 연관성을 연구하도록 촉진했다. 수많은 연구에서 최소한 한 달에 한 번 이상 머리 염색제를 사용하는 여성들의 방광암 발병률이 머리 염색제를 사용하지 않는 여성들의 2배에 이른다는 사실이 밝혀졌다. 여성들이 15년 이상 머리 염색제를 사용했을 경우 그 위험은 3배로 증가했다. 이러한 위험은 영구 염색제를 사용하든 샴푸형 염색제를 사용하든 별 차이가 없었다. 일반적으로 판매되는 머리 염색제에 포함된 화학 물질들은 두피에 침투하여 혈류 속까지 들어간다. 신장은 이 화학 물질들을 걸러낸 다음 방광으로 보내는데, 이때 방광의 세포들이 손상을 입는

다. 그 결과 방광염과 세포의 돌연변이가 지속적으로 발생한다.

머리 염색제의 유해성을 최소화하기 위해서는 매일 충분한 양 (6~8잔)의 물을 마시는 것을 잊지 말아야 한다. 또 염색할 때도 전체 염색보다는 부분 염색을 하고, 천연 식물성 염료(헤나)를 주 성분으로 한 염색제를 사용하는 것이 좋다.

비소, 석면, 니켈: 이 물질들은 폐암을 비롯해 여러 가지 암을 유발한다. 여러분은 누군가 여러분을 죽이려고 마음먹지 않는 한 비소를 먹을 일은 없을 거라고 생각할지 모르겠다. 하지만 여러분이 닭고기를 먹는다면, 실제로 많은 양의 비소를 함께 먹는 것이다. 양계업자들은 닭의 성장 촉진제로 엄청난 양의 비소를 사용한다. 존스홉킨스 공중보건대학의 연구원인 엘런 실버겔드(Ellen Silbergeld) 박사는 닭을 키울 때 사료에 비소 화합물을 첨가하는 양계업계의 현실에 대해 다음과 같이 언급했다. "모든 사람들이 비소를 사용하지 않는 척하는 것이 문제다." 무기비소에 노출되는 것은 당뇨병의 원인 중 하나로 알려져 있다. 또한 이것은 전 세계적으로 암 사망률을 증가시키는 환경적 요인 중 하나로 여겨지고 있다. 여러분이 만약 전립선암에 걸려 있거나, 앞으로 전립선암에 걸리고 싶지 않다면 상업적으로 사육된 닭고기를 먹지 말아야 한다.

충격적이게도, 2011년 6월 9일 CBS 뉴스와 AP 통신 등이 발표한 보고서에 따르면, 미국 식품의약국(FDA)은 미국에서 판매되는 닭고기에 강력한 독소이자 발암 물질인 비소가 들어 있다는 사실을 최종 인정했다. 비소는 1940년대부터 닭고기에 의도적으로 첨가되었다. FDA는 이전부터 닭고기가 아닌, 닭의 배설물에서만 비소가 검출된다고 주장해왔지만 이제는 완전히 입장을 번복했다.

물론 온전한 정신을 가진 사람이라면 누구나 동물에게 비소를 먹였을 때 그것이 단지 배설물과 함께 배출되는 것이 아니라 실제로 동물들을 중독시킨다는 것을 잘 안다. 과거에 비소가 사람을 독살하는 데 쓰인 것도 그 때문이다. 나는 FDA 과학자들이 실제로 비소가 어떤 마법적인 이유로든 닭의 소화 기관을 그냥 통과할 것이라고 추측했으리라고는 조금도 믿지 않는다. 그들은 농장에서 왜 닭에게 비소를 먹이는지를 처음부터 잘 알고 있었다. 즉 농부들은 기생충을 죽이고 더 빨리 자라게 하기 위해 닭에게 비소를 먹인 것이다. 빨리 자라게 하려면 비소가 혈액 속에 흡수되어 간으로 옮겨져야 한다. 그러나 FDA는 그들의 연구에서 닭의 간에서 비소가 검출되었다는 사실에 놀라는 눈치였다.

FDA가 주장하는 것처럼 상업적으로 길러진 닭고기에서 발견된 비소의 양이 여전히 인간의 소비에 안전하다면, 비소가 함유된 록사손(Roxarsone)이라는 닭 사료가 갑자기 판매대에서 사라진 이유는 무엇일까? 록사손은 백신과 다른 독성 의약품을 만드는 화이자(Pfizer)의 자회사인 알파마 LLC(Alpharma LLC)에서 생산된다. 그들이 실제로 알려진 발암 물질로 인류를 서서히 병들게 하는 것으로 밝혀졌기 때문에, 이 제품을 더 이상 시판하는 것은 가금류 소비자들에게 암을 유발한 것에 대한 집단 소송으로 이어질 수 있다.

늘 그렇듯 제약 회사는 사람들이 병에 걸려야만 이익을 본다. 사람들을 병들게 하고 그것을 유지하는 것이 그들의 오래된 장사 수완이다. 화이자는 여전히 약 12개국에서 비소 성분을 팔고 있다. 그들이 앞으로도 그럴지 지켜볼 일이다.

FDA는 비소를 먹인 닭고기가 인간의 소비에 안전하다고 계속 주장하고 있는 반면, 엘더베리 주스, 체리 주스, 호두와 같은 식품 및 식품 제조업체에 대해서는 그들의 웹사이트와 식품 라벨에 이 제품들이 건강상의 특별한 효과를 보였다는 과학적 증거를 인용하고 있음에도 불구하고 무차별적인 공격을 벌이고 있다. FDA는 꿀이 항생제보다 더 효과적이라고 제안하는 수십 개의 임상 연구가 있음에도 꿀이 피부 감염을 제거할 수 있다고 말하는 것은 불법이라고 주장한다.

이제 햄버거와 비프스테이크가 비소로부터 안전하다고 생각한다면, 다시 생각해보라. 소의 사료에 비소를 먹인 닭의 배설물을 사용하는 것은 축산업의 일반적인 관행이다. 그들이 그 귀중한 비소를 다 없애버릴 이유가 있겠는가? 그들의 좌우명은 "두 번 쓰면 훨씬 싸다"이다.

벤젠: 미국에서 가장 널리 사용되는 20개의 화학 물질 중 하나다. 벤젠은 백혈병과 다른 암을 유발할 수 있다. 담배 연기와 2차 흡연은 벤젠에 노출되는 주요 원인이다.

포름알데히드: 포름알데히드는 비강암과 비인두암을 유발할 수 있다. 이것은 폴리머나 레진과 같은 더 복잡한 화학 물질의 생산에 일반적으로 사용된다. 레진은 합판이나 카펫 등을 만들 때 접착제로 쓰인다. 또한 포름알데히드는 티슈, 냅킨, 두루마리 휴지와 같은 위생용지 제품에도 사용된다. 대부분의 단열재, 금형 제품, 페인트에는 포름알데히드 유도체도 포함되어 있다.

환경과 음식의 독성 물질: 많은 아이들이 산모로부터 받은 독성 물질을 몸 안에 그대로 지닌 채 태어난다. 미국의 비영리 환경 시민 단체인 EWG의 연구 결과에 의하면, 신생아의 혈액 검사에서 수은이나 난연제, 살충제, 프라이팬 코팅제 등에 사용되는 화학 물질들을 포함하여 평균 287가지의 독성 물질이 발견되었다고 한다.

프라이팬 코팅제: 프라이팬이나 냄비에 사용되는 코팅제 역시 발암 물질이다. 따라서 코팅 처리된 냄비나 프라이팬으로 음식을 조리해서는 안 된다. 유리, 주철, 탄소강, 티타늄 등으로 만든 제품이나 법랑 제품을 사용해야 한다.

PVC 샤워 커튼: PVC(폴리염화비닐) 샤워 커튼은 자극적인 냄새가 나고, 간을 포함해 신경이나 생식 계통, 호흡 기관에 심각한 손상을 입힐 수 있다. 냄새는 톨루엔, 에틸벤젠, 페놀, 메틸이소부틸케톤, 자일렌, 아세토페논 그리고 쿠멘 등 미국 환경보호국(EPA)이 위험한 대기 오염 물질로 규정한 치명적인 화학 물질에서 나온다. PVC 샤워 커튼은 대부분의 대형 마트에서 판매되고 있다. 최근 《뉴욕 선(New York Sun)》에는 다음과 같은 기사가 실렸다. "샤워 커튼 중 한 제품에서는 108가지의 휘발성 유기 화합물이 상당량 검출되었고, 그중 일부는 거의 한 달 가까이 냄새가 지속되었다." 안전을 위해서는 PVC 샤워 커튼 대신 천으로 된 커튼이나 유리로 된 샤워 부스로 바꿔야 한다.

아스파탐 및 수크랄로스 등의 인공 감미료: 인공 감미료가 몸속에 흡수되면 분해되어 강력한 발암성 화합물을 만들어낸다. 특히 다이어트 탄산음료와 암 위험 증가 사이의 연관성은 충분히 입증되어 있다. 또한 인공 감미료는 두통과 기억력 상실에서부터 발작, 천식, 수면 장애, 복통 그리고 당뇨에 이르기까지 다양한 건강 문제와 관련이 있다. 그럼에도 불구하고 이러한 인공 감미료는 강한 정치적·재정적 압박 때문에 시장에 남아 있으며, 다양한 브랜드로 판매되고 있다. 바로 뉴트라스위트(NutraSweet), 이퀄(Equal), 아미노스위트(AminoSweet), 나트라테이스트(Natra Taste), 스푼풀(Spoonful), 칸데렐(Canderel), 네오탐(Neotame) 등이 대표적이다.

알코올 섭취: 알코올은 쓸개관 폐색의 원인이 되고 면역 체계를 억제하며 몸속에 있는 마그네슘을 감소시키는데, 모두 암 발병의 원인이 된다. 스웨덴에서 진행된 연구 결과에 따르면, 마그네슘을 가장 많이 섭취하는 여성의 암 발병 위험은 미네랄을 가장 적게 섭취하는 여성에 비해 40% 가까이 줄어드는 것으로 나타났다. 미네소타 대학교의 보건대학원 연구 팀은 마그네슘이 풍

부한 식품이 대장암의 발병 빈도를 줄인다는 사실을 발견했다. 2002년 《영국 암 저널(British Journal of Cancer)》에는 영국에서 발생하는 모든 유방암의 4% — 대략 1년에 4만 4000명 — 가 음주로 인한 것이라는 보고서가 제출되었다. 또 2008년 샌디에이고에서 열린 '미국 암연구협회(American Association for Cancer Research)' 연차 총회에서는 소량이라도 알코올을 섭취했을 때 유방암, 특히 에스트로겐 수용체 양성(ER-positive) 종양과 프로게스테론 수용체 양성(PR-positive) 종양의 발병 위험을 크게 증가시킬 수 있다는 연구 결과가 발표되었다.

이 연구는 폐경기를 맞은 18만 4000명 이상의 여성을 대상으로 7년에 걸쳐 진행되었는데, 하루 평균 1잔 미만의 술을 마시는 여성의 유방암 발병 위험은 술을 전혀 마시지 않는 여성에 비해 7% 증가했다. 하루 평균 1~2잔의 술을 마시는 여성은 32%가 증가하였으며, 하루 평균 3잔 이상의 술을 마시는 여성은 51%까지 증가했다. 유방암 발병 위험의 증가는 대부분 70%의 에스트로겐 수용체 양성 및 프로게스테론 수용체 양성 종양에서 나타났다. 이 연구에서 여성들이 마시는 술의 종류에 따른 차이는 발견되지 않았다.

우유에 들어 있는 성장 호르몬: 일리노이 대학교 공중보건대학의 새뮤얼 S. 엡스타인 박사는 소의 성장 호르몬인 rBGH를 사용하여 생산된 우유에 대해 다음과 같이 지적했다. "이 우유에는 성장 호르몬 인자(IGF-1)가 너무 많이 들어 있어서 유방암, 대장암, 전립선암의 주요 원인으로 의심받아왔다."

합성 비타민: 합성 비타민(값싼 싸구려 비타민)은 여러분의 몸에서 에너지를 빼앗을 뿐 아니라, 실제로는 여러분이 그걸 먹음으로써 피하려 했던 바로 그 비타민의 결핍을 초래할 수 있다. 이와 반대로 과일과 채소에 들어 있는 천연 비타민은 우리 몸의 세포에 활력을 불어넣는다.

합성 비타민제 한 알에는 90% 이상의 충전 물질이 들어 있다. 이런 비타민제의 비타민 흡수율은 5%를 넘지 못한다. 비타민제를 많이 먹으면 소화 기관과 간 그리고 신장에 큰 부담을 줄 수 있다. 게다가 여러 가지 비타민의 올바른 균형을 맞춘 제품을 생산하는 것은 사실상 불가능하다. 각자가 필요로 하는 비타민의 양이 사람마다 다르고 그것도 항상 변하기 때문이다. 그러므로 어떤 비타민제도 이 요구를 모두 맞출 수는 없다. 음식으로부터 얼마나 많은 종류의 비타민을 흡수할지를 몸이 알아서 할 수 있도록 하는 것이 비타민을 안전하게 섭취하는 유일한 방법이다.

당신이 먹는 음식에서 비타민을 얻는 것이 가장 좋은 방법이다. 비타민은 원래 독성이 있고 산성이며 반응성이 높은 물질이다. 과일과 채소에는 천연 중화제가 들어 있어 비타민으로 인해 몸이 해를 입는 것을 방지해준다. 고품질의 메틸화한 비타민(비타민 보조 효소를 사용한 제품)일지라도 이러한 중화제가 들어 있지 않고 우리 몸이 이미 갖고 있는 비타민들을 자극하거나 제거하는 것과 같은 (그 결과 비타민 결핍을 초래하는) 부작용을 불러일으킬 수 있다.

육류나 가금류, 생선 등을 구워 먹는 것: 2008년 4월 '미국암연구소(American Institute of Cancer Research)'는 모든 사람들에게 고기를 구워 먹는 습관을 재고해야 한다고 강력하게 경고했다. 연구소는 7000여 건의 연구 결과를 분석한 후, 흰 고기든 붉은 고기든 혹은 생선이든 고기를 구우면 강력한 발암 물질이 만들어진다는 결론을 내렸다. 고기를 구울 때 나오는 높은 열은 붉은 고기나 가금류 혹은 생선의 단백질과 반응하여, 암과 관련 있는 것으로 알려진 헤테로사이클릭아민(heterocyclic amine)을 만들어낸다. 또한 육즙이 숯불에 떨어지면 다른 형태의 발암 물질인 다환 방향족 탄화수소류(polycyclic aromatic hydrocarbon)가 만들어지면서 연기와 함께 피어올라 고기에 달라붙는다.

연구소는 핫도그, 소시지, 베이컨, 햄 등과 같이 고기를 염장, 훈제, 절임 처리한 가공 육류를 강하게 비판했다. 어떤 방식으로 처리하든 육류를 보존하기 위해 사용되는 화학 물질은 발암 물질의 생성을 증가시킨다. 보고서에서는 "사람이 먹었을 때 안전하다고 할 수 있는 가공육은 발견할 수 없었다"라고 밝히고 있다.

과당과 자당의 지나친 섭취: 하와이 대학교와 서던캘리포니아 대학교에서 진행된 새로운 연구에 의하면, 이러한 설탕류를 섭취했을 때 췌장암 발병 위험을 증가시킬 수 있다. 과당은 과일 속에 천연 상태로 들어 있는 데 반해 자당은 대개 사탕수수나 사탕무에서 추출한다. 연구 팀은 혈당 지수가 높은 음식이 췌장암의 발병 위험을 높인다는 증거를 찾기 위해, 하와이-로스앤젤레스 다인종 추적 관찰 연구(코호트 조사)에 참여한 16만 2150명의 식습관을 분석했다. 그 결과, 참여자들 중 과당을 많이 섭취하는 사람들은 과당을 잘 섭취하지 않는 사람들에 비해 췌장암 발병 위험이 매우 높았다. 과일 주스를 많이 마시는 참여자들의 경우에도 높은 췌장암 발병 위험을 보여주었다. 한편 비만이나 과체중인 참여자들은 지나친 자당 섭취가 높은 췌장암 발병 위험과 관련 있는 것으로 나타났다. 특히 과당은 신경계에 매우 부정적인 영향을 미칠 수 있고 실제로 뇌의 일부를 정지시킬 수 있다.

흡연: 흡연은 혈액이 몸 안의 세포들에 산소를 운반하는 능력을 약화시키고 세포들을 흥분시키기 때문에 모든 종류의 암을 일으킨다. 게다가 흡연과 간접흡연은 우리를 암 발병의 주요인인 카드뮴 중독에 빠뜨린다. 그렇지만 대부분의 금연 캠페인의 과도한 흥분은 불필요할 정도로 심하다. 물론 흡연이 절대로 유익한 것은 아니지만, 그것이 우리가 믿게 된 것처럼 폐암의 피할 수 없는 원인인 것도 아니다. 아이슬란드, 일본, 이스라엘, 그리스와 같이 흡연자 비율이 높은 나라들도 세계에서 가장 긴 기대 수명을 가지고 있다.

자외선 차단제: 사람들이 자외선 차단제와 선글라스를 사용하기 시작하면서 암 발병이 급격히 증가했다(자세한 것은 제2장 참고).

야간 근무: 세계보건기구(WHO)의 산하 기구인 국제암연구소(IARC)는 지금까지의 연구 결과들에 대한 분석을 근거로 야간 근

무를 발암 목록에 추가했다. 일차적으로 간호사나 비행기 승무원 같은 야간 근무자들에 대한 연구 결과들을 검토한 후, 밤에 일하는 사람들이 낮에 일하는 사람들에 비해 암에 걸릴 위험이 높다는 사실을 알아냈다. 발암 원인 분류 부서의 수장인 빈센트 코글리아노(Vincent Cogliano)는 "밤에 일하는 사람들이 암에 걸릴 위험이 증가한다는 것을 알 수 있는 근거는 충분하다"고 말했다. 확실히 밤에 일하는 여성들은 유방암 발병 위험이 높아지고, 남성들의 경우에는 전립선암의 발병 위험이 높아진다.

수혈: 여러분이 만약 암 수술을 선택하여 수혈을 받게 된다면 이것이 심장마비로 인한 사망 위험을 증가시킨다는 사실을 알아야 한다. 새로운 연구 결과들은 수혈이 합병증의 위험을 높이고 생존율을 떨어뜨린다는 사실을 보여주고 있다. 혈액은 환자의 몸에 수혈되는 즉시 세포들에 산소를 운반하는 능력을 잃는다. 또한 혈액의 보관 기간이 길수록 심장마비나 심부전 혹은 뇌졸중으로 사망할 가능성이 높아진다.

적혈구 속에 있는 일산화질소는 우리 몸의 조직에 산소를 운반하는 데 있어 핵심적인 역할을 한다. 그러나 혈액을 2주 이상 보관하면 혈액 속의 일산화질소 농도가 떨어져 환자의 생명을 위협할 수 있다. 현재 혈액은 환자에게 수혈되기 전에 6주까지 보관되기도 한다. 위에서 언급한 위험은 보관된 혈액에 일산화질소를 불어넣어줌으로써 감소시킬 수 있지만 그렇게 하는 병원은 거의 없다.

이온화 방사선: 이온화 방사선에 노출되면 특정 암의 발병 위험을 높일 수 있다. 여드름이나 아데노이드 비대증(인두의 보호 기관인 인두 편도가 증식 비대하여 여러 장애를 일으키는 질환—옮긴이)을 치료하기 위해 사용되는 엑스레이는 백혈병이나 림프종 같은 특별한 형태의 암이 발병할 위험을 증가시킨다. 의사들은 이런 사실을 알려주지 않겠지만, 엑스레이는 몸속에 축적되고 치아, 쓸개, 척추, 폐, 혹은 뼈 중 어느 것이든 엑스레이에 노출될 때마다 이러한 위험이 증가한다.

미국에서는 2006년 한 해 동안 6200만 건 이상의 CT나 CAT 촬영이 이루어졌는데, 이로 인해 미국인들의 평균 방사선 노출량이 급격히 증가했다. CT 촬영으로 노출되는 방사선량은 일반 엑스레이에 비해 50배에서 100배 이상 많다. 이온화 방사선은 활성 산소를 생성하고 체내의 중요한 화학적 결합을 깨뜨려 세포 대사 과정을 조절하는 분자(DNA, RNA, 단백질 등)에 엄청난 손상을 입힐 수 있다. 낮은 레벨에서 발생할 경우 신체는 이러한 손상을 쉽게 복구할 수 있지만, 의료 장비에서 방출되는 높은 수준의 방사선은 몸의 중요한 조직에 돌이킬 수 없는 손상을 일으킬 수 있다. 《뉴잉글랜드 의학 저널》에 발표된 논문에 의하면, 지난 25년 동안 CT 촬영의 급격한 증가는 해마다 수많은 환자들이 암 발병 위험을 높이는 위험한 방사선에 노출되도록 만들었다.

인체에 무해한 MRI나 유방 조영술 촬영은 세상 어디에도 없다. 다른 연구들에서는 성인들과 마찬가지로 엑스레이에 노출된 어린이들에게서 유방암이 발병될 위험이 증가한다는 사실을 밝혀냈다. 음식에 열을 가하고 방사선을 내뿜는 전자레인지 역시 혈액에 발생하는 암이나 뇌종양 등의 원인이 될 수 있다.

이 책에서 설명한 여러 이유로 인해 필자는 개인적으로 암을 진단할 수 있는 어떤 검사법도 지지하지 않는다는 점을 유념해야 한다. 암 진단은 질병을 자극할 수 있는 불필요하고 해로운 피해망상을 유발하는 반면, 발견되지 않은 암은 스스로를 치유할 기회를 얻게 된다. 실제로는 유방암에 걸리지 않았더라도, 유방암에 걸릴지도 모른다는 두려움을 갖거나 유방암에 걸릴 것 같다고 예상하는 것만으로도 당신의 정신은 그 질병에 집중하게 된다. 그리고 이것은 당신이 그토록 두려워하는 바로 그 병을 실제로 유발하기에 충분하다.

공포가 당신에게 무엇을 가져다줄 수 있는지 생각해보라. 얕은 호흡, 땀에 젖은 손바닥, 배탈, 짜증, 두통, 말을 할 수 없는 것, 분명하게 생각할 수 없는 것, 방향 감각 상실, 혼란, 우울, 통제할 수 없는 떨림, 공황 발작, 움직일 수 없는 것, 분노, 약하고 가치 없다는 느낌 따위가 그런 것들이다. 이러한 고통스러운 경험들 중 어떤 것이든 그것이 지속된다면 몸이 스트레스 호르몬인 코르티솔을 방출하기에 충분하다. 코르티솔은 다시 음식으로부터 단백질의 흡수를 막고 세포 속의 기존 단백질을 낭비할 정도로 분해한다. 다시 말해 암 진단에 대한 두려운 반응이 암을 최종 단계까지 진행시키는 바로 그 메커니즘이 될 수도 있다.

게다가 의사와 사랑하는 사람들의 '적절한 치료'를 받으라는 권유에 저항하기가 너무 힘들어 여러분은 그들이 하라는 대로 하는 것 외에 선택의 여지가 없다고 느낄 수도 있다. 신체적으로 질병이 있다고 여겨질 때, 갇히거나 구석에 몰린 듯한 기분을 느낀다면 그것은 확실히 치료에 도움이 되지 않을 것이다. 이 책에서 계속 강조하는 것처럼, 가슴의 비정상적인 변화가 생기게 만든 림프 폐색이라는 증상을 치료하기보다는 몸에 폐색이 일어난 근본 원인을 처리하는 것이 치유에 훨씬 도움이 된다. 이러한 원칙은 질병이라고 부르는 모든 것들에 적용할 수 있다.

질병은 두려움에 대한 인식에 불과하지만, 그것은 치유, 개선 그리고 삶의 새로운 방향에 대한 인식으로 변할 수도 있다.

누가 암을 치유하는가?

암의 완치를 경험하고, 현재도 암이 재발하지 않은 채 건강하게 살고 있는 이들이야말로 암을 일으키거나 치유하는 메커니즘을 밝혀낼 가능성이 가장 많은 사람들이다.

치료할 수 없는 형태의 악성 림프종에 걸려 앞으로 살 수 있는 날이 얼마 남지 않았다는 진단을 받았을 때 앤(Anne)의 나이는 마흔셋이었다. 주치의는 그녀에게 암세포와 싸울 때 가장 흔히 사용하는 방사선 치료와 항암 화학요법 치료를 병행할 것을 강력하게 권고했다. 앤은 이 치료들이 2차 암을 유발할 뿐 아니라 심각한 부작용을 초래한다는 사실을 잘 알고 있었다. 그녀는 어떤 방법으로도 치료할 수 없는 암이라면 불필요한 고통과 끔찍한 부작용을 겪어가며 치료할 이유가 무엇이냐고 주장하면서 치료를 거부했다.

자신이 불치병에 걸렸다는 사실을 인정하는 순간 그것은 죽음을 받아들일 준비가 되었다는 것을 의미하기 때문에, 앤은 죽기 전의 '과도기'를 편하게 해줄 다른 방법을 찾아보고 싶어 했다.

그녀는 자신의 운명을 수동적으로 받아들이기보다는 기분을 좋게 만드는 데 집중하고 자기 삶의 질을 개선시키는 데 적극 나서기로 결심했다. 그녀는 침을 맞고 장(腸)을 청소하거나 약초를 달여 먹는 것부터 명상 등에 이르기까지 할 수 있는 것은 뭐든 하려고 노력했는데, 이 모든 것들이 그녀의 몸속에 있는 세포들의 주의를 환기시키는 분명한 신호가 되었다. 몇 달이 지나자 앤의 몸에 있던 암이 치유되기 시작했다. 1년 뒤에는 눈에 보이는 암의 증상이 모두 사라져 그녀의 주치의를 깜짝 놀라게 했다. 20여 년이 지난 지금 그녀에게는 암의 흔적조차 없을 뿐만 아니라, 그 어느 때보다 건강하고 활력 넘치게 살아가고 있다.

린다(Linda)는 서른여덟 살 때 가장 참혹한 형태의 피부암인 악성 흑색종에 걸렸다는 진단을 받았다. 몇 차례의 수술이 실패로 끝난 뒤에 그녀는 자신에게 발병한 암이 '마지막 단계'까지 진행되었으며 앞으로 1년밖에는 더 살지 못할 것이란 사실을 통보받았다. 린다 역시 항암 화학요법과 방사선 치료를 거절하고 요가, 기도, 채식, 장기 청소, 명상 등을 포함한 긍정적인 치료 방법에 집중했다. 그녀에게 내려진 사형 선고보다 22년을 더 산 지금, 그녀는 피부 트러블 하나 없이 그 어느 때보다 건강하게 살고 있다.

앤과 린다 모두 통제할 수도 없을 만큼 급격히 진행되는 질병에 사로잡힌 수동적인 환자로 머물지 않고 건강한 몸과 마음을 만드는 적극적인 참여자가 되는 것으로 인생을 대하는 태도를 바꿨다. 자기 책임으로 받아들이는 행동은 그녀들이 암 자체에 집중하는 것에서 의식적으로 건강한 몸을 만드는 것으로 옮겨가는 첫 번째 단계였다.

이와 같은 '기적의 치유'를 그저 암이 축소되었다고 말하는 것은 적절하지 않다. 오늘날 모든 종류의 암과 거의 대부분의 다른 질병은 물론이고 당뇨에서부터 사마귀 혹은 에이즈에 이르기까지 놀라운 회복에 대한 사례는 셀 수 없이 많다. 심지어 말기 암 상태에서도 암이 저절로 축소될 수 있다는 사실은, 우리 몸의 면역 체계가 몸속에 있는 종양을 신속하고 효과적으로 제거할 수 있는 능력을 가졌을 뿐 아니라 암의 원인이 제대로 치유되었다는 것을 전제로 새로운 종양이 생겨나는 것을 막을 수도 있음을 보여준다. 암세포를 공격하여 죽이려는 것이 아니라 그들을 평화롭게 놔두고, 암에 걸린 사람의 인생에서 에너지를 빼앗고 있는 것들을 제거하는 것으로 관점을 변화시킨다면 우리의 면역 체계가 증상(악성 종양)을 없애도록 자극을 주는 데 충분한 힘이 될 것이다. 근본 원인만 제거된다면 암도 단순한 감기처럼 그리 해롭지 않은 증상일 뿐이다.

앤과 린다 같은 사람들의 경우가 예외적인 사례가 될 필요는 없다. 모든 환자가 그들처럼 될 수 있다. 암의 치유는 저절로 일어나거나 아무 이유 없이 일어나는 법이 없다. 우리 몸은 암의 원인을 몸과 마음을 깨끗이 청소하는 치유 과정을 통해 극복할 수 있는 정신적 장애물이나 신체적 장애물 정도로 여긴다. 치유 과정에 적극 참여하고 자기 책임(스스로를 사랑하는 것)으로 받아들이는 것은 암을 포함한 모든 주요 질병들을 치료하는 데 있어 절대적인 필수품이다. 만일 여러분이 지금 암으로 고통받고 있다 해도 감당하지 못할 것은 아무것도 없다.

키프로스에서 사업을 하고 있는 조지가 신장암에 걸려 나를 찾아왔을 때, 그는 자신의 인생 전체를 통틀어 가장 약해져 있는 상태였다. 희망이 없다는 의사의 진단에도 불구하고 조지는 여전히 숨 쉬고 있었다. 우리가 호흡을 하는 한, 회복될 가능성은 얼마든지 남아 있다. 조지는 그러한 믿음으로 회복되었을 뿐 아니라 자신을 더 잘 알고 사랑하면서, 그리고 즐기면서 새로운 인생을 살기 시작했다.

암은 오랫동안 생존과 죽음에 대한 두려움을 안겨주기도 하지만, 한 사람의 인생에 더욱 심오한 의미와 목적을 창조하는 엄청난 능력을 지니고 있다. 암은 암과 맞닥뜨린 사람이 암의 이면에 숨어 있는 이유와, 인생에서 그에게 일어나는 모든 일들의 의미를 감지하게 함으로써 비관적인 인생관을 낙관적인 인생관으로 바꿔놓을 수 있다.

이러한 내적 변화는 스스로를 암 전문가나 외과 의사에게 휘둘리는 무력한 희생자로 여기도록 만드는 것을 더 이상 용납하지 않는다. 암 혹은 이와 비슷하게 인생을 위협하는 상태를 치유하려는 노력은 아마도 우리가 인생에서 이룰 수 있는 것 중에서 가장 강력하고 의미 있는 성취가 될 것이다.

암이 필요한 상황을 만들지 마라

암은 건강하지 못한 생활 방식의 자연스러운 결과이기 때문에 암 환자가 되지 않는 가장 현명한 방법은 자신의 몸에 영양을 공급하고 가능한 한 깨끗하고 효율적으로 작동하도록, 할 수 있는 모든 것을 하는 것이다. 비타민 D 수치를 최적화하고 규칙적으로 운동을 하면서 자연의 원리에 어긋나는 첨가물이나 설탕 없이 풍부한 영양소와 섬유질을 제공하는 건강한 음식 및 유기농 식단으로 바꾸는 것이 핵심이다. 환경 독성에 대한 노출을 최대한 줄이면서 야외로 나가 스트레칭을 하고, 태양을 보고 웃으면서 산책을 하고, 충분한 잠을 자는 등 균형 있게 살아가라. 신체는 스스로를 지탱하도록 설계되어 있다. 다른 선택의 여지를 주지 않으면 몸은 암과 같은 극단적인 조치에 의존한다. 정말이다, 이것은 상식이다.

1990년대에 유럽에서 많은 암 환자들을 진료하면서 나는 그들 모두 암의 종류를 불문하고 간과 쓸개에 엄청난 양의 담석을 쌓아두고 있다는 사실을 발견했다. 이들에게 여러 차례에 걸쳐 간을 청소하고, 간 청소 전후에 대장과 신장을 깨끗이 해줌으로써 간과 쓸개에 있는 담석을 모두 제거하자 대부분의 암이 저절로 축소될 정도의 몸 상태가 만들어졌다. 이 방법은 일반적으로 말기 암이라 여기는 상태에도 똑같이 적용된다.

이렇게 건강을 찾은 사람이 계속해서 건강한 식습관과 생활 습관을 유지한다면 이 치유는 영구적인 것이 될 수 있다. 과일과 채소에 암을 치유하거나 예방하는 성질이 있다는 것을 보여주는 증거는 꽤 많다. 영국식품연구소(Britain's Institute of Food Research)가 수행한 연구에서는 양배추, 케일, 브로콜리, 방울양배추와 같은 배추속(屬) 채소에 암세포가 자살하도록 촉진하거나 자극하는 항발암성 화합물이 들어 있다는 사실을 밝혀냈다. 이 채소들은 조직과 혈액을 정화시키는 강력한 효능을 갖고 있어 규칙적으로 먹으면 몸 안의 독성 물질들을 상당 부분 없앨 수 있기 때문에 암세포가 발생할 여건을 제거해준다. 미국 영양학협회의 저널에 발표된 또 다른 연구 결과는 사과, 콜리플라워, 브로콜리를 먹는 것이 세 번째로 흔한 암인 대장암을 예방하는 데 특히 효과적이라는 것을 시사한다.

이런 채소들 외에도 여러 가지 허브와 식물들이 강력한 정화 능력과 항암 효과를 갖고 있다. 인간이 알고 있는 250만 종의 식물들 중에서 3000여 종의 식물들이 항암 효과를 갖고 있는 것으로 알려져 있다. 이 식물들이 그런 효능을 갖게 되는 메커니즘은 식물마다 조금씩 차이가 있다. 어떤 것들은 암세포들이 생존하는 데 필요한 발효 과정을 가로막고, 또 다른 것들은 종양 세포에 직접 독성 작용을 하며, 또 어떤 것들은 건강한 세포의 정상적인 세포 분열을 허용하면서 암세포의 분화를 억제한다. 그리고 마지막으로 어떤 것들은 암세포가 몸의 다른 곳에서 자라지 못하도록 산성도에 영향을 미친다. 하지만 대개는 이 식물들이 방금 언급한 여러 효능들을 고루 갖고 있다. 항암 효과가 있는 것으로 알려진 식물들에는 우엉 뿌리, 생강, 인삼, 구기자, 녹차, 영지버섯, 감초, 파슬리, 표고버섯 같은 것들이 있다.

커큐민 – 자연의 '신비한 약'

식단에서 강황이 흔한 인도는 미국에서 많이 발생하는 암 중 4종(유방암, 대장암, 전립선암, 폐암)의 발병률이 10분의 1 정도로 낮다. 이것은 주로 커큐민이라고 알려진 강황에 함유된 화합물 덕분인데, 현재까지 항암 효과가 잘 입증되어 있다. 하루 9~12g의 커큐민 추출물만으로도 강력한 항암 효과를 얻을 수 있다. 연구 결과에 따르면, 커큐민은 콜레스테롤 수치를 낮추고 다발성 경화증, 종양 형성, 류머티즘성 관절염, HIV를 예방하는 데도 도움을 준다. 그리고 무엇보다도 상처 치유와 담즙 분비를 강화한다. 더 좋은 점은 맛도 좋다는 것이다.

유방암을 예방하는 갱년기 증상

만약 당신이 갱년기 증상을 겪었거나 지금 겪고 있는 여성들 중 한 명이라면 안도의 한숨을 쉬어도 좋다. 폐경을 질병으로 여기는 많은 의사들과 그들의 환자들은 알지 못하지만, 폐경과 관련된 불편한 증상들이 실제로 유방암에 걸리는 것을 막을 수도 있다.

당신이 의사에게 이러한 증상들을 억제하기 위해 호르몬을 처방해줄 것을 요구한다면, 의사는 그런 증상들을 줄임으로써 유방암의 위험을 증가시킬 것이라고 말하지는 않을 것이다.

《암 역학, 생체지표와 예방(*Cancer Epidemiology, Biomarkers & Prevention*)》지에 발표된 2011년 연구는 폐경과 관련하여 나타나는 상열감, 식은땀, 불면증, 우울증, 질 건조증, 불규칙하거나 심한 생리 출혈 및 불안이 잠재적으로 엄청난 건강상의 이점을 갖고 있음을 강조한다.

이전의 연구에서는 이미 갱년기 증상이 있는 여성은 폐경을 겪기 때문에 이를 경험하지 않은 여성에 비해 에스트로겐 수치가 낮다는 사실을 밝혀냈었다. 그러나 워싱턴 대학교와 워싱턴주의 연구 팀이 실시한 이 새로운 연구는 갱년기 증상과 유방암 위험 사이의 연관성을 처음으로 평가한 것이었다.

미국 국립암연구소의 자금 지원을 받은 이 연구 결과는 갱년기 증상을 경험한 여성이 그렇지 않은 여성보다 침윤성 유관암, 침윤성 소엽암종 등의 위험이 현저히 낮다는 것을 보여주었다. 밝혀진 위험 감소율은 무려 40~60%에 달했다.

이러한 위험 감소는 호르몬 치료 시기, 갱년기 연령, 유방암의 위험 인자로 알려진 체질량 지수와는 무관했다.

연구 논문은 또한 상열감 경험이 있는 여성들 사이에서 상열감의 강도가 증가하는 것은 세 가지 유형의 유방암 위험을 감소시키는 것과 관련이 있다고 지적한다.

허친슨 센터 공중보건과학부의 유방암 역학자인 크리스토퍼 I. 리(Christopher I. Li) 박사는 언론과의 인터뷰에서 "밤에 잠에서 깰 정도로 심한 상열감을 경험한 여성들은 유방암에 걸릴 위험이 특히 낮다는 것을 발견했다"고 말했다.

연구진은 이것이 "갱년기 증상을 경험한 여성은 유방암 발병 위험이 현저히 줄고, 상열감의 심각성이 유방암 발병 위험과 반비례한다는 것을 보여주는 첫 연구 결과"라는 결론에 도달했다.

리 박사는 "갱년기 증상은 삶의 질에 부정적인 영향을 미칠 수 있지만, 향후 연구에서 유방암 위험 감소가 확인되면 희망을 가질 수 있다는 것을 시사하는 연구 결과"라고 말했다.

우리는 이 중요한 연구로부터 큰 교훈을 얻을 수 있다. 그러한 불편한 증상은 몸에 이상이 있다는 징조임에 틀림없다고 성급하게 오해하는 대신, 몸이 상열감이나 식은땀과 같은 특이한 증상을 일으키는 이유를 우리가 이해하지 못한다 할지라도, 몸이 실수하지는 않는다는 점을 믿어야 한다는 것이다.

즉 이런 증상을 경험하면 저주받은 것이 아니라 축복을 받은 것이라고 생각하라는 것이다. 대신 건강하게 먹고, 일찍 자고, 꾸준히 운동하고, 수분을 유지하며, 규칙적인 햇빛 노출로 충분한 비타민 D를 생산함으로써 몸을 관리하는 데 집중해야 한다.

자연의 암 치료-햇빛

《국제암학회 저널》에 발표된 연구에 의하면, 서유럽과 북아메리카 사람들의 부족한 자외선 노출이 암의 주요 위험 요인으로 드러났다. 북아메리카 전체의 암 사망률로부터 나온 이 연구 결과는 햇빛에 대한 사람들의 일반적인 생각과 완전히 모순된다. 연구 결과에 따르면, 비록 두 지역 간에 식생활 습관의 차이가 조금씩 있겠지만, 미국 북동부 뉴잉글랜드 지역의 생식 계통과 소화기 계통의 암에 의한 사망률이 미국 남서부 지역에 비해 대략 2배 이상 높았다.

506개 지역을 조사한 결과, 중파장 자외선(UVB) 강도와 암 사망률 사이에 상당한 역상관관계가 발견되었다. 과학자들이 제안한 가장 그럴듯한 햇빛의 암 예방 효과는 중파장 자외선에 노출되었을 때 우리 몸에서 합성되는 비타민 D다. 이 연구 논문의 저자인 윌리엄 그랜트(William Grant) 박사에 의하면, 미국 북부 지역은 겨울에 햇빛이 많이 부족하여 사람의 몸에서 비타민 D의 합성이 중단될 수도 있다.

이 연구는 주로 미국에 사는 백인들에게 초점을 맞춘 것이지만, 연구 팀은 미국에 사는 흑인이나 유색 인종들도 지리적 위치에 따른 영향을 받는다는 사실을 알아냈는데, 그들의 암 발병 비율은 백인들보다 꽤 높았다. 앞서도 설명했듯이 피부가 검은 사람들은 비타민 D를 합성하는 데 더 많은 햇빛을 필요로 한다.

같은 연구에서는 최소한 13가지의 악성 종양이 햇빛 부족에 의한 영향을 받았고, 대부분 생식기 계통과 소화기 계통에 발생한다는 사실을 발견했다. 가장 강한 역상관관계가 나타나는 것은 유방암, 대장암, 난소암이었고, 그다음으로는 방광암, 자궁암, 식도암, 직장암, 위암이 뒤를 이었다.

햇빛에 의한 질병 억제 효과를 얻으려면 적어도 일주일에 세 번씩 한 번에 15분에서 20분 이상 햇빛을 쬐어야 한다. 이때 자외선 차단제를 바르거나 선글라스를 착용하면 햇빛 노출에 의한 효과를 기대할 수 없다.

추운 기후대에 살거나 해가 짧은 계절에는 비타민 D 보충제가 필요할 수도 있지만, 그것이 반드시 최선의 선택은 아니다. 실제로 수십 년 전부터 보충제를 통한 비타민 D 과잉증이 독성 영향을 미칠 수 있고, 심지어는 치명적일 수 있다는 사실이 믿을 만한 연구에 의해 확립되어왔다.

비타민에 대한 일일 권장량을 신뢰하지는 않지만, 앞에서 언급된 비타민 D 결핍으로 인한 부작용 사례를 개인적으로 많이 보아왔다. 또한 필자의 책 《햇빛의 선물》에서, 나는 보충제를 통해 섭취한 비타민 D가 면역 체계를 억제할 수 있다는 것을 보여주는 연구에 대해 논의하기도 했다. 나는 보충제가 특정 질병 증상을 빠르게 제거할 수 있다는 것을 알고 있지만, 그것들은 더 심하지는 않더라도 똑같이 심각한 또 다른 증상들로 대체할 뿐이다.

예방접종과 마찬가지로, 몸의 면역 체계를 억제하면 신체가 염증, 통증, 약함, 부기 등을 자연스럽게 수반하는 적절한 반응을 더 이상 일으키지 않을 수 있다. 그러나 이를 특정 질환의 개선으로 오해되어서는 안 되며, 오히려 그것을 악화시키는 것으로 이해되어야 한다. 햇빛을 쬐어 몸에서 만들어지는 비타민 D는 절대 이런 일을 하지 않을 것이다.

사람들이 합성 비타민 D 보충제를 복용하도록 만들려는 보이지 않는 엄청난 움직임이 있으며, 조작된 약물 실험과 마찬가지로 상당한 재정적 이해관계가 합성 보충제의 가치를 증명하는 데 관여하고 있다. 나는 (실제로는 스테로이드 호르몬인) 비타민 D의 열렬한 팬 중 한 명이고, 15년 동안 그것에 대해 광범위하게 글을 써온 터라 그 중요성에 대해 누구보다 확신하고 있다. 나는 단지 스테로이드 호르몬을 섭취하는 것에 관해서 비타민 D_2와 같은 전구체 약물의 효과에 대해서는 분별력을 가질 것을 추천한다. 스테로이드제는 한때 놀라운 효과로 기적의 약으로 여겨졌지만, 이제 우리는 그것이 득보다 해를 끼친다는 것을 안다. 나는 그저 우리가 또 다른 함정에 빠지지 않기만을 바랄 뿐이다.

잠을 충분히 자라

일 중독자나 대학생들에게 잠을 몇 시간 자는지 물어보면, 그들이 얼마나 적은 시간을 자는지 자랑스럽게 말하는 것을 들을 기회가 있을 것이다. 그러나 자연스럽고 건강한 생활 방식의 기본적인 부분이 너무 무시되고, 좋은 잠을 감당할 수 없는 사치라고 취급하는 것의 결과는 극히 위험하다. 수면 부족은 심장병, 당뇨병, 비만 그리고 물론 암의 위험과 관련이 있다.

한 연구에서 보면, 하루에 6시간 미만의 수면을 취하는 사람들은 치료하지 않고 내버려두었을 때 악성 종양이 될 수 있는 대장 용종이 발생할 가능성이 50% 더 높다고 한다. 이것은 만성적인 수면 부족이 암 발병의 주요 위험 요소임을 시사한다.

숙면을 취하는 것만으로도 암을 예방하고 치료하는 데 도움을 줄 수 있다. 아주 어두운 곳에서 8~9시간 동안 잠을 잘 때 면역 체계가 활력을 되찾을 수 있다는 사실을 보여주는 연구들이 꽤 많다. 면역 체계가 약해지면 몸 안을 깨끗이 유지할 수 없고, 그로 인해 몸의 이곳저곳에 폐색이 발생하여 세포의 생명을 위협한다.

밤과 낮의 규칙적인 반복은 자연스러운 수면/활동 주기와 우리 몸의 필수적인 생화학적 공정들을 조절한다. 햇빛이 비치면 글루코코르티코이드(glucocorticoid)라는 강력한 호르몬들이 분비되는데, 대표적인 것으로 코르티솔(cortisol)과 코르티코스테론(corticosterone)이 있다. 이 호르몬들의 분비는 뚜렷한 24시간 주기를 갖고 있으며 신진대사, 혈당량, 면역 반응 등을 포함하여 우리 몸에서 가장 중요한 기능들을 조절한다. 이런 호르몬들이 가장 많이 분비되는 시간은 새벽 4시에서 오전 8시 사이이고, 낮에는 분비량이 줄어든다. 가장 적게 분비되는 시간은 자정에서 새벽 3

시 사이다.

하루 동안의 수면/활동 주기가 바뀜에 따라 코르티솔이 분비되는 주기도 함께 변한다. 가령 여러분이 밤 10시 전이 아닌 밤 12시가 넘어 잠자리에 들고, 다음 날 아침에도 해 뜨기 전인 6시에서 7시 사이가 아닌 8시나 9시 이후에 일어난다면, (시차 피로로 인해) 호르몬이 분비되는 시간이 바뀌고 결과적으로 몸은 큰 혼란을 느끼게 된다. 밤사이 직장과 방광에 쌓이는 것이 보통인 몸속의 노폐물들은 아침 6시에서 8시 사이에 배출되는 것이 정상이다. 수면/활동 주기가 바뀌면 우리 몸은 노폐물들을 그대로 갖고 있는 것 외에는 선택의 여지가 없기 때문에 일부 노폐물들은 몸으로 재흡수될 수 있다. 자연스러운 수면/활동 주기를 깨뜨리면 우리 몸의 생체 리듬이 밤과 낮의 반복에 의해 결정되는 하루 24시간 주기와 어긋나게 된다. 이는 만성 간 질환, 심장병, 암과 같은 다양한 형태의 장애를 일으킬 수 있다.

뇌의 송과선에서 분비되는 호르몬 중에 가장 강력한 것이 신경전달 물질인 멜라토닌이다. 멜라토닌의 분비는 (나이에 따라) 밤 9시 30분에서 10시 30분 사이에 시작되어 수면을 유도하는데, 새벽 1시에서 2시 사이에 절정에 이르고 한낮에 가장 적게 분비된다. 송과선은 생식 기능과 수면/활동 주기, 혈압, 면역 체계, 뇌하수체와 갑상선, 세포의 성장, 체온 그리고 그 밖의 많은 생체 기능을 조절한다. 이 모든 것들이 멜라토닌 주기의 균형에 의존하는 것들이다. 그런데 (밤 10시가 지나) 늦게 잠자리에 들거나 야간 근무를 하게 되면 이러한 주기가 흐트러지고 다른 호르몬들의 분비가 균형을 잃게 된다.

간호사들을 대상으로 진행 중인 연구에서 야간 교대 근무를 하는 간호사들의 경우 암 발병 위험이 50% 이상 증가하였고, 혈액 속의 멜라토닌 농도가 가장 낮은 것으로 밝혀졌다. 멜라토닌 농도가 높을수록 암 발병 위험이 감소하는 것이다. 예를 들어 일반적으로 멜라토닌 농도가 높은 수준을 유지하는 시각 장애인 여성들의 경우, 정상적인 여성들에 비해 유방암 발병 위험이 36% 낮은 것으로 나타난다. 멜라토닌 보충제는 암을 예방하는 효과가 전혀 없고, 몸 자체에서 멜라토닌이 분비되는 것을 방해하기 때문에 오히려 암 발병 위험을 증가시킨다.

만약 여러분이 암에 걸려 있거나, 앞으로 암에 걸리고 싶지 않다면 지금 하고 있는 이 말이 여러분에게 가장 중요한 충고가 될 것이다. 아주 가끔씩 어쩔 수 없는 경우를 빼고는 밤 10시가 되기 전에 매일 충분한 잠을 자라!

전기 조명 덕분에 누리고 있는 편리함의 이면에는 수많은 사람들의 건강을 해치는 엄청난 위험이 도사리고 있다.

인간을 비롯하여 지구상의 생명체들은 자신들의 24시간 생체 리듬을 밝음과 어둠의 예측 가능한 형태에 맞추도록 진화해왔다. 현대인들의 불규칙한 생활 양식은 하루나 한 달 혹은 1년 동안의 환경 변화에 스스로를 맞추려는 몸의 생리적 요구를 지나치거나 무시한다. 여러분의 뇌에서 시교차 상핵(SCN)이라 불리는 부분은 주위 환경으로부터 빛과 어둠의 신호를 관찰함으로써 여러분의 생체 시계를 조절한다. 따라서 빛과 어둠은 우리 몸의 호르몬 체계에 영향을 미치고 이를 통해 우리 몸의 건강과 모든 세포의 활력에 가장 강력한 영향을 미친다.

주변이 어두워지면서 눈에 빛이 들어오지 않으면 송과선이 멜라토닌을 생산하지만, 전등이나 TV를 켜는 순간 멜라토닌의 분비가 중단된다. 결과적으로 멜라토닌의 수면 유도 효과에 장애가 생겨 몇 시간 동안 잠이 오지 않을 수도 있다. 밤에 전등을 켜면 그 자극 때문에 잠을 잘 수 없게 되고 지속적인 수면 장애가 발생할 수도 있다. 실제로 미국 성인들 중 4700만 명이 수면 장애로 고통을 겪고 있다. 그리고 새로운 연구에서는 이것이 암 발병 위험을 크게 증가시킨다는 사실이 밝혀졌다.

여러 기능들이 있지만 멜라토닌의 중요한 역할 중 하나는 밤 동안 몸속의 에스트로겐 수치를 낮춰주는 것인데, 에스트로겐은 에스트로겐과 관련된 암의 발생을 막거나 치유하는 우리 몸의 능력을 심각하게 떨어뜨린다. 밤에 밝은 빛에 노출되면 남성과 여성 모두 멜라토닌 수치가 감소하고 에스트로겐 수치는 증가한다. 의학 과학자들도 에스트로겐이나 인슐린과 같은 천연 호르몬이 실제로 암을 유발할 수 있다는 사실을 발견했을 때 처음에는 믿지 못했으나, 지금은 공인된 사실로 받아들이고 있다. 미국 국립 환경보건원(NIEHS)은 2002년 12월 에스트로겐을 발암 요인 목록에 추가했다. 이 호르몬이 유방암, 자궁내막암, 자궁암과 관련 있다는 역학적 증거들이 발견되고 있다.

간은 에스트로겐과 프로게스테론을 포함한 수많은 호르몬들을 조절한다. (상대적으로 많은 에스트로겐과 프로게스테론의 절대적인 부족에 의해) 호르몬 수치의 균형을 잃어버린 여성은 성욕 감퇴, 심혈관 질환, 갱년기 장애, 생리 불순, 생리전 증후군, 유방 낭종, 유방암, 유섬유종, 자궁내막증, 정서 장애, 신경 질환, 피부 질환, 탈모, 골(뼈) 장애 등을 겪을 수 있다. 하지만 호르몬 불균형은 절대로 간의 잘못이 아니다. 여러분이 밤에, 특히 밤 10시부터 12시 사이에 잠을 자지 않으면, 그 시간 동안 간이 반드시 해야 하는 500가지의 생체 기능을 방해하는 것이다.

잠을 자지 않아서 간의 기능에 문제가 생겼을 때, 간을 포함하여 우리 몸에서 그 영향을 받지 않는 부분은 한 군데도 없다. 예를 들어 간은 혈류 속에 있는 인슐린을 제거하지만, (제시간에 잠을 자지 않아) 간의 야간 활동을 방해하면 인슐린이 간에 지방을 축적시켜 간이 혈류 속의 인슐린을 제대로 제거하지 못하게 된다. 인슐린 농도가 높아지면 심근경색, 복부 비만, 당뇨 그리고 암이 발생할 수 있다.

멜라토닌을 만들어내는 일 말고도 뇌는 우리의 신체적·정서적 건강 상태와 관련 있는 중요한 신경 전달 물질인 세로토닌도 합성한다. 세로토닌은 밤낮의 신체 리듬, 성적 성향, 기억력, 식욕, 충동, 공포 그리고 심지어 자살 충동까지도 영향을 미친다. 멜라토닌과는 다르게 세로토닌은 낮의 밝은 빛에 의해 증가하고, 신체 운동과 당분 역시 세로토닌의 분비를 자극할 수 있다. 여러분이 아침에 늦게 일어나면 낮의 밝은 빛에 노출되는 시간이 부족해 하루 종일 세로토닌 수치가 떨어져 있게 된다. 게다가 멜라토닌은 세로토닌의 분해 산물이기 때문에 밤 동안 멜라토닌의 수치 또한 함께 떨어진다. 어떤 식으로든 24시간 생체 주기를 깨뜨리면 뇌에서 나오는 중요한 호르몬이 비정상적으로 분비된다. 이는 결국 생체 리듬을 흐트러뜨리고 소화 기관, 신진대사 기관, 내분비 기관을 포함한 몸속 모든 기관의 균형을 유지하는 호르몬의 기능을 엉망으로 만들어버린다. 그러면 여러분은 갑자기 '몸에 이상이 있는 것처럼' 느끼면서 가벼운 두통이나 더부룩함 혹은 소화불량에서부터 우울증이나 커다란 종양에 이르기까지 온갖 신체적 장애에 걸리기 쉽게 노출될 수도 있다.

세로토닌은 소화 기관에서 90% 이상 만들어지고, 태양이 가장 높이 떠 있는 정오 무렵에 가장 활발하게 생산된다. 그러므로 자연 조명(햇빛)에 노출되는 시간이 부족하거나 낮 시간에 잠을 자게 되면 소화기 계통 장애를 일으켜 우리 몸의 모든 세포들의 건강에 영향을 미칠 수 있다.

어린이들의 성장을 촉진하고 성인의 건강한 근육과 결합 조직을 유지하도록 돕는 성장 호르몬은 적절한 수면 주기에 크게 영향을 받는다. 수면은 성장 호르몬 생산을 촉진한다. 여러분이 밤 10시 이전에 잠자리에 든다고 했을 때 성장 호르몬이 가장 많이 분비되는 시간은 밤 11시 언저리다. 이 짧은 시간은 꿈을 꾸지 않는 수면 시간과 일치하기 때문에 깊은 잠을 잘 수 있다. 이때의 수면은 몸이 스스로를 정화하고 원기를 회복할 수 있는 적당한 시간이다.

잠이 부족하면 성장 호르몬의 생산이 급격히 감소한다. 암을 치유하려면 우리 몸이 충분한 양의 성장 호르몬을 생산할 수 있어야 한다. 제때 충분한 수면을 취하는 것이야말로 암을 예방하고 치유하는 데 가장 좋은 방법 중 하나다. 더구나 잠을 자는 데는 비용도 들지 않고 여러모로 좋은 점이 많다.

규칙적인 식사

우리 몸은 24시간 생체 주기에 의해 조절되는데, 이를 통해 대부분의 중요한 기능들을 미리 계획된 시간 간격에 맞춰 조절할 수 있게 된다. 수면, 호르몬과 소화액의 분비, 노폐물의 제거, 그 외 여러 가지 신체 활동은 날마다 특별한 규칙에 따라 일어난다. 이런 규칙적인 활동들이 자주 방해받을수록 우리 몸은 균형을 잃고 필수적인 기능들을 제대로 수행할 수 없게 된다. 우리 몸의 모든 신체적 활동은 당연히 24시간 생체 주기가 지시하는 계획에 의해 수행되는 것들이다.

규칙적인 식사를 하면 우리 몸이 식사 때마다 적절한 양의 소화액을 생산하고 분비하는 것이 좀 더 쉬워진다. 반면에 불규칙적인 식사 습관은 몸을 혼란스럽게 만든다. 게다가 불규칙적인 식사 시간에 맞추느라 소화 능력이 점점 떨어지게 된다. 아무 때나 식사를 거르고 매번 다른 시간에 식사하거나 특히 식사 시간 사이에 간식을 먹으면 간세포에서 쓸개즙을 만드는 주기에 혼란을 가져온다. 이로 인한 결과는 간에 담석이 생기는 것이다.

규칙적인 식사 시간을 지킴으로써 우리 몸을 구성하고 있는 60조~100조 개의 세포들은 계획된 만큼의 일일 영양분을 골고루 흡수할 수 있게 되고, 그 결과 세포의 신진대사가 원활하고 효율적으로 이루어진다. 당뇨나 비만과 같은 대사 장애는 불규칙적인 식사 습관이 원인인 경우가 많은데, 24시간 생체 리듬에 식사 시간을 맞추면 개선될 가능성이 크다.

가장 푸짐한 식사는 점심 무렵에 하고 아침 식사는 오전 8시 이전에, 그리고 저녁 식사는 오후 7시 이전에 가볍게 하는 것이 좋다. 소화 능력이 떨어지는 저녁 시간에 푸짐한 식사를 하면 위장관에 소화되지 않은 음식물이 쌓여 발효되거나 부패하게 된다. 소화되지 않은 음식물들을 분해하느라 바쁜 세균들은 장의 건강에 영향을 미칠 뿐 아니라 림프 폐색의 주요 원인이 되는 독성 물질들을 만들어낸다. 이로 인해 체중이 비정상적으로 증가하고 기본적인 신진대사에 장애가 발생한다. 밤마다 푸짐한 식사를 하거나 잠자리에 들기 전에 식사를 함으로써 얻게 되는 대사 장애가 바로 암이다.

과식은 보통 소화기 계통의 폐색, 해로운 세균과 효모의 급증을 가져올 뿐만 아니라 설탕이나 사탕, 흰 밀가루 음식, 감자칩, 초콜릿, 커피, 차 그리고 청량음료와 같은 음식물에 대한 열망을 부추기는데, 이는 우리 몸이 에너지를 빼앗기고 있다는 뜻이다. 즉 이런 음식물이나 음료수를 지속적으로 갈망하는 것은 세포들이 굶주리고 있음을 보여주는 것이다. 세포들이 굶주리면 우리 몸에서 가장 약한 세포부터 유전적 돌연변이를 일으키지 않을 수 없게 된다.

사실 완전한 상식임에도 불구하고, 《영국 의학 저널》에 게재된 한 연구는 소파에 앉아 TV만 보며 많은 시간을 보내는 생활 방식과 흡연이 암을 유발하는 영향에 대해 조사하고 보고하기 위해 많은 돈을 투자했다. 50~79세의 8만 명의 여성들이 참여한 이 연구의 결과는 이러한 요소들이 유방암, 대장암 그리고 다른 많은 암을 촉진시킨다는 것을 보여주었다. 왜 우리는 현대적인 삶의 방식이 우리를 아프게 한다는 것을 증명하기 위해 값비싼 연구를 해야 하는가?

미국 《임상종양학회 저널(Journal of Clinical Oncology)》은 9000명 이상의 암 생존자들을 대상으로 암 치료 후 그들의 생활 방식을 평가했다. 연구자들은 이 가장 두려운 질병의 생존자들조차도 질병 완화 이후 그들의 생활 방식에 거의 변화가 없다는 것을 발견했다. 5분의 1도 안 되는 사람들이 권장량의 과일과 채소를 섭취하고 있었고, 20명 중 1명만이 건강한 생활 방식을 그대로 따르고 있었다.

만약 우리가 우리 자신과 우리 사회의 진짜 문제점, 즉 신체의 조직들이 자신을 지탱하기 위한 필사적인 시도로 암을 유지하도록 강요하는 독성 있고 불균형하며 제멋대로인 생활 방식을 버리기를 원한다면, 암과 그 원인에 대한 우리의 태도를 바꾸는 것이 필수적이다. 만약 우리가 우리의 건강에 대해 책임지기를 꺼린다면, 그 결과는 오롯이 우리 자신이 책임져야 할 것이다. 선택은 우리의 몫이다.

채식주의자처럼 먹기

식물성 식품들이 강력한 암 퇴치 효과를 가지고 있다는 것은 잘 알려진 사실이다. 예를 들어 유럽 8개국 30만 명의 남녀를 대상으로 한 대규모 연구에서 과일과 채소를 가장 많이 섭취한 사람들이 가장 적은 심장 질환을 가지고 있다는 사실을 발견했는데, 우리가 알고 있는 바와 같이 심장 질환은 많은 원인을 암과 공유하고 있다. 과일과 채소가 가진 다양한 색깔들은 먹음직스러울 뿐만 아니라 영양소, 파이토케미컬(채소와 과일에 들어 있는 식물성 화학 물질-옮긴이), 항산화 성분도 다양하다는 것을 보여준다. 이러한 화합물들 중 많은 것들이 암 예방과 치료에 특히 유익하다. 암 치료 및 예방에 가장 좋은 과일과 채소를 활용한 치료법 중 일부는 이번 장의 뒷부분에서 논의된다.

따라서 다양한 과일과 채소를 많이 섭취할수록 더 건강하고 행복한 생활을 즐길 수 있다는 것은 두말할 필요도 없다.

예로부터 채식주의자들은 완벽하게 채식을 하면 건강과 삶의 질이 개선된다고 믿었다. 또한 최근에는 의학 연구자들에 의해 적절히 균형을 맞춘 채식 식단이 건강에 가장 좋은 식단이 될 수 있다는 사실이 밝혀지고 있다. 이것은 15년 동안 수명과 심장 질환, 암 그리고 기타 질병들에 대한 채식의 효과를 분석한 '옥스퍼드 채식 연구'에 참여한 1만 1000명이 넘는 지원자들에 의해 증명되었다.

연구 결과는 육류 가공 산업뿐만 아니라 채식주의자들에게도 충격적이었다. "고기를 먹는 사람들은 심장 질환으로 사망할 가능성이 2배에 이르고, 암으로 사망할 위험은 60% 더 높았으며 다른 질병에 의해 사망할 위험도 30% 더 높았다." 채식주의자들의 경우에는 암, 담낭 질환, 고혈압 그리고 성인형 당뇨병 등을 포함한 여러 가지 질병의 주요 위험 인자로 여겨지는 비만 확률이 훨씬 낮은 것으로 밝혀졌다.

미국 국립보건원(NIH)은 5만 명의 채식주의자들을 대상으로 한 연구에서 채식주의자들은 오래 살면서 심장 질환에 걸릴 가능성이 상당히 낮다는 사실을 발견했다. 또한 고기를 먹는 일반적인 미국인들에 비해 암에 걸리는 비율도 매우 낮았다.

무엇을 먹느냐에 따라 우리의 건강에 결정적인 영향을 미친다. 미국 암학회(ACS)에 따르면, 적절한 권장 식단을 따를 경우 미국에서 해마다 새롭게 발병하는 90만 건에 가까운 암 중 35%까지 예방할 수 있다고 한다. 롤로 러셀(Rollo Russell)이라는 연구원은 자신의 책에 이렇게 썼다.

"고기를 많이 먹는 25개 국가를 조사한 결과, 19개 국가의 암 발병률이 평균 이상이었고 평균보다 암 발병률이 낮은 국가는 1개 국가뿐이었다. 그리고 고기를 많이 먹지 않거나 전혀 먹지 않는 35개 국가의 경우에는 평균 이상의 암 발병률을 보이는 나라가 하나도 없었다."

《차이나 스터디》의 저자인 콜린 캠벨 박사와 그의 아들 토머스 캠벨은 영양학 분야에서 이룬 자신들의 획기적인 연구 결과를 이렇게 요약했다. "동물성 단백질을 먹는 사람들은 대부분 심장 질환, 암 그리고 당뇨에 걸린다." 그들은 당연히 완전한 채식을 권하고 있다. 그들은 다음과 같이 말한다. "동물로부터 얻은 식품의 비율이 낮을수록 건강에는 더 많은 도움이 된다. 심지어 그 비율이 10%에서 0%로 줄어들어도 건강에 더 도움이 된다. 따라서 퇴행성 질환의 기질이 있는 사람이라면 동물성 식품의 최적 비율이 0%라고 생각하는 것도 지나친 것이 아니다."

현대인들이 균형 잡힌 채식으로 식습관을 바꾸면 암을 이겨낼 수 있을까? '세계암연구기금(World Cancer Research Fund)'과 영국의 '식품 영양 정책의 의학적 측면에 관한 위원회(Committee on the Medical Aspects of Food and Nutrition Policy)'에 의해 진행된 연구 결과에 따르면, 답은 '그렇다'가 될 것이다.

두 개의 연구에서는 채식이 많이 포함된 식단과 건강한 체중을 유지하는 것이 전 세계적으로 400만 건의 암을 예방할 수 있다는 결론을 내리고 있다. 두 연구 보고서는 식물성 섬유질, 과일, 채소의 섭취를 늘리고 붉은 고기와 가공육의 섭취는 하루에 80~90g 이하로 줄여야 한다는 점을 강조하고 있다.

균형 잡힌 채식 위주의 식사는 암을 예방하는 가장 효과적인 방법 중 하나다. 채식만으로 생활하기 어렵다면 최소한 한동안은 붉은 고기 대신 닭고기나 칠면조 고기를 먹어보기 바란다. 그러다 보면 완전한 채식을 할 수도 있겠다는 확신을 갖게 될 것이다. 모든 형태의 동물성 단백질은 쓸개즙의 용해도를 떨어뜨리는데, 이것은 림프관과 혈관 벽의 폐색을 일으키고 담석을 만들어내는 주요 위험 인자다. 이것들은 세포의 돌연변이와 암의 발생을 일으키는 주원인이 된다.

운동과 암

운동이 암 치료에 도움이 될까, 아니면 해로울까? 2007년 존스홉킨스 대학교에서 온라인을 통해 발표한 새로운 연구 결과는 모든 논란을 잠재우고 운동이 암과 싸우는 데 도움이 된다는 점을 시사했다. 운동은 암 회복 가능성을 30%까지 높일 수 있다.

항암 화학요법 치료를 받고 있는 암 환자의 경우 운동은 치료와 관련된 피로와 싸우는 가장 좋은 방법 중 하나다. 존스홉킨스 대학교의 종양학과 및 부인과 부교수인 데버라 암스트롱(Deborah Armstrong) 박사는 다음과 같이 말했다.

"항암 화학요법 치료를 받고 있는 동안 강도 높은 운동을 새로 시작하라고 권하는 것은 아니다. 하지만 암 진단을 받기 전부터 운동을 하고 있었다면 어느 정도의 운동은 계속할 필요가 있다고 권하는 것이다. 만약 평소에 운동을 하지 않았다면 걷기나 수영 같은 가벼운 운동을 해보기 바란다."

운동의 좋은 점은 치료와 관련한 피로를 이기는 데만 도움이 되는 것이 아니다. 운동은 암을 치유하는 데에도 기여한다. 이런 사실이 그리 놀랄 만한 것도 아닌 것이, 대개의 경우 암세포는 산소가 부족해서 생기는 것이고, 운동은 여분의 산소를 온몸에 전달하고 면역 반응을 개선시키는 가장 빠른 방법이기 때문이다. 또한 연구원들은 종양 성장을 촉진시킬 수 있는 특정한 호르몬의 생성을 운동으로 통제할 수 있다고 믿고 있다.

하지만 너무 격렬한 운동은 삼가야 한다. 하루에 30분 혹은 일주일에 몇 시간 정도면 세포의 산소 농도를 증가시키기에 충분한 양이다.

《미국 의학협회 저널》에 발표된 한 연구에서 연구 팀은 2987명의 유방암 환자들을 추적 조사한 결과, 암 진단을 받고 일주일에 한 시간 이상 걷기 운동을 한 환자들의 경우 유방암으로 사망할 가능성이 눈에 띄게 줄어들었다. 573명의 여성들을 대상으로 수행된 다른 연구에서는 대장암 진단을 받고 정해진 프로그램에 따라 일주일에 여섯 시간 이상씩 운동한 여성들의 암 특이적 사망률이 일주일에 한 시간 미만으로 운동을 한 여성들보다 61%가량 낮다는 결과가 나왔다. 환자의 나이와 암의 진행 정도, 체중 등을 가리지 않고 모든 경우에서 운동이 보호 요인으로 작용하는 것으로 밝혀졌다. 미국《임상종양학회 저널》에 발표된 또 다른 연구에선 832명의 남녀 대장암 3기 환자들을 대상으로 운동의 효과를 연구하여 위의 두 연구 결과를 다시 한번 입증했다.

과일과 채소를 활용한 치료법

과일은 규칙적으로 섭취했을 때 건강과 삶의 만족도를 증진시킬 수 있는 항산화 화합물을 함유한 것으로 잘 알려져 있다. 레몬이나 라즈베리를 포함하여 사람들이 일반적으로 즐겨 먹는 몇몇 과일은 특히 암을 치료하는 데 도움이 되는 화합물을 함유하고 있다.

강력한 항균제 및 스트레스 해소제인 레몬은 대체의학에서 가장 잘 지켜지는 비법 중 하나로 오랫동안 꼽혀왔으며, 제약 회사들에도 인기가 있다. 세계 최대 제약 회사 중 한 곳에서는 레몬이 대장암, 유방암, 전립선암, 폐암, 췌장암 등 12개 암의 악성 세포를 파괴한다는 사실을 발견했다. 레몬 속의 화합물은 항암제인 아드리아마이신(Adriamycin)보다 악성 세포를 파괴하는 데 1만 배 더 효과가 있다는 것이 증명되었고, 건강한 조직을 해치지 않고 그것이 가능했다. 물론 이러한 발견에 대한 업계의 반응은 터무니없이 비싼 가격으로 팔리는 합성 화합물을 만드는 것이다.

라즈베리는 강력한 암 치료 효과가 입증된 또 다른 흔한 과일이다. 사우스캐롤라이나에 있는 클렘슨 대학교의 실험에서 연구원들은 라즈베리 추출물이 위암, 대장암, 유방암 세포의 약 90%를 파괴하는 데 성공했다는 것을 발견했다. 라즈베리는 뛰어난 항산화 효과 외에도 피부암, 유방암, 식도암, 구강암, 방광암, 폐암, 심지어 백혈병까지 이르는 다양한 암을 치료하는 데 도움을 주는 엘라그산을 함유하고 있다.

또 다른 탁월한 암 치료 효과가 복숭아, 천도복숭아, 자두, 살구 등에서 발견된다. 이 과일들을 쪼개면 그 안에 아몬드 모양의 씨앗이 있다. 이 씨앗들은 흔히 레트릴(laetrile), 아미그달린(amygdalin) 또는 비타민 B17로 알려진 천연 화학 물질을 고농도로 함유하고 있다. 연구 결과에 따르면, 레트릴은 항암 화학요법의 해로운 부작용 없이 건강한 세포는 그대로 유지하면서 암세포에만 프로그램된 세포 사멸을 유발한다. 효과적이긴 하지만 상대적으로 수익성이 없는 암 치료법을 악마로 묘사하는 그들의 선호도에 따라, 미국 식품의약국은 1971년에 레트릴을 금지했다. 그러나 연구 결과는 레트릴이 독성 화학요법보다 훨씬 안전하다는 것을 증명했다.

아스파라거스, 브로콜리, 양배추와 같은 채소도 암 퇴치를 돕는 강력한 화합물을 함유하고 있다. 하루에 두 번 티스푼으로 네 스푼 정도의 아스파라거스 농축액을 복용하면 호지킨병, 방광암, 폐암 등 수많은 암의 증상을 치료하는 것으로 나타났다.

브로콜리는 항암 효과로도 잘 알려져 있다. 브로콜리에는 암 예방 및 항염증 화합물인 설포라판을 활성화시키는 미로시나아제로 알려진 효소가 함유되어 있다. 이런 성분들을 활성화시키기 위해서는 브로콜리를 조리하는 과정이 필요하다. 그러나 브로콜리를 너무 익히면 이 효소가 파괴되어 신체가 이런 성분의 이점을 활용하는 것을 어렵게 한다. 연구원들은 브로콜리의 효과를 극대화하기 위해선 살짝 데칠 것을 추천한다. 또한 유효 성분의 흡수를 극대화하기 위해 겨자, 무, 루콜라, 브로콜리 새싹과 같은 설포라판이 풍부한 음식들을 함께 곁들일 것을 제안했다.

붉은 양배추와 흰 양배추는 모두 암 치료에 쓰이는 십자화과의 채소들이다. 양배추는 암을 예방하고 치료하는 것으로 알려진 안토시아닌이라는 강력한 화합물을 함유하고 있다. 또한 이소티오시아네이트(isothiocyanate)라는 성분도 있어 체내 발암 물질의 활동을 방해하고 그것들을 제거하는 속도를 높인다. 유익한 항산화제가 풍부하다는 것 역시 잘 알려진 추가적인 이점이다.

온열요법

19세기에 한 의사는 다른 감염(성홍열 등)으로부터 높은 열을 얻은 환자들이 종종 암을 치료받는 것을 알아챘다. 암세포가 열을 견딜 수 없다는 이 단순한 관찰은 건강한 조직에 해를 끼치지 않고 암세포를 파괴하는 온열 치료나 체온요법이라고 알려진 암 치료의 한 형태로 발전했다.

이 치료를 받는 동안 환자의 체온은 서서히 높아지는데 섭씨 40.5도의 고열에 가까울 정도까지 올라간다. 이런 온도는 의사가 환자의 상태를 주의 깊게 관찰하고 수분을 확보하면서 두 시간 동안 유지된다. 이것은 수백만의 암세포를 죽이고, 남은 암세포들은 너무나 약해서 비타민 C와 같은 간단한 비타민 요법으로 전멸시킬 수 있다. 이러한 종류의 치료법은 우리가 그 부작용들을 엄청나게 많이 알고 있는 화학요법이나 방사선요법과는 달리 효과적이고 안전하며 통증이 없다.

그 밖의 유용한 것들

지금까지 논의된 것들 외에도 다양한 암 치료법들이 많은 사람들이 공격적인 의학적 개입 없이도 건강을 되찾도록 하는 데 큰 도움이 되어왔다. 이 책의 목적은 암의 진짜 원인을 밝혀내고 그 원인들을 어떻게 다스려야 할지를 알려주는 것뿐만 아니라, 나는 이런 자연치유법이 갖고 있는 엄청난 장점들을 여러분에게 알려주고 싶다. 몇 가지 방법들에 대해서는 이미 자세히 설명되었고, 그 외에도 요가, 거슨 요법(Gerson Therapy), 킬레이션 요법(Chelation Therapy), 발열요법(Hyperthermia) 등의 방법들이 있다.

그리고 다른 치료법이 모두 실패했을 때 이와 같은 치료법을 마지막 수단으로 사용하기보다는 완전히 대체 요법으로 사용했을 때라야 좀 더 성공적인 치료가 가능하다. 하지만 불행히도 암 진단을 받은 대부분의 환자들이 제도권(병원)의 의학적 치료 방법을 선택한다.

그들은 의사가 제도권 의학의 치료 방법을 권하면서 '완치될 확률'이 40% 정도라는 말을 그대로 믿는다. 그러나 암으로부터 생존할 공산, 더 정확히 말하면 제도권의 암 치료 방법을 통해 생존할 확률은 실제로 3% 미만이다(이것은 의학적 치료를 받은 암 환자의 5년 생존율을 계산한 것이다. 암의 종류에 따라 이 확률은 더 높을 수도 있고 낮을 수도 있다. 여기에는 치명적이지 않은 피부암은 제외되었는데, 제도권 의학 시스템에서는 암 완치율을 높이기 위해 이것들까지 통계에 포함시킨다). 그리고 그들 3%의 생존자들도 5년 후에 같은 암이 재발하거나 다른 종류의 암이 발생하여 고통을 겪지 않으리라는 보장은 어디에도 없다.

제도권 의학의 암 치료법에 의한 부작용이 너무 심각하여, 제도권의 의학적 치료에서 살아남아 대체 치료법을 택한 환자들 중에서 새로운 치료법, 즉 자연치유법이 '효과가 없다'고 생각하는 경우도 종종 있다. 문제는 자연치유법에서 해결책을 찾으려는 암 환자의 95% 이상이 제도권 의학에서 이미 포기한 환자들이라는 점이다. 다시 말해 의학적 치료가 그들의 몸을 치유하기 어려울 정도로 파괴시켜놓은 것이다. 그들은 면역 체계가 심각하게 약화되고 간 기능이 크게 손상되었으며 소화 기능이 너무 약해져서 섭취한 음식물의 영양분을 정상적으로 사용할 수 없는 상태에 놓여 있다.

강력한 대체 치료법에 이런 주요 기관들과 그 기능을 되살리는 효능이 포함되지 않는다면, 대체의학을 통한 치유 가능성은 매우 희박해진다. 우리 몸의 핵심적인 치유 시스템이 그전에 받은 의학적 치료로 인해 심각하게 손상을 입거나 파괴되지 않았을 경우 자연치유법을 이용한 완치율은 90%를 웃돌 수 있다. 제도권의 의학적 치료로 인해 손상된 정도가 적을수록 회복 가능성은 더욱 높아진다.

앞에 열거된 자연치유법을 소개하는 것에 더하여, 나는 여러분에게 진정한 자연과 병의 근원 그리고 암과 질병의 일반적인 진행 단계에 대한 통찰력을 잃지 말 것을 권하고 싶다.

신체적으로 나타나는 증상과 악성 종양이 생겼다는 현실에 압도된 나머지, 성급하게 '치료법'에만 집중하고 눈에 잘 보이지 않는 궁극적인 암의 원인에 대해서는 등한시하기 쉽다. 이미 생긴 악성 종양은 진짜 암을 치유하려는 우리 몸의 노력이다. 앞에 열거된 것처럼 비교적 자연스러운 치유법을 이용한다 할지라도 암과 맞서 싸우려 하는 것은 마치 전쟁을 통해 평화를 강요하는 것과 같다. 하지만 우리 모두가 알다시피 그 같은 전략이 성공하는 경우는 거의 없다. 만일 여러분이 이 방법들 중 하나 혹은 몇 가지를 선택한다면, 무엇인가를 죽일 목적으로 사용해서는 안 되고, 특히 그것이 종양이어서는 안 된다는 사실을 명심해야 한다. 앞서 소개된 방법들 중 어떤 것을 사용하든 몸의 치유 노력에 도움이 될 수도 있고 도움이 되지 않을 수도 있지만, 결국 진정한 치유는 우리 몸에서, 우리 몸에 의해 완성되는 것이며, 무엇보다 우리의 정신과 감정이 어떤 상태에 있느냐가 치유의 성패를 좌우한다는 사실을 절대 잊어서는 안 된다.

여러분이 어떤 치유법을 선택하는가보다는 어떤 의도로 그런 결정을 내렸는지가 더 중요하다. 만약 두려움 때문에 그런 결정을 했다면, 그 두려움에 맞서 포용할 수 있고 두려움을 믿음과 확신으로 변화시킬 수 있기 전까지는 차라리 아무것도 하지 않는 편이 더 좋다. 두려움은 우리를 무력하게 만들고 몸의 치유 능력을 약화시킨다. 스트레스를 받고 있는 상태에서는 몸이 제대로 치유되지 않는다는 것은 잘 알려진 사실이다. 스트레스 호르몬들은 소화 기능과 배출 기능 그리고 면역 체계를 약화시키고 생명 유지에 필수적인 기관으로의 혈액 순환을 억누른다. 암을 여러분의 삶을 위협하는 존재로 인식하면 엄청난 스트레스가 된다. 그러나 암을 우리 몸의 치유 노력 혹은 해결되지 않은 근본적인 갈

등에 대한 해결책으로 인식한다면, 우리는 암에 대하여 의미와 목적을 부여하는 것이고, 그렇게 함으로써 스트레스 반응은 나타나지 않을 것이다.

그러다 보면 결국 가슴에 잡히는 응어리나 대장 혹은 뇌에 발생한 종양이 더 이상 우리에게 큰 골칫거리가 아닐 뿐만 아니라, 오히려 여러분이 스스로 알아차리기도 전에 가슴 깊이 묻어두었을지도 모르는 더 심각한 문제를 해결해야 할 때 매우 중요한 역할을 하게 된다는 사실을 깨달을 순간이 올 것이다. 암은 오랫동안 숨겨왔던 것을 밖으로 드러내 여러분이 그것과 화해하고 받아들이고 심지어 포용하도록 할 수도 있다. 가슴에 잡히는 응어리나 뇌에 생긴 종양은 그저 단순한 저항 ― 여러분 스스로에 대한 저항, 다른 사람들에 대한 저항 혹은 주어진 상황과 환경에 대한 저항 ― 의 징후일 뿐이다. 가슴의 응어리가 점점 더 커지든 작아지든 여러분에게 더 이상 아무 상관이 없을 때, 여러분은 자신의 에너지를 그것들에 빼앗기지 않을 것이다.

진정한 치유는 여러분의 믿음이 깨지는 것을 더 이상 바로잡을 필요가 없어졌을 때 일어난다. 무엇인가를 바로잡을 필요가 있다는 것은 스스로 좋은 사람이 아니라는 두려움, 충분히 강하지 않다는 두려움 혹은 자격이 없다는 두려움 때문에 자신에 대한 불완전한 인식이 남아 있거나 혹은 스스로를 받아들이지 않고 있다는 사실을 반영한다. 가슴에 잡히는 응어리나 종양은 여러분이 이러한 불안이나 연약함과 대면하고, 그것들을 용기와 확신으로 바꿀 수 있도록 도와준다. 이것은 여러분이 설령 암이 있더라도 인생을 행복하고 즐겁게 살 수 있는지를 시험하는 것이다. 여러분이 이 시험에 대처할 수 있도록 일어선다면 암은 그러한 불안과 함께 사라질 것이다. 그리고 그것은 여러분에게 닥친 작은 시련의 깊은 의미와 목적을 받아들이기만 하면 되는 일이다.

다시 반복하지만, 가슴에 잡히는 응어리나 종양은 아무런 문제가 되지 않는다. 중요한 것은 여러분이 그것에 대해 어떻게 반응하느냐다. 그것들을 몸에 지니고도 크게 걱정하지 않거나 죽여 없애기를 원하지 않으면서 편안히 살 수 있다면, 여러분은 종양이 저절로 축소되는 경험을 하게 될 것이다. 종양의 크기는 전혀 문제 되지 않는다. 어쩌면 치유가 진행되는 동안 림프구의 활동이 늘어나 종양이 커질 수도 있다. 하지만 그다음에는 종양이 빠르게 사라질 것이다. 나는 실제로 초음파 화면에 실시간으로 비치던 오렌지 크기의 방광 종양이 붕괴되어 15초 만에 사라지는 것을 본 적이 있다.

아무리 상황이 나쁘게 보이더라도 여러분의 몸은 항상 여러분의 편이지, 절대로 적이 되지 않는다는 사실을 알아두기 바란다. 사실 여러분의 인생에서 여러분을 해치려 하는 것은 아무것도 없었다. 심지어 고통조차도 실제로는 도움이 된다. 여러분은 자신의 인생에서 일어나는 모든 것들로부터 배움을 얻을 수 있는데, 암도 예외는 아니다.

어떤 경우라도, 몸의 치유 노력을 방해하는 것이 무엇이든 그것을 제대로 인식하여 바로잡고, 더 나아가 겉으로 보이는 암의 증세를 없애려고 노력하기보다는 몸이 완벽해지고 활력을 되찾을 수 있도록 도움을 주는 일이 그 어떤 것보다 중요하다는 사실을 명심해야 한다.

암의 근본 원인을 치유하라

내가 이 책을 쓴 목적은 암이 무엇인가에 대해 자연의 법칙이 갖고 있는 지혜와 목적을 반영하는 다른 시각을 제공하기 위해서였다. 자연법칙의 건설적인 힘은 중요하면서도 상식적인 이유가 지배하는데, 자연법칙의 파괴적인 힘도 마찬가지다. 만약 그렇지 않다면 성장은 일어나지 않았을 것이고, 우리가 지금 알고 있는 우주도 이미 오래전에 사라졌을 것이다. 아무리 보잘것없어 보여도 모든 것에는 저마다의 의미가 있다.

(자연법칙의 파괴적인 힘에 의해) 꽃이 떨어지면, (자연법칙의 건설적인 힘에 의해) 사과가 자란다. 암이 생긴 목적과 의미를 찾을 수 있다면 그것을 치유할 방법도 찾을 수 있을 것이다. 이것이 이 책에서 내가 약속하는 것의 전부다. 중요한 것은 암의 배후를 추적하

여 그 원인을 찾아내는 일이다. 암의 배후에는 여러 겹의 원인과 결과들이 있다.

암의 근본 원인은 두려움이다. 스스로 좋은 사람이 아니라는 두려움, 다른 이들로부터 버림받는 것에 대한 두려움, 상처받는 것에 대한 두려움, 타인에게 상처를 입히는 것에 대한 두려움, 사랑에 대한 두려움, 사랑하지 못하는 것에 대한 두려움, 실망감에 대한 두려움, 성공에 대한 두려움, 실패에 대한 두려움, 죽음에 대한 두려움, 음식에 대한 두려움, 실망을 안겨주는 것에 대한 두려움 그리고 인생과 존재에 대한 두려움이 바로 그것이다. 이 모든 두려움들은 단지 미지의 것에 대한 두려움이 여러 갈래로 뻗어나온 것일 뿐이다.

미지의 것에 대한 두려움은 여러분이 마음먹는다고 해서 없앨 수 있는 유형의 존재가 아니다. 여러분은 종종 스스로 두려워하는 것을 겉으로 드러낸다. 부정적 기대는 자성적 예언(긍정적 혹은 부정적 기대가 결과에 영향을 미치는 것—옮긴이)이다. 이러한 예언이나 기대가 충족되었을 때 여러분은 마치 자신에게 아무런 선택의 여지가 없었던 것처럼 어떻게 해도 그 일이 일어났을 것이라는 생각을 갖게 된다. 하지만 여러분은 항상 무엇인가를 선택한다. 설령 그렇게 느껴질지라도 여러분은 절대로 누군가의 혹은 무엇인가의 피해자가 아니다. 이것이 핵심이다. 여러분은 스스로 피해자라고 느낄 때만 피해자가 될 수 있다. 우리는 종종 잠재의식의 계획에 따라 두려워하는 것을 만들어내지만, 우리가 마음먹기에 따라 언제든 그 계획을 바꿀 수 있고 우리가 사랑하는 것을 만들어낼 수 있다.

암을 치유하려면 먼저 여러분의 몸이 스스로에게 어떤 해도 입힐 능력이 없다는 사실을 가슴속 깊이 이해해야 한다. 그것은 전혀 걱정할 필요가 없다. 긍정의 눈으로 바라보면 악성 종양이 생기는 것과 같은 인생의 어떤 부정적인 상황도 긍정적인 마음으로 바라보는 능력이 생길 것이다. 이처럼 안으로부터의 생각을 바꾸면 미지의 것에 대한 두려움을 쉽게 떨쳐낼 수 있다. 상처나 질병이 여러분에게 — 예를 들어 스스로 나약하고 무능하거나 불안하다고 느꼈던 인생의 어느 부분을 단련시켜주는 것과 같은 — 혜택이 될 수 있다고 받아들이는 순간 여러분은 곧바로 그것들과의 교감을 시작할 수 있다. 인생의 숱한 '문제'들과의 교감은 여러분의 에너지와 감정이 그 안으로 흘러들어가 자발적인 치유를 가로막는 감정의 장벽을 무너뜨릴 것이다.

앞에서도 언급했듯이 생명력이 없으면 치유가 일어나지 않는다. 여러분의 자아(自我)가 부재하면, 즉 여러분이 자신의 자아를 몸과 몸이 처한 곤경이나 질병으로부터 분리시켰을 때는 여러분의 몸에 생명력이 존재하지 않는다. 여러분이 몸에 생긴 질병을 적으로 여기거나 심지어 여러분을 죽인다고 생각하는 순간 실제로 이런 일이 벌어진다. 몸에 대한 두려움을 느낄 때마다 여러분은 몸으로부터 스스로의 자아를 보호하려 하거나 혹은 몸을 상대로 싸움을 벌이게 된다. 어떤 경우든 몸으로부터 이 같은 강한 소외감을 느끼면 몸 안의 모든 세포들로부터 생명력을 뽑아낸다. 그러면 여러분의 세포들은 보호 모드나 전투 모드에 돌입하는데, 이것이 소위 말하는 '투쟁-도피 반응'이다. 이런 이유로 세포들의 생명력이 소진되고, 이것이 세포들 스스로 성장하거나 치유하고 재생하는 능력을 감소시킨다.

종양은 그것이 어떤 종류든 두려움이 직접적인 형태로 나타난 것이다. 두려움은 분리, 방어와 같은 의미다. 암세포는 그들이 처한 상황을 좋아하지 않지만 그들에 대한 여러분의 저항은 그것들을 그 상태 그대로 머무르게 한다. 그것들은 여러분의 저항이 사라지고 여러분이 저항 대신 수용하는 태도로 바뀌는 순간, 그리고 그것들을 사랑하게 되는 순간 자연스레 치유된다. 여러분의 인생에서 여러분이 달가워하지 않는 무엇인가를, 혹은 누군가를 의식적으로 받아들이고 포용할 때(여러분이 달가워하지 않는 무엇 혹은 누군가는 단지 거울에 비친 자신의 모습일 뿐이다), 여러분은 두려움을 떨쳐낼 수 있을 뿐 아니라 몸 안의 세포들도 원래의 자연스럽고 균형 잡힌 성장 모드로 돌아오게 된다.

균형 잡힌 성장은 언제나 항상성과 건강을 가져온다. 몸을 정화하고 소중히 보살피면서 적절한 영양분을 공급하는 것은 여러분의 몸에서 일어나는 일에 대한 책임을 받아들이는 행동이고, 이 같은 행동은 여러분에게 몸에 대한 진정한 소유권을 돌려준다. 몸의 본래 권한을 되찾고 증상을 억제하는 약, 공격적인 치료법, 수술 등에 대한 의존에서 탈피하는 것은 여러분 스스로를 치유하는 데 있어, 즉 여러분의 몸과 마음과 정신을 치료하는 데 있어 가장 핵심적인 요소다.

생각과 느낌 그리고 감정의 힘은 어떤 물리적인 영향보다 몇 배나 강력하다. 그렇다, 여러분의 가슴이나 뇌에 종양이 자랄 수도 있지만 여러분은 그 종양보다 훨씬 더 강한 힘을 갖고 있다. 사실은 여러분 자신의 두려움 혹은 저항의 에너지가 종양을 만들고 그것을 유지시켜주는 것이다.

종양을 먹여 살리는 것과 같은 방법으로, 여러분의 사랑과 수용의 에너지는 그것들의 토대를 무너뜨리고 원래의 모습으로 되돌릴 수 있다. 여러분의 몸이 치유할 수 없는 문제를 일으킨다고 믿는 것은 너무나도 잘못된 생각이다. 암이 독립적인 힘을 갖고 있으며 여러분 자신과 다른 목적을 갖고 있는 치명적인 질병이라는 이론은 사후의 믿음에 불과함에도 불구하고 이러한 믿음이 현실을 만들고 있다. 몸은 우리에게 어떤 질병도 만들어낼 능력이 없을 뿐만 아니라, 오히려 환경이 허락하는 한 자신이 할 수 있는 최선의 방법으로 그것을 해결하기 위해 항상 경계를 늦추지 않고 있다.

여러분이 처한 환경은 여러분 자신이 만든 것이다. 아침마다 잠에서 깨어났을 때 몸의 일부가 말을 듣지 않아 어려움을 겪으며 하루를 보낼 것인지, 아니면 제대로 움직이는 부분이 있음을 감사하며 하루를 보낼 것인지는 전적으로 여러분이 마음먹기에 달려 있다. 여러분의 인생에 있는 다른 문제들에도 똑같은 논리가 적용된다. 시들어가는 식물의 뿌리에 물을 뿌려줄 것인지 아니면 떨어지는 잎을 보면서 애통해할 것인지는 전적으로 여러분의 선택이다.

전에는 한 번도 생각해보지 않았을 자기 치유에 관해 여러분은 많은 일을 할 수 있다. 여러분이 두려워하지 않고 있다는 사실을 몸에 알려줘야 한다. 질병을 앓고 있는 부위에 두 손을 올려보자. 그리고 여러분을 위해 수고하고 있는 암세포에 고마워하자. 그들을 가로막고 있는 독성 물질이나 여러 가지 폐색에도 불구하고 여러분이 살아 있도록 하기 위해 갖은 수단을 동원하여 애쓰고 있는 모든 세포들에 감사해야 한다. 그들의 노고에 감사하고 여러분의 의식과 존재 안으로 다시 받아들임으로써 세포들에 생명력을 불어넣자.

누군가 옆에서 말하는 소리를 들을 수 있듯이 여러분 몸의 세포들 속에 있는 DNA 역시 여러분의 목소리를 들을 수 있다. 몸은 주로 파동에 의해 작동한다. 몸의 세포들과 그들이 안겨준 시련과 축복에 고마움을 표하는 것은 여러분이 만들어낼 수 있는 가장 강력한 파동이다. 실제로 '감사'의 에너지는 그것이 무엇이든 여러분 자신과 분리되어 있던 것들을 다시 연결해준다. 바로 이런 이유로 고마움을 느끼는 마음이 우리 몸에서 치유가 일어나게 하는 비법이자 전제 조건이 되는 것이다.

여러분이 암세포를 적으로 여기지 않고 연민의 눈으로 바라볼 때 — 그들이 여전히 여러분 몸의 세포들이라는 사실을 항상 기억하라 ─ 비로소 암의 신체적인 원인과 비신체적인 원인을 진심으로 치유할 수 있게 된다. 그렇게만 된다면 여러분과 여러분의 자아는 암이 질병이 아니라는 것을 증명하는 살아 있는 본보기가 될 것이다.

진정한 치유의 길로 나아가기를……

인류의 역사에서 빼놓을 수 없는 것 중 하나로 수많은 질병과의 전쟁을 드는 것에 이견을 다는 이는 그리 많지 않을 것이다. 최근의 코로나19는 말할 것도 없고, 페스트, 천연두, 콜레라, 에이즈와 같은 수많은 전염병은 인간의 역사라는 드라마에서 빠지지 않고 등장하는 단골손님이었다. 암이라는 '질병'도 예외는 아니어서, 현대를 사는 인류의 사망 원인 중 최상위권을 차지하고 있다. 바이러스나 세균이 퍼뜨리는 질병도 아닌데, 마치 전염병처럼 수많은 현대인의 목숨을 앗아가는 암이라는 질병의 현상을 우리는 어떻게 이해해야 할까?

마치 우연처럼 보이는 일에도 원인과 결과가 있듯이, 모든 질병에는 그것이 발생할 수밖에 없는 원인이 있다. '암'이라는 질병도 여기서 예외가 될 수는 없을 것이다. 하지만 대부분의 사람들은 이 질병에 의해 나타나는 무서운 증상들에 놀라거나 혹은 그것이 가져다줄 치명적인 결과에 겁먹은 나머지 왜 이런 무서운 질병이 나타나게 되었는지, 그 원인을 따져볼 엄두조차 내질 못한다. 환자만 그런 것이 아니라 이 질병을 진단하고 치료하는 의사들도 마찬가지다.

우리는 왜 암에 걸리는 것일까? 암은 정말로 세포의 돌연변이에 의해 만들어지는 질병일까? 혹시 암이 아니고서는 해결할 수 없는 문제들을 처리하기 위해 암세포가 악역을 자처하며 나타나는 것이라고 생각할 수는 없는 것일까? 이 책은 바로 이런 질문들과 그에 대한 대답으로부터 출발한다. 암은 우리가 살아가면서 스스로 만들어내거나 방치하고 있는 수많은 문제들을 해결하기 위해 우리 몸이 사용하는 최후의 수단일 뿐이다. 몸이 스스로를 학대하거나 생명을 중단시키기 위해 암이라는 질병을 사용하는 것이 아니라는 말이다. 우리의 몸은 절대로 오작동을 일으켜 스스로를 파괴하는 무서운 '질병'을 만들어내는 어리석은 존재가 아니다.

저자는 이 책을 통해 우리가 미처 깨닫지 못하고 있던 암의 원인에 대한 치밀한 분석과 통찰을 제공하고 있다. 기껏해야 백 년도 안 되는 현대에 이르러 암이 마치 전염병처럼 퍼진 이유를 생각해보는 것이 현명한 생각일 것이다. 이 짧은 기간에 우리 인류에게는 도대체 어떤 변화가 있었던 것인지, 그리고 결국 그런 것들이 우리의 몸과 정신을 어떻게 변화시켜왔는지 돌이켜본다면 '암이라는 질병'의 원인은 너무나 명확해진다. 암이 정말 질병이라면, 이런 원인들을 제대로 알아야 치유가 가능하다는 것이 이치에 맞지 않겠는가? 질병의 치유는 그 증상을 없애는 것이 아니라, 질병과 증상이 나타나게 한 원인을 찾아 제거하는 것이 유일한 방법이다.

우리 몸은, 우리의 생활 습관과 식생활 혹은 정신적 갈등의 형태로 도사리고 있으면서 결국은 목숨을 앗아갈 치명적인 원인들로부터 생명을 보호하기 위한 필사적인 최후의 수단으로 암이라는 질병을 사용하는 것이다. 이와 같은 암의 원인을 제대로 알지 못하거나 알려고도 하지 않은 채, 단지 그 증상만을 없애려고 종양을 잘라내거나 화학 물질로 태워버리는 것은 진정한 치유가 되지 못할뿐더러 오히려 생명을 보호하려는 몸의 필사적인 노력을 가로막는 행동이라는 사실을 알아야 한다. 질병의 원인을 제거하지 못한 채 증상만을 제거하는 것은 생명을 보호하고자 하는 몸의 필사적인 노력을 방해하는 것일 뿐이다.

'암은 병이 아니다'라는 다소 도전적인 제목을 가진 이 책의 초판이 나왔을 때만 해도 질병의 원인을 찾아내고 거기서부터 치유의 길을 찾으려는 사람들이 많지 않아 보였지만, 지금은 다행히 그런 목소리들을 심심치 않게 들을 수 있다. 하지만 주류 의학은 여전히 질병의 원인보다는 증상을 제거하거나 억누르는 데 초점을 맞추고 있는 것이 현실이다. 누굴 탓하겠는가. 우리의 몸과 건강은 우리가 지켜야 하는 것이다.

저자는 이번 개정판을 통해 암이 나타나는 다양한 신체적·정신적 원인들과 신체 및 정신을 위협하는 여러 위험 요소들을 더욱 자세히 알려주고 그것들에 대처하는 몸의 현명한 행동들을 살펴보는 것은 물론, 우리가 스스로를 치유하기 위해 알아야 할 것들을 친절하게 설명하고 있다. 원인을 알아야 결과를 바꿀 수 있다는 당연한 명제가 암이라고 해서 예외가 될 수는 없을 것이다. 개정판으로 이 책을 처음 접하는 독자이건, 혹은 초판을 먼저 읽었던 독자이건, 암의 진정한 원인을 알고 그것을 해결할 때라야 비로소 우리가 그토록 원하는 진정한 치유의 길로 들어설 수 있다는 단순하면서도 명쾌한 진실을 진심으로 이해할 수 있기를 바라고, 이 책이 거기에 조금이라도 도움이 되기를 기대한다.

정진근

개정증보판

암은 병이 아니다

초판 1쇄 발행 | 2014년 1월 3일
개정판 1쇄 발행 | 2021년 5월 15일
개정판 5쇄 발행 | 2024년 1월 10일

지은이 | 안드레아스 모리츠
옮긴이 | 정진근
발행인 | 김태진, 승영란
편집주간 | 김태정
마케팅 | 함송이
경영지원 | 이보혜
디자인 | 여상우
출력 | 블루엔
인쇄 | 다라니인쇄
제본 | 경문제책사
펴낸 곳 | 에디터
주소 | 서울특별시 마포구 만리재로 80 예담빌딩 6층
전화 | 02-753-2700, 2778 팩스 | 02-753-2779
출판등록 | 1991년 6월 18일 제1991-000074호

값 18,000원
ISBN 978-89-6744-231-6 13510

이 책은 에디터와 저작권자와의 계약에 따라 발행한 것이므로
본사의 서면 허락 없이는 어떠한 형태나 수단으로도 이 책의 내용을 이용하지 못합니다.

■ 잘못된 책은 구입하신 곳에서 바꾸어 드립니다.